改訂

ER的小児救急

編集 井上 信明

ER BOOKS ②

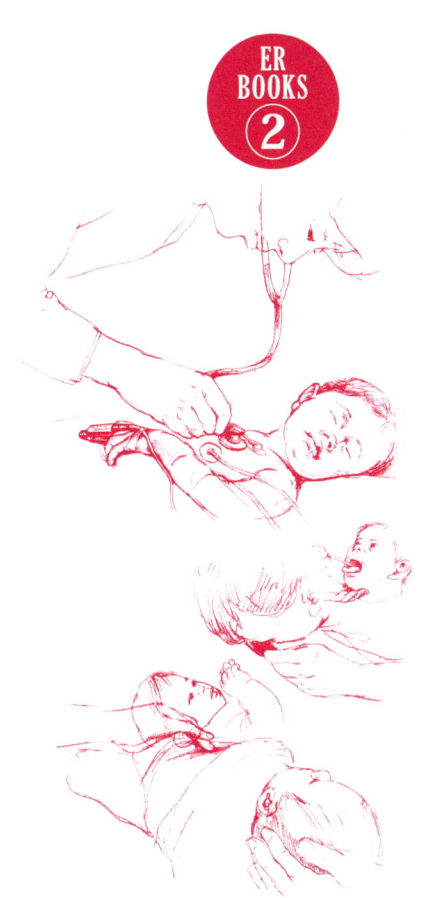

序文

"When the elderly die, the past dies ; when children die, the future dies."（高齢の方が亡くなると，過去を失うことになるが，子どもが亡くなると，未来を失うことになる）

　子どもの救急医療に従事する私たちは，未来を救う仕事をしていると言っても過言ではありません．子どもの重症患者はきわめてまれですが，未来ある子どもたちを救うためにそのまれな重症患者を確実に救う必要があります．また，魅力ある未来を紡いでいくためには，救急室で出会う子ども一人一人の人格を尊重し，子どもにとって最善の救急医療を提供する必要があります．そして，その方策をお伝えしていくことを目的に，『ERマガジン Vol. 11 No. 2』にて「特集 ER 的小児救急」を刊行いたしました．その後，感謝なことにこの特集は多くの先生から好評をいただき，単行本化を望む声をお聞きするようになり，この度書籍として出版させていただくこととなりました．

　本書では，どんなに忙しくてもできる限り根拠のある最善の救急診療を心がける ER 医である皆さんのことを考え，以下のことに重点を置いています．

1. 症候については「まれであっても見逃してはいけないもの」を除外する視点を入れ，また短時間で必要な情報にたどり着くことができるよう，フローチャートを積極的に取り入れる．
2. 治療については，外来で使用頻度の高い薬剤を，自信を持って使用する（あるいは使用しない）ことができるよう，その根拠を提示する．
3. 検査は，検査の意義やその必要性などについて，ディスカッションに使える資料を提供できるようにまとめる．
4. 手技は，ER で診療する医師であれば小児患者に対して施行できなければいけない最低限の手技について，そのコツとともに紹介する．
5. 救急室における鎮静，小児患者へのエコー，ホームケア，バイタル測定のコツなども紹介する．

　著者はおもに ER にて小児救急患者に近いところで，未来ある子どもたちに最善の医療を提供しようと日々頑張っている，若手医師たちです．彼らの熱い思いが紙面から伝わってきます．

　最後に，本書が少しでも ER で働く皆さんの役に立ち，小児が得意な ER 医を生み出すきっかけになるように，そして皆さんと一緒にこれからの日本の小児救急医療を作り上げていくことができれば幸いです．

2015 年 7 月　井上信明

目次 CONTENTS

序文 —— *III*
編集・執筆者一覧 —— *VI*

Ⅰ. 内因系

1) 発熱した患児への初期対応 —— *002*
2) 喘鳴，呼吸苦を認める小児患者への対応 —— *012*
3) 意識障害を認める小児患者の評価と対応 —— *020*
4) 泣きやまない乳児への対応 —— *032*
5) 腹痛を訴える小児患者への対応 —— *040*
6) けいれんしている小児患者への初期対応 —— *050*
7) 小児救急で診る皮疹 —— *062*
8) 活気不良の乳児を診たら —— *074*
9) 血便，下血を認める小児患者への対応 —— *082*

Ⅱ. 外因系

1) 異物総論（鼻，耳，誤飲） —— *092*
2) 軽症頭部外傷 —— *100*
3) 顔面外傷 —— *106*
4) 子どもの歯牙損傷と歯性感染症 —— *116*
5) 子どもの四肢骨折 —— *126*
6) 子どもの鈍的腹部外傷 —— *136*
7) 子どもの熱傷 —— *144*
8) 薬物誤用 —— *156*

Ⅲ. 治療

1) 外来で使用する抗菌薬について —— *164*
2) 外来で使用する風邪薬について —— *174*
3) ホームケアについて —— *182*

IV．検査

1) ERで使用できる迅速検査（POCT）の適応——*192*
2) 救急超音波検査のABC——*204*
3) 単純X線検査——*222*
4) 子どものバイタルサイン測定——*230*

V．手技

1) 子どもの鎮痛・鎮静について——*242*
2) 用手的気道確保，エアウェイ，静脈路確保，骨髄路確保——*250*
3) 縫合処置——*262*
4) 整復（肘内障，鼠径ヘルニア嵌頓，包茎嵌頓）——*274*

VI．その他

虐待を疑うとき——*282*

Index——*292*

編集・執筆者一覧
LIST OF EDITOR & WRITERS

編集　井上信明 *Nobuaki Inoue*
（東京都立小児総合医療センター 救命救急科）

執筆（50音順）

朱田博聖 *Hiromasa Akada*
（東京都立小児総合医療センター 救命救急科）

池山由紀 *Yuki Ikeyama*
（あいち小児保健医療総合センター 救急科）

磯貝美穂子 *Mihoko Isogai*
（東京都立小児総合医療センター 感染症科）

伊藤太一 *Taichi Itoh*
（ハワイ大学医学部 小児科）

伊藤友弥 *Tomoya Itoh*
（あいち小児保健医療総合センター 救急科）

岩田賢太朗 *Kentaro Iwata*
（東京都立小児総合医療センター 救命救急科）

江口佳孝 *Yoshitaka Eguchi*
（国立成育医療研究センター 整形外科）

大西志麻 *Shima Ohnishi*
（日本医科大学千葉北総病院 救命救急センター）

小方清和 *Kiyokazu Ogata*
（東京都立小児総合医療センター 小児歯科）

神薗淳司 *Junji Kamizono*
（北九州市立八幡病院 小児救急センター）

神谷侑画 *Yuka Kamitani*
（神戸市立医療センター中央市民病院 救命救急センター）

岸田みずえ *Mizue Kishida*
（沖縄県立南部医療センター・こども医療センター 総合診療科）

久我修二 *Shuji Kuga*
（医療法人慈恵会 西田病院 小児科）

光銭大裕 *Daiyu Kohsen*
（東京都立小児総合医療センター 救命救急科）

後藤匡啓 *Tadahiro Goto*
（福井大学医学部附属病院 救急部）

佐々木隆司 *Ryuji Sasaki*
（国立成育医療研究センター 救急診療科）

佐藤信宏 *Nobuhiro Sato*
（新潟市民病院 救急科）

杉中見和 *Miwa Suginaka*
（順天堂大学医学部附属浦安病院 救急診療科/こども救急センター）

関谷恭介 *Kyosuke Sekiya*
（ドクターゴン鎌倉診療所）

高橋卓人 *Takuto Takahashi*
（東京都立小児総合医療センター 総合診療科）

竹井寛和 *Hirokazu Takei*
（東京都立小児総合医療センター 救命救急科）

玉田一敬 *Ikkei Tamada*
（東京都立小児総合医療センター 形成外科）

鉄原健一 *Kenichi Tetsuhara*
（国立成育医療研究センター 救急診療科）

時田裕介 *Yusuke Tokida*
（東京都立小児総合医療センター 救命救急科）

野村　理 *Osamu Nomura*
（東京都立小児総合医療センター 救命救急科）

萩原佑亮 *Yusuke Hagiwara*
（東京都立小児総合医療センター 救命救急科）

堀越裕歩 *Yuho Horikoshi*
（東京都立小児総合医療センター 感染症科）

森　崇晃 *Takaaki Mori*
（東京都立小児総合医療センター 救命救急科）

安田　幹 *Motoki Yasuda*
（東京都立小児総合医療センター 救命救急科）

吉元和彦 *Kazuhiko Yoshimoto*
（熊本赤十字病院 小児外科）

改訂 ER 的小児救急

I. 内因系

I．内因系

1 発熱した患児への初期対応
"見た目"を大事にして重症患者を見逃さない

大西志麻 ［日本医科大学千葉北総病院 救命救急センター］
Shima Ohnishi

Key Note
- 診察はすべての患者において"見た目"を重視し，全身状態の評価を行うことで重症患者を見逃さないようにする．
- ショックや呼吸不全を呈している場合は，検査よりも治療を優先する．
- 年齢別のアプローチ法を整理しておく．
- 小児科医へのコンサルトのタイミングを逃さないようにする．

はじめに

　発熱は救急外来を受診する小児の最も多い主訴です．その多くが重篤なものではなく，治療を要することはありませんが，まれに致死的な疾患が隠れています(表1)[1]．これらを診療の初期段階から見逃さず，的確に評価し介入することが必要となります．今回は，発熱した患児の初期対応として，診察のポイント，年齢別の特徴，加えて小児科医へのコンサルトのタイミングや，患児を帰宅させる際に必要なことについてまとめました．

1．症例提示

患児：5カ月，男児．発熱を主訴に来院．
受診当日午前より機嫌が悪かった．午後から38℃を超える発熱が出現．
夜になって徐々に活気がなくなり，哺乳量も低下してきたため救急外来を受診．
発熱以外，咳嗽や鼻汁，嘔吐や下痢等は認めない．
既往歴なし，周産期歴異常なし．肺炎球菌ワクチン，Hibワクチンはそれぞれ2回ずつ

感染症	中枢神経系	急性細菌性髄膜炎, 脳炎
	上気道	急性喉頭蓋炎, 咽後膿瘍, 重症クループ
	肺	重症肺炎, 粟粒結核
	心臓	心筋炎, 細菌性心内膜炎など
	消化器	急性胃腸炎, 虫垂炎, 腹膜炎
	筋骨格	壊死性筋膜炎
	全身性	髄膜炎菌菌血症, 敗血症, Toxic Shock Syndrome
膠原病・血管	リウマチ熱	
	川崎病	
	Stevens-Johnson Syndrome	
その他	甲状腺機能亢進症	
	熱射病	
	急性薬物中毒	
	悪性腫瘍	

表1 致死的な発熱性疾患　　　　　　　　（参考文献1）より）

接種済み. 明らかな sick contact なし.

　活気はなくぐったりとしている. 気道は開通, 呼吸数50回/分, 陥没呼吸なし, 呼吸音は清で雑音なし, 室内気で SpO_2 98％. 皮膚は蒼白で, 中枢脈触知良好, 末梢脈はやや弱い. 末梢冷感を認め, 毛細血管再充満時間が4秒, 心拍数190回/分, 血圧72/40 mmHg. 開眼はしていないが, 痛み刺激に反応する. 体温は38.8℃, 外表所見に異常なし. 第一印象は不良, 一次評価ではCDEに異常があり, 代償性ショックの状態.

　大泉門平坦, 咽頭発赤なし, 呼吸音清・雑音なし, 心音整, 腹部平坦・軟, 腸蠕動音正常, 浮腫なし, ツルゴール低下なし. 二次評価では血液分布異常性ショック, その中でも敗血症性ショックと判断. 静脈路を確保し等張晶質液を20 mL/kg急速静注, また尿検査/培養, 血液検査/培養を提出のうえセフトリアキソン50 mg/kg/dayを静注.

　等張晶質液の急速静注により心拍数160回/分, 末梢冷感は改善, 毛細血管再充満時間は2秒未満となった. 血液検査ではWBC 18,000/μL, CRP 5.0 mg/dL. 尿検査は尿中白血球100/HPF以上であり, 尿Gram染色ではGram陰性桿菌を認め, 尿路感染症の診断で同日入院加療.

2. 発熱した患児の診察

　発熱している小児を診察する際には, つい発熱の原因を探すことに気を取られがちですが, 発熱に関わらず, まずはどんな患者さんにおいても, PALS（Pediatric Advanced Life Support）[2]で提唱しているような一定の評価および判断の基準を用いた診察を行い, 患者

	−2 SD	−1 SD	正常範囲	+1 SD	+2 SD
出生〜3カ月	10	20	30〜60	70	80
3〜6カ月	10	20	30〜60	70	80
6カ月〜1歳	10	17	25〜45	55	60
1〜3歳	10	15	20〜30	35	40
3〜6歳	8	12	16〜24	28	32
6〜10歳	8	10	14〜20	24	26

表2 小児の呼吸数(回/分)

	−2 SD	−1 SD	正常範囲	+1 SD	+2 SD
出生〜3カ月	40	65	90〜180	205	230
3〜6カ月	40	63	80〜160	180	210
6カ月〜1歳	40	60	80〜140	160	180
1〜3歳	40	58	75〜130	145	165
3〜6歳	40	55	70〜110	125	140
6〜10歳	30	45	60〜90	105	120

表3 小児の心拍数(回/分)

さんの状態を数分以内に把握することが重要です．具体的には，数秒で「見た目の良さ/悪さ」から全身状態を評価し，次いで一次評価としてABCDEアプローチに沿って診察を進め，ABCDEのどこに異常があるか，またその重症度を判定し，生理学的異常を早期に拾い上げます．続いて二次評価として焦点を絞った診察を行い，一次評価で見つけた生理学的異常について，どこが悪いのか，解剖学的評価を進めていきます．それぞれの段階で状態を評価・分類し，必要な介入を行い，再評価を行って診断・治療を進めていきます．PALSは基本的でシンプルな方法ですが，たくさんの患者さんの中から状態の悪い患児を見逃さず，すばやく見つけ出して早期に治療を開始するためには，この基本的でシンプルな方法が有用であり，常日頃からこのような一定の評価および判断の基準に沿った診療を行うよう心がけています．

　評価における注意点として，小児では年齢ごとに正常の呼吸数や心拍数，血圧が異なることが挙げられます(表2, 3, 4)[2,3]．同じ脈拍数150回/分であっても，5歳児では頻脈となりますが，6カ月児では正常範囲となります．このため，バイタルサインについては，その値と患児の年齢を考慮しての判断が必要となります．

　その他，状態の悪さを評価する指標として，見た目の悪さ(ぐったり，目線が合わない，機嫌が悪い，あやしても笑わないなど)や意識障害(傾眠傾向)，皮膚所見(網状チアノーゼや出血斑)，哺乳量低下や嘔吐なども参考になります．

年齢	収縮期血圧 女児	収縮期血圧 男児	拡張期血圧 女児	拡張期血圧 男児	低血圧の基準（収縮期）
新生児（1日）	60〜76	60〜74	31〜45	30〜44	新生児＜60
新生児（4日）	67〜83	68〜84	37〜53	35〜53	
1カ月	73〜91	74〜94	36〜56	37〜55	乳児＜70
3カ月	78〜100	81〜103	44〜64	45〜65	
6カ月	82〜102	87〜105	46〜66	48〜68	
1歳	86〜104	85〜103	40〜58	37〜56	1〜10歳 ＜70＋（年齢×2）
2歳	88〜105	88〜106	45〜63	42〜61	
7歳	96〜113	97〜115	57〜75	57〜76	
15歳	110〜127	113〜131	65〜83	64〜83	10歳〜＜90

表4 小児の血圧（mmHg）

3. 注意を要するポイント

（1）敗血症，ショックを見逃さない

　小児の発熱の原因として最も多い感染症においては，敗血症や敗血症性ショックを見逃さないことが重要です．敗血症の定義は，感染徴候のある SIRS（全身性炎症反応症候群：Systemic Inflammatory Response Syndrome）のことです．表5に小児における SIRS の定義を示します[4]．白血球数以外は最初の患者評価から得られる情報であり，診療のごく初期の段階で評価ができます．

　敗血症やショックを呈するような重症感染症が疑われる場合には，検査や培養検体の採取に優先して治療を開始する必要があります．SSCG（surviving sepsis campaign）の小児版においては，異常があると判定してから1時間以内での等張晶質液の急速投与と，抗菌薬投与が推奨されています．重症小児への対応の基本も成人と同様であり，ABC の安定化を図りながら，必要最低限の培養検体採取（血液，できれば尿も）を行い早期の抗菌薬投与の開始を行います．

（2）重症化のリスクが高い患児に注意する

　全身の状態に加えて，3カ月未満の乳児，免疫不全を呈する基礎疾患のある患児は注意が必要です．3カ月未満の患児は，他の年齢に比較して細菌感染の可能性が高いこと，免疫機能が未熟であり重症化しやすいこと，全身状態の評価が困難である，という特徴があり，たとえ来院時に熱がなかったとしても，慎重な評価が必要です．また，免疫不全として，原発性免疫不全症のほか，白血病や固形腫瘍などの悪性腫瘍，移植後，膠原病などの治療において，抗がん剤や免疫抑制剤，ステロイドを使用している患児においても，免疫機能の低下により通常の感染症に対する免疫反応を起こすことができず重症化することが

> 下記の①あるいは④を含む2つ以上を満たす．
>
> ①体温
>
> 　深部体温[※1]＞38.5℃または＜36℃（※1：直腸，膀胱，口腔，中心静脈温）
>
> ②心拍数
>
> 　頻脈あるいは徐脈[※2]（※2：徐脈については1歳未満のみ対象）
>
> 　頻脈[※3]：平均心拍数＞年齢別の正常域の2SDまたは他に説明のつかない30分から4時間以上持続する上昇（※3：疼痛刺激，薬物による影響などがない状態）
>
> 　徐脈[※4]：平均心拍数＜年齢別の正常域の10パーセンタイルまたは他に説明のつかない30分以上持続する抑制（※4：迷走神経刺激，β-blocker，先天性心疾患の影響がない状態）
>
> ③呼吸数
>
> 　平均呼吸数＞年齢別の正常域の2SDまたは急速な人工呼吸器管理が必要[※5]
>
> 　（※5：神経筋疾患や全身麻酔によるものは除く）
>
> ④白血球数
>
> 　年齢別の正常域より上昇もしくは低下[※6]または＞10％未熟好中球
>
> 　（※6：化学療法による低下は除く）

表5　小児のSIRSの基準

あるため，検査や介入の閾値を下げる必要があります．

4. 年齢別の対応(表6)

(1) 3カ月未満(図1)[5]

　新生児期の発熱であれば，その他の症状の有無にかかわらずfull workup(血液検査/培養，尿検査/培養，髄液検査/培養，胸部単純写真)を行い，入院加療とします．この年齢の発熱は，重症細菌感染症の可能性が高いこと，また治療されなかった場合の致死率が高いため，empiricな抗菌薬投与を経静脈的に開始します．

　続いて生後1～3カ月の場合，見た目が悪い(ill appearance)場合には，full workupを行い，経静脈的抗菌薬投与を開始し入院加療とします．見た目がよく元気な児(well appearance)の場合も，原則としてはfull workupですが，気管支炎やインフルエンザ陽性など熱源がはっきりしている場合には，髄液検査は必ずしも必要ないかもしれません．しかし，尿路感染症を起こしていたり，広域抗菌薬を投与されている患児の場合は，髄液検査が必要となります．抗菌薬投与については，熱源に合わせて選択を行います．入院適応については，先行抗菌薬投与がなく，全身状態が良好で検査異常がない場合には帰宅も可能です

年齢	主な起因菌	抗菌薬投与例
新生児	GBS 大腸菌 リステリア　など	ABPC 50 mg/kg　6時間ごと（日齢7までは 50 mg/kg 8時間ごと） CTX 50 mg/kg　8時間ごと（日齢7までは 50 mg/kg 12時間ごと） ±ACV 20 mg/kg　8時間ごと
1～3カ月	肺炎球菌 インフルエンザ菌 髄膜炎菌　など	CTX 50～75 mg/kg　6～8時間ごと 　　　or CTRX 100 mg/kg　24時間ごと 生後1カ月はリステリアを考慮し ABPC 75 mg/kg　6時間ごと追加 軟部組織感染や肺炎球菌による髄膜炎が疑われる場合には VCM 20 mg/kg　8時間ごと　追加（TDMみながら投与）
3カ月～3歳	肺炎球菌 インフルエンザ菌 黄色ブドウ球菌 髄膜炎菌　など	CTRX 100 mg/kg　24時間ごと

表6　年齢別の empiric な抗菌薬投与例　　　　　　　　　　　　（参考文献6，7）より）

が，必ず翌日再診とし，全身状態の再評価を行うようにします．これを満たさない場合は，再診できない場合も含めて入院加療とする必要があります．

(2) 3カ月～3歳（図2）[5]

　大多数は self-limited なウイルス感染か，もしくは熱源を認識できる細菌感染症であるため，問診と診察による熱源検索が重要となってきます．特に問診では sick contact の有無や渡航歴が有用です．また，ワクチン接種歴（特に肺炎球菌とインフルエンザ菌に対するワクチン）も重要となります．Ill appearance の場合には，血液検査，尿検査，胸部単純写真を行い，髄膜炎が疑われるようであれば髄液検査も施行します．バイタルサインが不安定であれば，起因菌に合わせた抗菌薬投与を経静脈的に開始し，入院加療とします．元気な児であり，熱源が不明である場合には，尿検査を行います．特に，12カ月未満の男児，24カ月未満の女児では検尿を行い，陽性であれば尿路感染症としての治療を開始します．ワクチン接種が完全であり，上記を満たさず熱源も明らかであれば，ルーチンでの検査や抗菌薬投与は必要ありません．ただし，肺炎球菌ワクチンについては2回以上接種していないと抗体価が十分に得られないため，2回未満の患児はワクチン接種が不十分と考えての対応が必要です．

(3) 3歳以上

　活気があり，40℃未満であり上気道症状がはっきりしている場合には，対症的な対応を

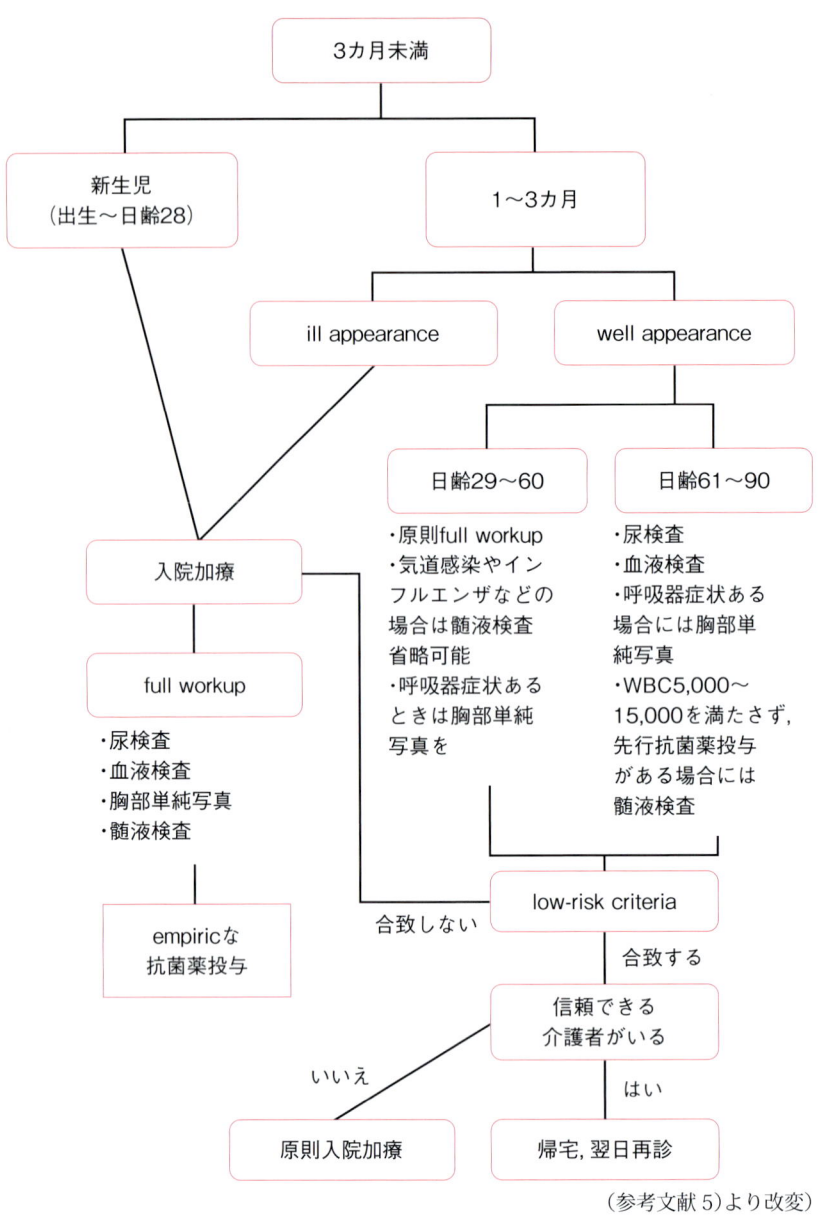

図1 3カ月未満の発熱の対応フローチャート
(参考文献5)より改変)

行い，翌日以降の小児科再診でよいと考えられます．

(4) 外来観察のポイント

　すべての患者さんにおいて，外来経過観察の方針とする場合には，経過観察のポイントと具体的な再診のタイミングについての説明が必要になります．救急外来での診察時は，あくまでそのときの暫定的な判断であり，経過により最終的に診断がつくことが少なくありません．ですから，現在考えられる疾患と，今後予測される経過について説明し，自宅での経過観察の方法と，再診すべき症状や徴候について説明するようにします．

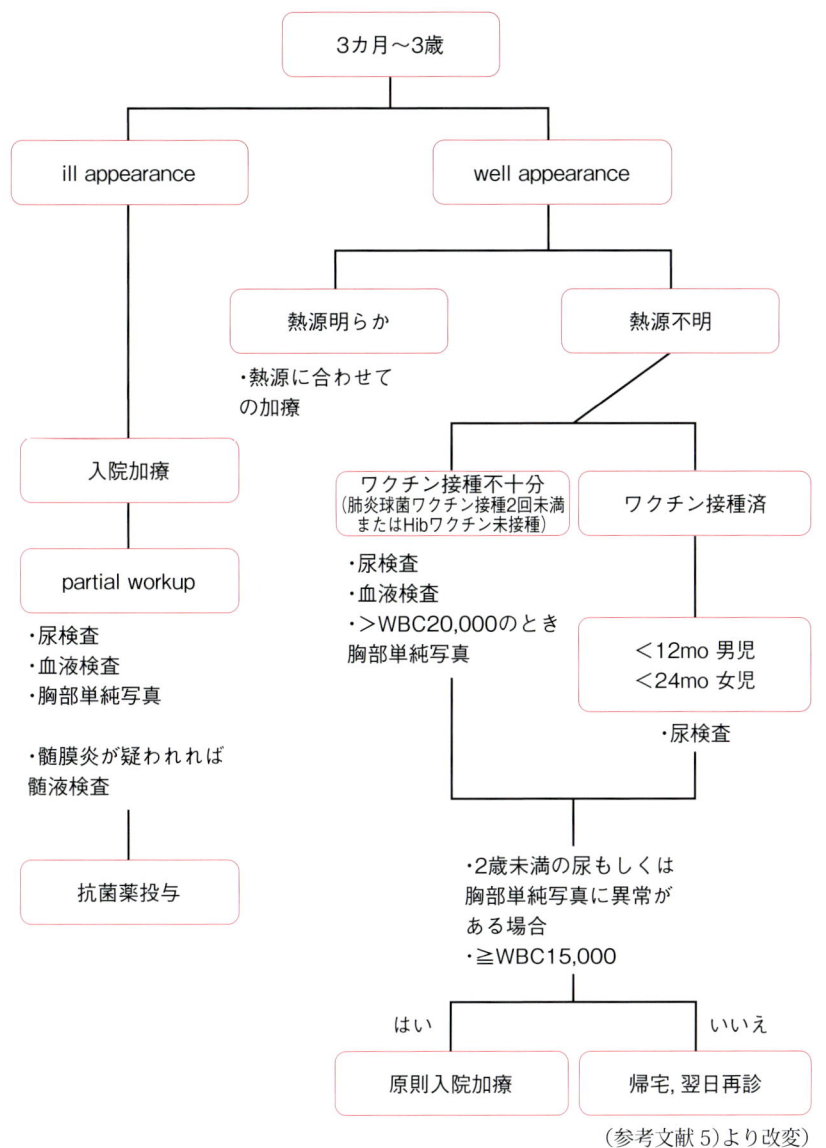

図2 3カ月〜3歳の発熱の対応フローチャート

(参考文献5)より改変)

5. 小児科へのコンサルト

　状態が悪いと判断した場合には全年齢が適応になるのは言うまでもありません．その他，3カ月未満，免疫不全状態の患児，細菌性髄膜炎や敗血症，重症脱水などが疑われる，もしくは否定できない患児の場合にはコンサルテーションが必要です．

　また，家族の心配が強く，なかなか理解が得られないときもコンサルトの適応となると思います．救急外来には高熱を心配されて受診するケースがよくあり，特に高熱による脳障害を心配する家族が少なくありません．たいていは全身状態が良好で，医学的には問題がなく，外来経過観察が可能なことが多いのですが，説明に納得してもらえないこともあると思います．家族が心配なまま帰宅してしまうと，自宅での経過観察にも影響を及ぼし，

ひいては子どもの不利益につながりかねません．このようなときこそ，経験豊富な小児専門医の協力が必要と考えます．

おわりに

　忙しい救急外来では，こんな夜中に熱だけで連れて来るなんて…と思ってしまうこともありますが，たくさんの発熱患者さんの中に，ごくわずかながらすぐに治療が必要な重症な患児がまぎれています．そのような子どもたちを家族が病院へ連れて来てくれて初めて，私たちは助けることができると思います．いつも子どもの様子を見ている家族が，子どものことが心配で時間をおして病院を受診しているのですから，何か理由があることが大多数です．重症度や緊急度の高い患者さんへの対応だけでなく，そんな家族の心を理解し，不安を取り除いてあげることも小児救急医の役割と考えます．

参考文献
1) Fleisher, G. R, Ludwig, S, eds.：Chapter 27 Fever. Textbook of Pediatric Emergency Medicine, 6th edition. 2010, pp.887-952
2) PALS プロバイダーマニュアル AHA ガイドライン 2010．シナジー，東京，2013
3) Canadian Triage and Acuity Scale(CTAS)：Canadian Association of Emergency Physicians
4) Goldstein B, Giroir B, Randolph A et al：International pediatric sepsis consensus conference：Definition for sepsis and organ dysfunction in pediatrics. *Pediatric Critical Care Medicine* 2005；**6**：2-8
5) 日本小児救急医学会　教育・研修委員会：小児救急のストラテジー．へるす出版，東京，2009，pp.42-46
6) 斎藤昭彦　監訳：ネルソン小児感染症治療ガイド　原著第 19 版．医学書院，東京，2013
7) 笠井正志：長野県立こども病院　小児感染症と抗菌薬のトリセツ．金原出版，東京，2012

MEMO

I．内因系

2 喘鳴，呼吸苦を認める小児患者への対応
致死的な疾患は除外できましたか？

伊藤友弥 ［あいち小児保健医療総合センター 救急科］
Tomoya Itoh

- 緊急性の高い呼吸器症状を見逃さない．
- 見逃してはならない疾患は何か．
- 病歴の中に重要なポイントが隠れている．
- 方針を決めるのは診断名ではなく症状の程度である．

はじめに

　呼吸症状での受診は小児救急の臨床で頻繁に遭遇します．「喘鳴/呼吸苦」という括りの中には，通常の気道感染や気管支喘息など，頻度の高い疾患もあれば，緊急度の高い疾患や見逃してはいけない疾患も含まれます．本稿では，喘鳴や呼吸苦で受診したときに「何を考え，どう動くか」を解説していきます．

喘　鳴

　喘鳴は一般に気道の閉塞/狭窄症状によって生じます．呼気相での喘鳴は胸郭内の下気道閉塞や狭窄によって発生し，吸気相では胸郭外や太い気道の閉塞/狭窄で生じると考えるのが一般的なアプローチの仕方です．両方向性の喘鳴も生じますが，どちらが優位であるか注意深い診察が必要です．

1 緊急性を評価

　喘鳴や呼吸苦という主訴で受診した際に，確認すべきことは何でしょうか．まず見た目

・アナフィラキシー　・急性心不全
・気管支喘息発作　・縦隔腫瘍
・急性細気管支炎　・重症クループ
・気道異物　・急性喉頭蓋炎

これらの緊急性の高い疾患が考慮される場合は，確実な気道確保と全身の安定化をまずは目指す．

表1　生命を脅かしうる喘鳴

気道を外部から閉塞	下気道/間質の問題
○先天性の器質的異常	○呼吸器疾患
・気管/喉頭軟化	・気管支喘息
・気管/気管支狭窄	・急性細気管支炎
・舌根嚢胞	・急性肺炎
・上気道のリンパ管腫	・誤嚥性肺炎
○縦隔/気管腫瘍	○循環器疾患
○食道異物	・急性心不全
○血管輪	・心筋症急性増悪
	○気管/気管支異物
上気道	
・喉頭/咽頭異物（シールなど）	
・急性喉頭蓋炎	
・クループ	
・急性細菌性気管炎	

これらの疾患は救急の場面で鑑別の中に考慮しておく．
（文献1）を参考に一部改変）

表2　主な喘鳴の鑑別疾患

の第一印象を評価し，蘇生が必要かどうかの判断をしなければいけません．多呼吸や徐呼吸，陥没呼吸，鼻翼呼吸などの有無を数秒で判断する必要があります．著しい徐呼吸であれば気道確保と補助換気が必要ですし，死戦期呼吸と考えるならば，一次救命処置を行う必要があります．緊急性の高い疾患を表1に挙げます．

2 その喘鳴は本当に呼吸器疾患でよいか

　喘鳴の鑑別には多くの疾患があります（表2）．救急ではそれらの疾患の中から，緊急度や重症度の高い疾患を除外することが重要です．一般的にはどの年齢層でも呼吸器疾患が多く，呼吸不全に至るような喘鳴に遭遇することの頻度はとても低いのが実状です．しか

し，救急の場面では最悪の状況を常に想定して動くことで，重症化を未然に防いだり，診断への足がかりが掴めたりすることがあります．緊急性が高く，喘鳴をきたす疾患としては，気道異物，アナフィラキシー，心不全，縦隔腫瘍，呼吸不全に近い気管支喘息発作/急性細気管支炎などです(表1)．

3 病歴聴取

初期対応を行ったうえで，呼吸状態が比較的安定している場合，詳細な病歴聴取や身体所見を確認します．その際にポイントとなるのは以下の項目です．

(1) 発症様式

突然発症の場合は気道異物やアナフィラキシーを考慮します．

逆に出生後から喘鳴がある場合には，気道の先天的な異常(気管軟化など)を考慮します．ある程度長い経過で増悪してきた場合には咽頭後壁や縦隔の病変を考慮すべきです．

発熱や鼻汁を伴ったり，明らかな感染接触があったりした場合は気道感染に伴う喘鳴が多いでしょう．

(2) 異物の可能性

喘鳴で受診した場合には，気道感染が強く疑われても，異物の存在は考慮すべきです．特に，初回の喘鳴エピソードの診断として気管支喘息発作/急性細気管支炎としてしまう前に，異物誤飲のエピソードをもう一度，保護者に確認すべきです．また，気道異物のみが喘鳴をきたすわけではありません．食道異物でも食道に長期間にわたり留まっていた場合には食道粘膜の肥厚をきたし，前面に存在する気道の狭窄症状をきたすことがあります．

(3) 外傷の有無

外傷で喘鳴をきたす場合，喘鳴が唯一の症状であることはまれだと思います．そのため，外傷の受傷歴がある場合には気道/呼吸，循環，神経，外表所見など注意深い評価が必要です．頸部の血腫や頸椎前面(咽頭後壁)の血腫があれば気道圧迫の程度を評価し，確実な気道確保が必要となります．

(4) 感染徴候の有無

感染徴候を伴う喘鳴の場合，その多くは気道感染だと考えられます．しかし，呼吸状態によっては，より緊急性の高い疾患を想定して対応する必要があります．中でも急性喉頭蓋炎，重症クループ，急性細菌性気管炎を疑う状況では気道確保がまず優先されます．

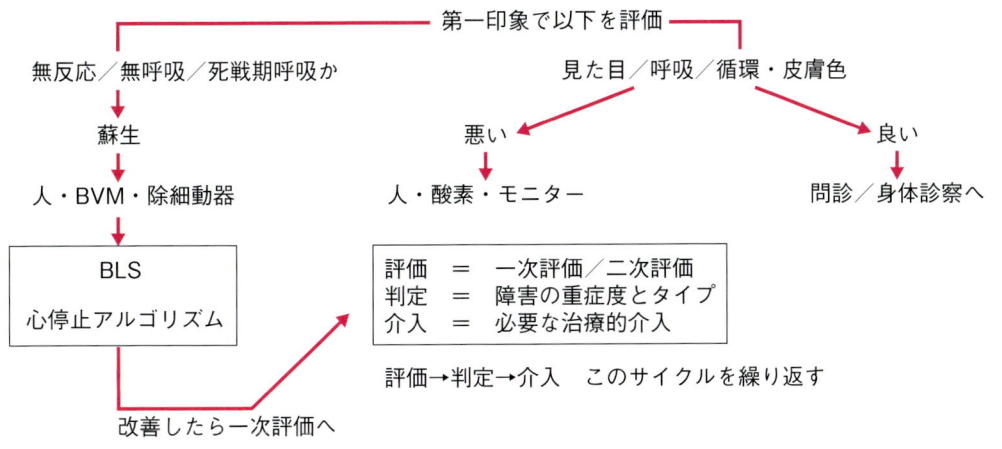

図1 PALSアプローチ
（文献2）より）

4 身体所見

　ABCDEアプローチで気道・呼吸，循環，神経学的異常，外表所見をチェックします．身体所見とともにバイタルサインを確認して呼吸状態の評価を行い呼吸窮迫/呼吸不全の重症度を判断します．これらの評価にはPALS（Pediatric Advanced Life Support：小児二次救命処置）のアプローチが有用です（図1）．呼吸障害を認めるのであれば，酸素投与は躊躇せず行います．その際には高濃度酸素をリザーバー付き非再呼吸マスクで充分に投与します．

　呼吸の障害では上気道/下気道/肺実質/呼吸調節障害に大別してアプローチします．その中で，喘鳴はそのどれにも当てはまる症候と考えられます．呼吸数，SpO_2値，換気の左右差などの所見とともに以下の鑑別点を考慮しながら所見を取ります．

・上気道：陥没呼吸，吸気性喘鳴，嗄声，流涎，Tripod positionの有無
・下気道：陥没呼吸，呼気性喘鳴，呼気延長の有無
・肺実質：ラ音の性質，打診所見
・呼吸調節障害：意識状態，徐呼吸の有無，呼吸様式（腹式呼吸でないか）

　心原性肺水腫を疑う場合には，心雑音，過剰心音，肝腫大，浮腫などの所見も確認する必要があります．

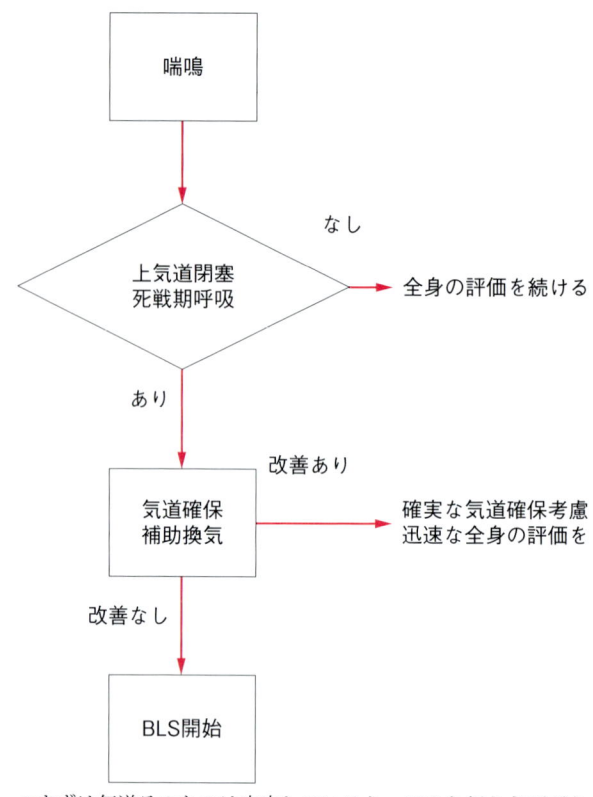

*まずは気道そのものは安定しているか，BLSを行う必要があるかを判断.

図2　喘鳴へのアプローチ　その1

鑑別のアプローチ

　鑑別のアプローチを図2，図3に示します．救急の原則として，緊急度の高い疾患を除外し，病態への介入を行いながら鑑別を進めていく必要があります．まずは気道そのものの評価と，BLSが必要な状況でないかどうかの評価を行います．もし，上気道閉塞が切迫していたり，死戦期呼吸であると判断したりするのであれば，応援を呼び，ただちにBLSを開始します（図2）．呼吸が比較的安定していると判断したら，ABCDEアプローチで呼吸の評価を行います．その際，PALSに則り，呼吸障害の重症度とタイプを判定していくようにします．つまり，呼吸窮迫と呼吸不全のどちらであるか，そして，その障害が上気道，下気道，肺実質，呼吸調節障害のいずれに該当するのかを判定していくのです．では以下に，具体的な疾患に対する初期対応の例を示します．原則，呼吸状態の異常が明らかであれば，酸素投与を開始すべきです．

○気管/気管支異物

　エピソードから気管/気管支異物を考慮したら，呼吸の状態を考慮しつつ診断へ進みます．呼吸不全となっている場合には，まず確実な気道確保（気管挿管）が必要です．そのう

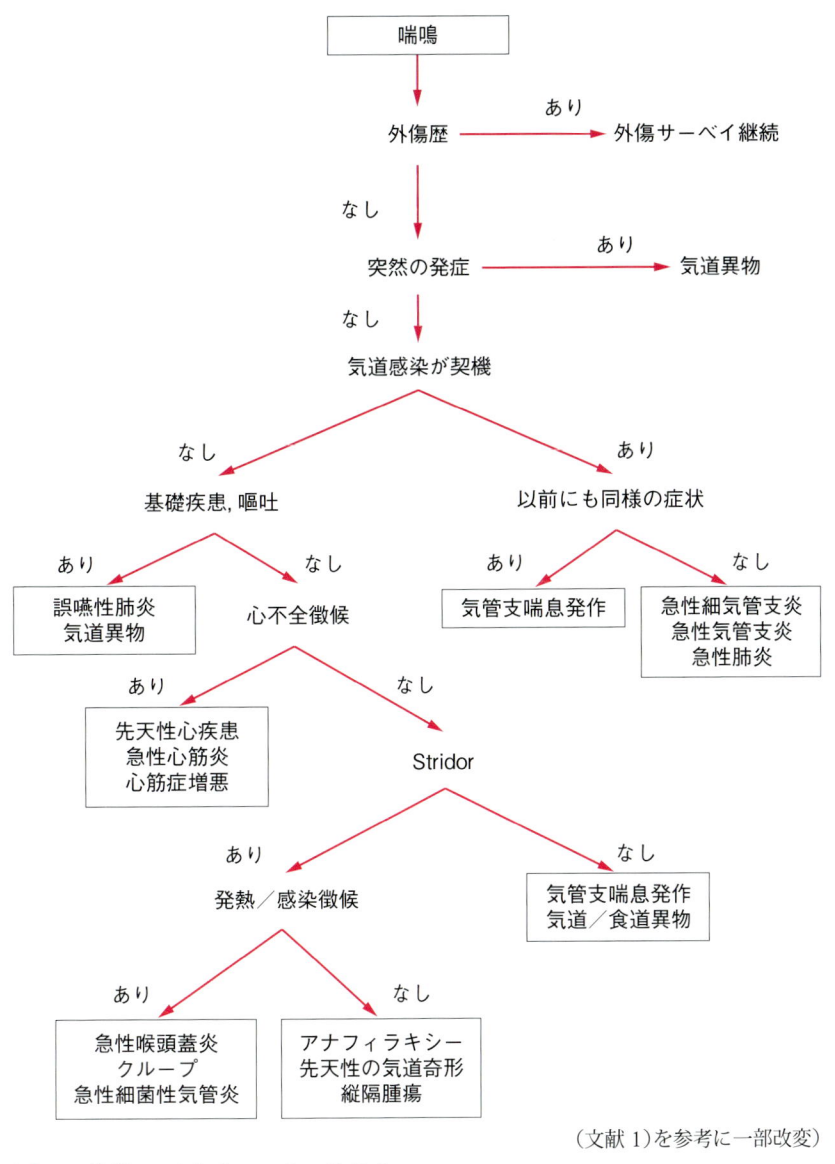

図3 喘鳴へのアプローチ　その2

(文献1)を参考に一部改変

えで気管支鏡での診断を行う必要があります．呼吸状態が切迫していなければ，呼気/吸気相での胸部単純X線撮影を行い，異物によるエアトラッピングの所見を確認し，気管支異物の存在場所を推定します．診断/治療は気管支鏡を用いた確認と異物除去です．

〈症例1〉

　患児：2歳，男児．夕方，急にむせ込んだ後から喘鳴がするとのことで救急センターへ受診した．バイタルサインは安定しているが，右肺の換気低下と呼気性喘鳴を聴取した．呼吸状態が安定していたため，胸部単純X線撮影を，呼気/吸気で撮影した．すると，呼気相で右肺野の過膨張と縦隔の左への偏位を認め，右主気管支異物と推定した．呼吸器科と麻酔科へ連絡をし，気管支内視鏡と気管支鏡での異物除去を準備した．準備が整うま

は，タッピングなどの肺理学は行わないように指導した．全身麻酔下での気管支内視鏡では右主気管支にピーナッツを認め，気管支鏡で除去を行った．

○アナフィラキシー

　皮疹を伴う喘鳴であったり，エピソードからアナフィラキシーを疑ったりしたときには，酸素投与を行いつつ，速やかに全身評価を行います．アナフィラキシーと判断する，あるいは判断に迷うが可能性を考慮するのであればアドレナリンの筋注（0.01 mg/kg/回，最大量0.3 mg/回）を躊躇なく行います．吸気性喘鳴が顕著であれば酸素を用いてアドレナリン吸入を行います．低血圧性ショックであれば輸液路を確保し，20 mL/kg/回の細胞外液のボーラス投与を行い，循環の立て直しを行います．状態が安定したら，抗ヒスタミン薬やステロイドの投与を考慮します．

○気管支喘息発作

　酸素投与を行い，β刺激薬の吸入を行います．呼吸状態の評価をスコアなどを用いて行い，中等症以上であればデキサメサゾン（0.3 mg/kg/回）の経口投与で経過観察を行います．酸素需要があり呼吸窮迫も持続するようであれば入院を考慮し，吸入を反復しつつ，輸液路の確保を行ったうえでステロイドの投与（メチルプレドニゾロン 1〜1.5 mg/kg/回）を行い呼吸状態の継続的な評価を行う必要があります．初回の喘鳴エピソードであれば，気道異物や縦隔腫瘍など，他に喘鳴を引き起こす原因疾患を除外してからステロイドの全身投与を行うべきでしょう．呼吸状態の指標として経時的なスコアリングを行うと，客観的な評価が可能です．

○急性心不全（急性心筋炎，僧帽弁腱索断裂など）

　喘鳴をきたす疾患は呼吸器疾患ではありません．喘鳴の鑑別として緊急度が高い疾患の中に急性心不全があります．喘鳴を呼吸器疾患に求めるのではなく，必ず心原性の可能性を考慮すべきです．気管支喘息発作と考えていたがβ刺激薬の吸入への反応が悪い，全身状態が悪い，普通のエピソードとは違う経過であると考えれば，躊躇せず心原性の原因を除外すべきです．急性心筋炎や乳児の僧帽弁腱索断裂は，エピソードも胸部単純X線写真もどちらも呼吸器疾患との区別がつきにくい場合があります．常に心原性の可能性を考慮し，行った治療の再評価をする必要があります．12誘導心電図，心臓超音波検査などを追加し，原因が心原性であれば，循環器専門医に連絡のうえ，さらなる全身管理（ECMOなど）が可能な高次施設に搬送する必要があります．

〈症例2〉
　患児：10カ月，女児．午前中から呼吸が速いとのことで小児科クリニックを同日の午後

に受診した．呼気性喘鳴を認めたため，気管支喘息/ウイルス感染の疑いで救急センターへ紹介となった．救急センターへ受診した際には，呼吸窮迫（下気道狭窄）と代償性ショック（頻脈）を認め，酸素投与とβ刺激薬吸入を開始した．吸入への反応が乏しいため，胸部単純X線撮影を行ったところ，右肺野に肺門周囲の濃度上昇を認めた．気道感染と判断して対応しようとしたが，心音を聴取したところ収縮期逆流性雑音を聴取．心エコーを当てたところ，重度の僧帽弁逆流を認めた．僧帽弁腱索断裂の可能性が高いと判断し，循環器科，心臓血管外科にコンサルトを行い，小児集中治療室入室を決定した．その後，徐々に循環障害が明らかとなり，集中治療室入室後にECMO導入となった．

まとめ

　小児の喘鳴をきたす疾患は多岐にわたります．しかし，救急の場でそれらすべての診断をつける必要はありません．緊急性の高い病態に対し適切な介入を行い，帰宅あるいは入院の決定を行うことが救急の役割です．そのように考えると，小児の喘鳴をきたす疾患のうち，緊急性が高い疾患，まれだが除外しておくべき疾患をおさえ，呼吸障害の程度でdispositionを決定するように心がけることで，小児に対応することに対し，安心感が増すのではないでしょうか．

文献

1) Gary R. Fleisher, Stephen Ludwig, eds.：Textbook of Pediatric Emergency Medicine, 6th edition. Lippincott Williams and Wilkins, 2010
2) PALSプロバイダーマニュアル AHAガイドライン2010．シナジー，東京，2013

I. 内因系

3 意識障害を認める小児患者の評価と対応

小児も大人も基本は同じ！でも「忘れるな，虐待・インバギ・低血糖」

竹井寛和 [東京都立小児総合医療センター 救命救急科]
Hirokazu Takei

Key Note
- 何よりもまず，A，B，Cの安定化が最優先！
- 頭部外傷を念頭に，虐待・腸重積・低血糖（代謝性疾患）を忘れるなかれ！
- 意識障害があれば意識レベルの評価は繰り返し何度も！

はじめに

「〇〇くん(ちゃん)，わかる〜？」う〜ん，ぼ〜っとしてるなぁ．1歳の子にわかる？なんて尋ねても，意味ないか．どうしよ…，1歳ってまだしゃべられへんし，意識レベルなんてわかれへん〜！そもそも意識レベルが悪い1歳の子って何を考えればいいんやろ…．

当直の救急外来で，意識障害を認める小児患者を目の前にしてこんな状態になってしまったことはありませんか？ 意識障害を認める小児は第一印象(Initial Impression)の悪いことが多く，しばしば蘇生処置を要します．気道(A)，呼吸(B)，循環(C)の安定化を目指す一方で意識レベルを適切に評価するのは容易なことではありません．

本稿では，意識障害を認める児をどう評価し，どのようにアプローチしていったらよいのかを解説します．

1. 意識レベルの評価

意識とは，覚醒した状態で自己と周囲の状況を正確に認識している状態のことを指します[1]．患者が意識障害を伴っていたとしても，A，B，Cの安定化を最優先し，また頭蓋内病変以外にも意識障害の原因が存在する可能性を考慮しながら診療にあたる必要がありま

I. 刺激しないでも覚醒している状態
1. 大体意識清明だが，今ひとつはっきりしない
2. 見当識障害がある（時間・場所・ヒト）
3. 自分の名前，生年月日が言えない
II. 刺激すると覚醒する状態，刺激をやめると眠り込む
10. 普通の呼びかけで容易に開眼する（合目的運動と発語あり）
20. 大きな声または体を揺さぶることにより開眼する（簡単な命令に応じる）
30. 痛み刺激を加えつつ呼びかけを繰り返すと，かろうじて開眼する
III. 刺激しても覚醒しない状態
100. 痛み刺激に対し，払いのけるような動作をする
200. 痛み刺激で少し手足を動かしたり，顔をしかめる
300. 痛み刺激に反応しない

表1　成人用 Japan coma scale（JCS）

I. 刺激しないでも覚醒している状態
1. あやすと笑う．ただし不十分で声を出して笑わない
2. あやしても笑わないが視線は合う
3. 母親と視線が合わない
II. 刺激すると覚醒する状態，刺激をやめると眠り込む
10. 飲み物を見せると飲もうとする．あるいは，乳首を見せれば欲しがって吸う
20. 呼びかけると開眼して目を向ける
30. 呼びかけを繰り返すとかろうじて開眼する
III. 刺激しても覚醒しない状態
100. 痛み刺激に対し，払いのけるような動作をする
200. 痛み刺激で少し手足を動かしたり，顔をしかめたりする
300. 痛み刺激に反応しない

表2　乳幼児用 JCS

す．意識障害の程度はさまざまで，全か無かということではありません．したがって意識の評価は，段階的な評価が必要不可欠です．

　中枢神経系の主要な構成要素である，大脳皮質と脳幹の評価を分けて考えてみます．

○意識レベル

　まずは大脳皮質機能の客観的な評価方法です．Japan coma scale（以下 JCS），および Glasgow coma scale（以下 GCS）があり，それぞれ成人と同じ評価基準が当てはめられないため乳幼児用のスケールが存在します[2]（表1～4）．

E	開眼 （Eye opening）	自発的に開眼	4
		声かけで開眼	3
		痛み刺激で開眼	2
		開眼しない	1
V	最良言語反応 （Verbal response）	見当識あり	5
		混乱した会話（錯乱状態）	4
		不適切な言葉	3
		言葉にならない声（理解できない）	2
		発声がみられない	1
M	運動 （Motor response）	命令に従う	6
		疼痛部位の認識可能	5
		痛み刺激で逃避反応	4
		異常な四肢の屈曲反応（除皮質硬直姿勢）	3
		異常な四肢の伸展反応（除脳硬直姿勢）	2
		動かさない	1

表3 成人用 Glasgow coma scale（GCS）

E	開眼 （Eye opening）	自発的に開眼	4
		声かけで開眼	3
		痛み刺激で開眼	2
		開眼しない	1
V	最良言語反応 （Verbal response）	機嫌良く喃語をしゃべる	5
		不機嫌	4
		痛み刺激で泣く	3
		痛み刺激でうめき声	2
		声を出さない	1
M	運動 （Motor response）	正常な自発運動	6
		触れると逃避反応	5
		痛み刺激で逃避反応	4
		異常な四肢の屈曲反応（除皮質硬直姿勢）	3
		異常な四肢の伸展反応（除脳硬直姿勢）	2
		動かさない	1

表4 乳幼児用 GCS

　Vは，言語を習得する前，あるいは会話ができない小児向けに改変されていますが，乳幼児用GCSはV以外は成人用GCSと大きな違いはなく，乳幼児用JCSも2桁以上になると成人用JCSとほぼ同一であるため，一般のスケールと大きく変わるものではありませ

A	意識清明(Alert)	小児が覚醒しており活動的で親や周囲の刺激に対して適切に反応する
V	声(Voice)	小児が声(呼名,大声での呼びかけ)に反応する
P	痛み(Painful)	小児が爪床をつねるなどの痛み刺激だけに反応する
U	意識なし(Unresponsive)	小児がどのような刺激にも反応しない

表5 AVPU小児反応スケール (文献3)より引用)

ん．JATECにおいてGCS 8以下で気管挿管の適応と記載がある[2]ように，GCSは臨床現場での治療指針の一つとしてもよく用いられていますが，Teasdale GらはGCSが加算した点数だけの評価であることに問題点を指摘しており[3]，またTeoh LSらはE・M・V各々の点数によって予後が異なる可能性を示唆しています[4]．乳幼児用GCSは頭部外傷の評価において有用性が報告されており[5]，現在のところ非外傷症例も含めてGCSが最も広く使用されています．

一方で，臨床現場では「迅速」な意識レベルの評価が必要です．GCSのE，V，Mによる評価の煩雑性も指摘されており[6]，迅速な評価が可能という点ではAVPU小児反応スケールが優れています(表5)．評価は4段階でありJCSやGCSと比較すると簡便であり救急現場で頻用されています．

ただし目の前にしているのが乳幼児や重症心身障害者であった場合，スケールだけで意識レベルを正確に評価するのは時に困難なこともあります．実際には家族や養育者から得られる情報，例えば「普段とどう違うのか」もとても有用な情報です．

これらを踏まえたうえで，意識障害の児の診療にあたるうえで最も重要なのは，その児の意識レベルを「繰り返し」評価し，経時的変化をみることです．

○瞳孔対光反射

瞳孔対光反射は脳幹機能の指標として有用で，直接的な光刺激に対して瞳孔が収縮しない場合には脳幹損傷の存在を疑います．瞳孔径または対光反射の不整は，眼の外傷や頭蓋内圧亢進などの病態により生じる場合があります[7]．

意識レベルの評価に加えて両眼それぞれについて，以下の点の評価も行います．
・瞳孔径(mm)
・瞳孔径の不同がないか
・対光反射の程度・迅速さ

2. 初期対応

　鑑別診断を考える前に，PALSに基づいて第一印象，一次評価へと移り，A，B，Cの評価と早期介入を行います[7]．早期介入によって二次性脳損傷をいかに最小限にできるかが意識障害を有する児の予後を左右するため，迅速で適切な対応が必要です．

　A（気道）：上述のようにGCS 8以下であれば気管挿管の適応です．意識障害が進むと気道防御反応が低下し，嘔吐時の誤嚥のリスクが上昇します．

　B（呼吸）：意識障害が進むとともに失調呼吸や無呼吸が出現し，低酸素，脳圧亢進につながります．初期対応では100％酸素投与を行い，気道確保後には過換気を避けます．

　C（循環）：ショックと判断したら細胞外液の急速静注を行います．

　以上のような介入を行いA，B，Cが安定した後に初めて鑑別診断を進めていきます．

3. 鑑別診断へのアプローチ

　小児の意識障害の原因は多岐にわたります．重要なことは2点です．頻度の高いものを知っておくことと，致死的な意識障害の原因を見逃さないことです．大きくは頭蓋内病変によるもの，それ以外のものに分けて考えますが，敗血症や脱水などの循環不全，腸重積でも意識障害を呈することは忘れてはいけません（表6，表7）．特に乳幼児や重症心身障害者では，訴えが乏しく診断が遅れ，敗血症やショックに至り意識障害として発症することもあるため注意が必要です．

　このほか実際の臨床現場で役立つツールとして「AIUEO TIPs」があります[8,9]．小児でもこの記憶法は有用です．小児に特徴的な鑑別診断としてAbuse（虐待），Intussusception（腸重積）が含まれていることがキーポイントです（表8）．

　処置と並行して，AMPLEに沿った病歴聴取を行います．必要に応じてclosed questionを用いて具体的に．病歴聴取とともに身体診察を進めていきますが，詳細は各論で後述します．

〈AMPLEに沿った病歴聴取〉

A：アレルギー（薬物，食物など）
M：内服薬，同居している家族の内服薬
P：既往歴（出生歴，基礎疾患，手術歴，予防接種歴，特にけいれんの既往，意識障害のエピソードの既往）
L：最終食事
E：外傷，発熱，頭痛，嘔吐の有無，食欲の有無，行動異常の有無，家族や養育者が「いつもと違う」と感じること

- 頭蓋内血腫(硬膜下血腫・硬膜外血腫)
- 脳浮腫
- けいれん発作後もうろう状態
- 循環不全・低酸素血症
- 低血糖
- 薬物中毒・薬物過量摂取
- 髄膜炎・脳炎

表6　頻度の高い原因　　　　（文献1)より引用）

- 頭蓋内血腫(硬膜下血腫・硬膜外血腫)
- 脳浮腫
- 脳腫瘍
- 脳梗塞
- VPシャント機能不全
- 低血圧・低酸素血症
- 薬物中毒・薬物過量摂取
- 髄膜炎・脳炎
- Sepsis

（文献1)より引用）

表7　見逃してはいけない致死的原因

A：Alcohol(アルコール)，Abuse(虐待)

I：Insulin(Hypoglycemia)(インシュリン[低血糖])，Intussusception(腸重積)，Inborn errors of metabolism(先天代謝異常)

U：Uremia(尿毒症)

E：Electrolytes(電解質)，Encephalopathy(脳症)

O：Overdose(薬物過量)，Oxygen Deficiency(酸素化不良)

T：Trauma(外傷)，Temperature Abnormality(体温異常)，Tumor(腫瘍)

I：Infection(感染症)

P：Poisoning(毒物)，Psychogenic(心因性)

S：Shock(ショック)，Stroke(脳卒中)，Seizure(けいれん)，Space-occupying Lesion (intracranial)(頭蓋内占拠病変)

表8　意識障害の鑑別診断 AIUEO TIPs　　　　（文献8)，9)を改変）

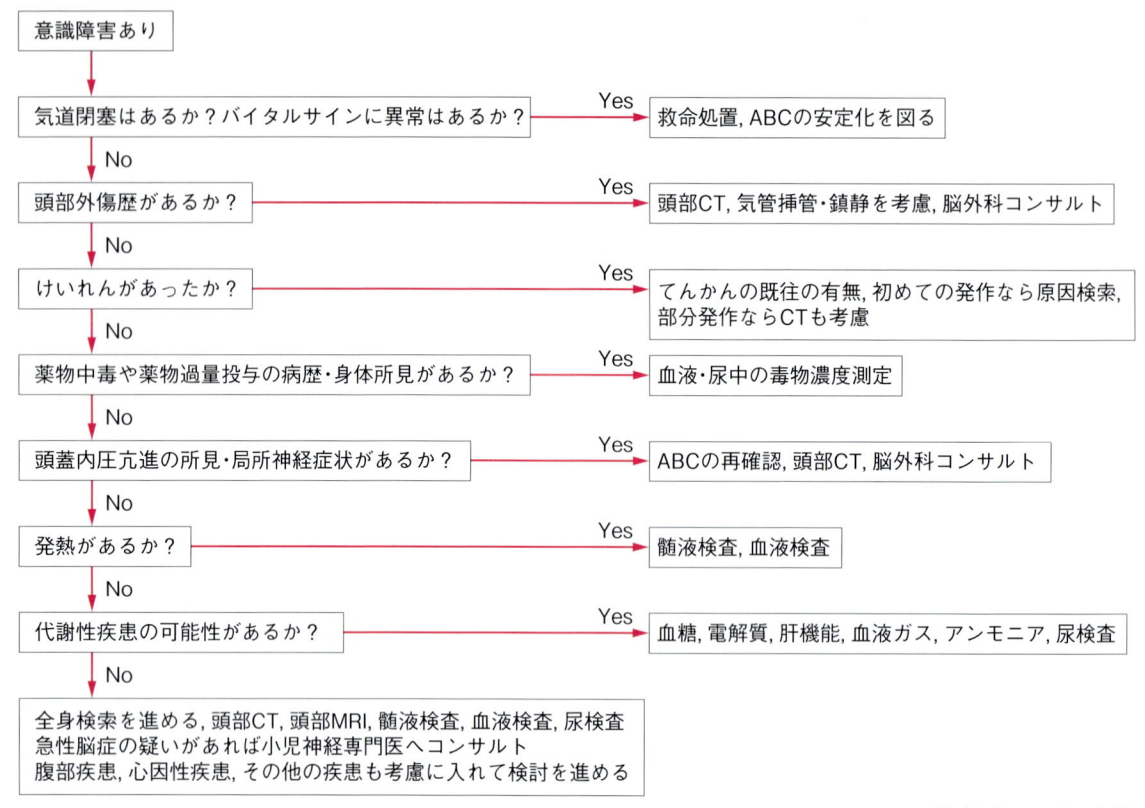

図1 意識障害の児の診療アルゴリズム

(文献1)より引用改変)

4. 各論

　Gary R. Fleisher は『Textbook of Pediatric Emergency Medicine 6th edition』の中で意識障害の児へのアルゴリズムを提唱しており，図1はそれを改変したものです．アプローチの例としてこのアルゴリズムに沿って，原因疾患別にその特徴と診療でのコツを述べていきます．

○頭部外傷

　頭部外傷の可能性はないと言われても，保護者が24時間以上目を離していた場合，目撃していない場合には疑いを持ち続けることが重要です．保護者には必ず『最終無事確認時間』を聴取しましょう．身体所見として網膜出血・鼓膜出血・髄液漏，バトル徴候，触知できるまたは見てわかる頭皮・頭蓋骨骨折，眼窩周囲血腫の有無を確認します[1]．詳細は他稿(本書「軽症頭部外傷」の項)に譲りますが，頭部外傷の際に初期評価の段階や受傷後からの意識レベルの経時的な変化をフォローするのが重要であることは周知の事実です[10,11]．

○けいれん

　外傷がない場合にはけいれんの既往，タイプ，発熱の有無をベースに評価します．けいれんの既往があれば内服している抗けいれん薬がないか，あれば血中濃度を測定します．けいれん重積は「発作がある程度の長さ以上に続くか，また短い発作でも反復し，その間意識の回復がないもの」とILAE(International League Against Epilepsy)により定義されています．小児のけいれんの多くは単純型熱性けいれんのため診察時には頓挫していることが多いですが，けいれん後にそのまま入眠してしまう場合もあります．実際の臨床現場において，けいれんが頓挫しているように見えても意識レベルの低下が持続している場合にはけいれん持続の判断が困難です．特に非けいれん性てんかん重積状態 nonconvulsive status epilepticus(NCSE)の場合はけいれん持続の判断が難しく，瞳孔散大の有無や頻拍などの自律神経症状，眼球偏位または上転，筋緊張の亢進に加え，意識レベルの経時的変化がけいれん持続の目安として重要となります[12]．

　有熱時のけいれんであれば，けいれんが重積したり意識障害が持続する場合には中枢神経感染症を疑い，髄液検査や質の高い血液培養，画像検査が行われるべきです．

○頭蓋内圧亢進

　GCS 8点以下，経時的な評価のうちでGCS合計点2以上の低下がみられたら，JATEC™における「切迫するD」として対応するのは成人も小児も同様です．瞳孔不同の有無，片麻痺の有無，Cushing現象の有無を確認し，いずれか1つでも兆候がみられれば，A，B，Cの安定化を図ります．呼吸，循環の安定していない患者では頭部CT検査を施行すべきではなく，まず呼吸，循環による意識障害の可能性を否定してから頭部CT撮影を行います[2]．同時に脳神経外科コンサルトも必要となります．

○中枢神経感染症

　髄膜炎，脳炎などの中枢神経感染症は臨床で遭遇する頻度も高く，忘れてはいけない原因の一つです．意識障害の遷延に加え，発熱があれば疑います．徐々にひどくなった頭痛，易刺激性，嘔吐，食欲低下の有無を聴取します．髄膜炎を疑うべき所見のうち特異度の高い所見として，40℃以上の高熱，大泉門膨隆，項部硬直，点状出血，黄疸，意識障害(昏睡)とも言われます[13]．発疹は髄膜炎菌菌血症，水痘などを示唆し，けいれんは単純ヘルペスウイルス感染でよくみられます[1]．

○代謝性疾患(低血糖を含む)

　頻度としては決して高くないですが，小児の意識障害の原因の一つです．説明がつかない意識障害では，髄液検査や脳波，画像検査などと並行して血液・尿検査を進めます．

　まず最初に血液ガス，血糖を迅速キットで測定しましょう．血液ガスは静脈血でも代用

可能です．簡易血糖測定の場合，時間経過とともに血糖値が低下し，また簡易血糖測定器は全血血糖値なので血清血糖値よりも10～15%程度低値を示すとも言われ，その評価には注意が必要です．

代謝性疾患を疑ったときのFirst Lineとして，血液ガス，血糖に加え尿中ケトン体，アンモニア，乳酸・ピルビン酸を提出すべき[14]ですが，後二者は特殊採血管となります．First Lineの項目は，原因となりうる先天代謝異常症を網羅できることや治療の方向性決定のために重要であり，代謝性疾患を疑った場合にはA，B，Cの安定後，速やかに採取すべきと考えます．アンモニアや乳酸・ピルビン酸はその正常値が成人と異なるため評価には十分注意が必要ですが，採取の際は駆血時間を短く，すぐに氷冷することが重要です[14]．Second Lineとしては濾紙血タンデムマスや尿中有機酸分析，血中アミノ酸分析がありますが，救急の現場ではCritical Sampleと呼ばれる，初診時の「血清または血漿，ガスリー血液濾紙，随時尿，髄液」を保存しておくことが重要となります．

少し本題からは逸れますが，近年Metabolic Autopsyという概念が重要視されています．原因不明で死亡した小児で代謝異常症の可能性が少しでもあれば上記のSampleを保存することが次世代の死を防ぐことにつながる，という概念です[15]．救急室にガスリー濾紙はありますか？ ぜひこの文章をご覧になった方は自院の新生児室から数枚，救急室に持ってきてみてください．1枚の濾紙が子どもの命一つを救うことにつながるかもしれません．

最後に症例です．アルゴリズムに沿ってアプローチしてみましょう．

〈症例〉

患児：2歳，女児．1カ月前から多飲・多尿を認めていた．入院1週間前から食欲低下と，全身倦怠感を認め，徐々に増悪．昨夜から多呼吸・肩呼吸があり，うとうとして呼びかけても反応がないことが気になり救急外来を受診した．

体重12.8 kg（1カ月前から2 kg減），体温37.0℃，心拍数155回／分，呼吸数40回／分，血圧117／78 mmHg，経皮酸素飽和度100%（大気下），活気なし，痛み刺激に開眼はあるがすぐにうとうとしてしまう．顔色不良であり，舌は乾燥していた．呼吸音は清だが肩呼吸，心音は整，腹部は平坦・軟，圧痛はなかった．皮膚は乾燥しており，ツルゴールの低下を認めた．

この症例の第一印象はAppearanceが悪く，努力呼吸を呈しており顔色不良であったため緊急事態として対応を開始しました．意識障害の児を診たときのアルゴリズムは図1のとおりです．PALSに基づいたアプローチを進め，一次評価としてA，B，Cを評価，バイタルサインに異常がないか確認します．舌根沈下による気道閉塞には十分注意しながら，気道確保と酸素投与を行います．症例は代償性ショック，脱水所見から循環血漿量減少性ショックが考えられたため，初期輸液としては生理食塩水を選択．A，B，Cが安定していることを確認してから意識レベルの評価に移りました．前述したとおり，乳幼児用JCS，GCSを用いて評価し，経時的な変化を記録することが最も重要です．本児において意識レ

ベルの初期評価は乳幼児用 GCS で E2V4M5 であり，AVPU 小児反応スケールでは P(Painful)でした．

　AMPLE 聴取を行いましたが，明らかな頭部外傷歴なく，けいれんや薬物摂取などもありませんでした．代謝性疾患の可能性も考慮しながら検査を進め，簡易迅速血糖検査で 530 mg／dL と高値．その後の血液検査で，WBC 11,340／μL, Na 137 mEq／L, K 3.7 mEq／L, Cl 109 mEq／L, CRP 0.5 mg／dL，血糖 486 mg／dL，静脈血液ガス(大気下)にて pH 7.08, pCO$_2$ 13 mmHg, HCO$_3^-$ 3.9 mmol／L, BE-24.0 mmol／L と著明な代謝性アシドーシスおよび呼吸性アルカローシスを認めました．尿検査で糖(4＋)，ケトン体(3＋)でした．診断は糖尿病性ケトアシドーシスの診断でその後特異的な治療へと移っていきました．

さいごに

　意識障害の小児をみたとき，まずは気道・呼吸・循環の維持を第一に考え対応することが重要です．その中で小児に頻度が高い疾患，見逃してはいけない原因を考えながらアプローチしていくことで的確な診断に近づきます．ぜひ明日からの診療に役立てていただき，積極的に小児に関わっていってください．きっと徐々に小児救急への苦手意識が薄らいでいくことを実感するに違いありません．

参考文献

1) Fleisher GR, Ludwig S：Chapter 12 Coma and Altered Level of Consciousness. Textbook of Pediatric Emergency Medicine, 6th edition. Lippincott Williams & Wilkins, 2010,176-186
2) 日本外傷学会・日本救急医学会：外傷初期診療ガイドライン JATEC. へるす出版，東京
3) Teasdale G, Jennett B, Murray L et al：Glasgow coma scale: to sum or not to sum.Lancet1983;**2**:678
4) Teoh LS, Gowardman JR, Larsen PD et al：Glasgow Coma Scale: variation in mortality among permutations of specific total scores.Intensive Care Med;**26**:157-161
5) Holmes JF, Palchak MJ, MacFarlane T et al：Performance of the pediatric glasgow coma scale in children with blunt head trauma.Acad Emerg Med 2005;**12**:814-819
6) Jennett B, Teasdale G：Aspects of coma after severe head injury.Lancet1977;**1**:878-881
7) PALS プロバイダーマニュアル AHA ガイドライン 2010．シナジー，東京，2013
8) Avner JR：Altered states of consciousness.Pediatr Rev 2006;**27**:331-338
9) 吉田一郎，井上信明 編：APLS 小児救急学習用テキスト原著第 4 版．診断と治療社，東京，2006,136-158
10) Triage, assessment, investigation and early management of head injury in children, young people and adults; NICE clinical guideline 176 Head injury. January 2014
11) Kuppermann N, Holmes JF, Dayan PS et al：Identification of children at very low risk of clinically-important brain injuries after head trauma: a prospective cohort study.Lancet 2009;**374**:1160-1170
12) 植田育也，藤谷茂樹 編:特集 PICU．INTENSIVIST Vol.4 No.3 2012; 537-549
13) Curtis S, Stobart K, Vandermeer B et al：Clinical features suggestive of meningitis in children: a systematic review of prospective data.Pediatrics 2010;**126**:952-960
14) Georg F. Hoffmann, Johannes Zschocke, William L. Nyhan:Inherited Metabolic Diseases: A Clinical Approach.Springer,2010
15) Yamamoto T, Emoto Y, Murayama K et al：Metabolic autopsy with postmortem cultured fibroblasts in

sudden unexpected death in infancy: diagnosis of mitochondrial respiratory chain disorders.Mol Genet Metab 2012;**106**:474-477

MEMO

I. 内因系

4 泣きやまない乳児への対応
どうして泣いているの？

神谷侑画 [神戸市立医療センター中央市民病院 救命救急センター]
Yuka Kamitani

> **Key Note**
> - 泣いている原因には小児特有のcommonな，またcriticalな問題がある．
> - 病歴と身体診察が解決のカギ．
> - 検査漬けにしない．
> - お母さんへのフォローも大切．

1. どうして泣いているの？

　子どもの診察に苦手意識を感じる理由の一つに，症状の訴えがよくわからない点が挙げられると思います．その極みが「泣き続ける子ども」ではないでしょうか．泣きやまない乳児の63％が午後6時から午前6時の間に受診し，特に私たちが忙しくかつ最も疲れている午後6時から午前3時の時間帯にピークを迎える傾向があり，さらに私たちの頭を悩ませます[1]．

〈症例1〉
　患児：11カ月の男児．2時間ほど泣きやまず両親が心配で受診したという．顔色は良好で胸腹部の診察でも大きな異常は見当たらない．手足もしっかり動かして外傷を疑わせる所見もない．「なんで泣いているの？　さっぱりわからない…」

2. 泣き方で病気がわかるの？

　言葉を話すことのできない乳児にとって泣くことは，自身の欲求やストレスを伝える唯

一のコミュニケーション手段と言えます．よく母親が，「いつもと泣き方が違って心配なんです！」と受診することがありますが，この母親の直感に信憑性はあるのでしょうか？ Wiesenfeldらは，母親を集めて，実際に乳児の痛み・怒り・空腹などを収録した映像を見せて，区別できるかを評価したところ正解率は44〜66％と報告しています[2]．実はそれほど母親の直感も役立たないのです…．当然，私たち医療者も泣いている子どもの声に耳を傾けるだけでは，何が辛いのか見当もつきません．

〈症例1つづき〉
　検査をするにも何の検査をすればいいか悩んでいると，上級医がどこからともなく現れオムツを脱がせてみたところ，陰茎の先が赤く腫れていた．「これはhair tourniquetだよ．解除してあげよう．」「hair tourniquet？？」

3. 泣いている乳児の疾患は多岐にわたる！

　泣き続けることを主訴に救急外来を受診した熱がない乳児のうち，なんと5％に重篤な疾患が隠れていると言われています．また，61％に放置しておくと何かしらの治療介入が必要な疾患が存在すると言われていることから，慎重な対応が必要です[3,4]．泣いている原因は多岐にわたりますが，表1のように解剖学的に小児特有のcommonとcriticalな疾患に整理して考えるとわかりやすいでしょう．わかりにくい人のために表2のように「IT CRIES」という覚え方もあるので参考にしてみてください．注意するべきことは，来院時に泣きやんでいるから大丈夫と安易に考えないことです．泣いている原因が解除されたケース以外に，腸重積などの間欠痛の可能性や骨折のように触ったときのみ痛みで泣き出すケースもあり，受診時に見逃されやすく注意が必要です．

4. 泣いている乳児の診察のアプローチ方法

　実際どのように泣いている乳児にアプローチしていけばよいのでしょうか？　ポイントは詳細な「病歴聴取と身体診察」です．病歴聴取のポイントを表3に示します．DPTワクチンの局所反応の疼痛で泣き続けていたとの症例報告もあり，ワクチン接種歴も重要となります．
　身体診察では必ず裸にして頭から爪先まで全身丁寧に診察することが大切です．もちろんオムツも脱がせて．診察時に今回の症例のように陰茎や指先にHair tourniquet（図1）という小児特有の疾患が見つかるケースもあります．これは毛髪や糸が体に絡んで駆血された状態のことで，主に足先（43％）や指先（24％），外陰部（33％）に認められます．発症年齢は部位ごとに異なり，足先は平均生後4カ月頃（3週〜15カ月）に，指先は平均生後4週間頃（4日〜19カ月）に，外陰部は平均2歳頃（4カ月〜6歳）に生じやすいため注意が必要

	common	critical
HEENT	角膜損傷，中耳炎，粘膜疹，口蓋熱傷	緑内障，異物
cardiovascular		AMI，心筋炎，心不全，PSVT
pulmonary	上気道炎	異物誤嚥，肺炎，窒息
GI	便秘，痔，GERD，裂肛，ミルクアレルギー	虫垂炎，腹膜炎，腸重積，胆嚢炎，Hirschsprung病，腸捻転，腸閉塞
GU	陰嚢水腫，尿閉，亀頭炎，包皮炎	精巣捻転，鼠径ヘルニア，尿路感染，Hair tourniquet
Musculoskeltal		骨折，骨髄炎，関節炎，Hair tourniquet
neurogical		頭蓋内圧亢進，髄膜炎
dermatologic	虫刺され，アトピー	熱傷，蜂窩織炎
hematologic		鎌状赤血球症，悪性疾患，血球減少，貧血，好中球減少
Metabolic toxigenic		薬物中毒，電解質異常，低血糖，CO中毒，褐色細胞腫，甲状腺機能亢進，薬物離脱，先天性代謝疾患
other	空腹，colic，予防接種後	虐待

表1　crying infantの鑑別疾患　　　　　　　　　　　　　　　　（文献5）より引用・改変）

I：infection(ヘルペス口内炎，中耳炎，尿路感染，髄膜炎など)
T：trauma(骨折・異物・虐待も含む)
　　testicular torsion(異物・虐待も含む)
C：cardiac(心不全，上室性頻拍など)
R：reflex(胃食道逆流)
　　reaction to medications(薬物の副作用，母乳からの中毒)
　　reaction to formulas(ミルクアレルギー)
I：immunizations(予防接種反応)
　　insect bites(虫咬傷)
E：eye(角膜損傷，異物，緑内障など)
S：surgical(腸捻転，腸重積，鼠径ヘルニアなど)
(S)：strangulation(hair/fiber tourniquet)絞扼(髪の毛，糸)

表2　crying infantの鑑別：IT CRIES

です[5].

このような病歴と身体診察だけで，泣いていることを主訴に来院した子どものうちなん

> - 啼泣の特徴
>   → 始まり，持続時間，頻度，随伴症状，性状
> - Review of system
> - 出生歴，発育歴，既往歴，食事歴
> - 母親の妊娠経過（感染や薬物使用なども）
> - 家族歴
> - 内服歴，アレルギー歴
> - 最近の予防接種歴
> - 外傷/誤嚥の有無

表3　病歴で必ず聴くポイント

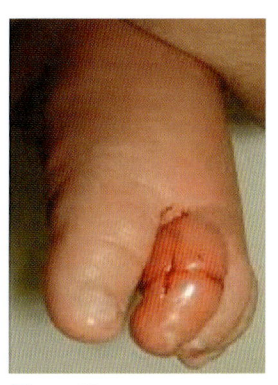

図1　Hair tourniquet
（文献9）より）

と約70%が原因を特定できると言われています[1]．診断された原因で最も多いものは，中耳炎（18%）であり，続いて角膜損傷（5%）や便秘（5%）が原因として挙げられています．このため，診察時には耳鏡による観察やフルオレセイン染色を使った角膜検査や直腸診も推奨されています[4]．（米国のERでは実際にルーチンで，角膜検査や直腸診は行われていないようですが….[1]）

5. 検査はどこまで必要?

では，全く病歴や身体診察で原因の見当がつかないときはどうしたらよいでしょうか？手当たり次第検査すべきでしょうか？　答えはNoです．病歴や身体診察で診断できず，実際に検査のみで診断がついたものは，全体でたったの0.8%なのです．この0.8%はすべて尿路感染症であり，また検査せずに原因不明で帰宅した子どものうち実際に見逃されていた疾患も半数が尿路感染症であったと報告があります[1]．以上から病歴や身体診察で診断がつかない場合，尿路感染症除外のため，清潔操作下での尿検査（定性，培養）は施行す

①来院時も泣き続けている場合　　　　　　②来院時にすでに泣きやんでいる場合

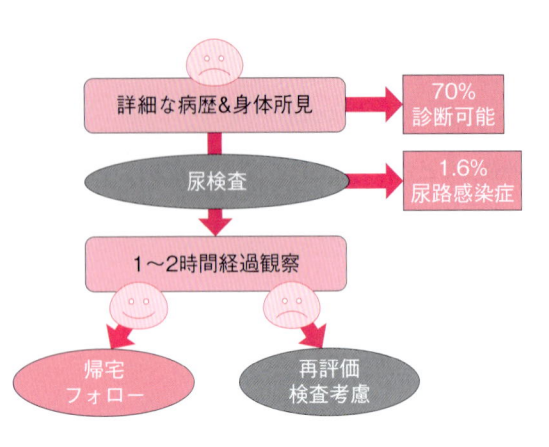

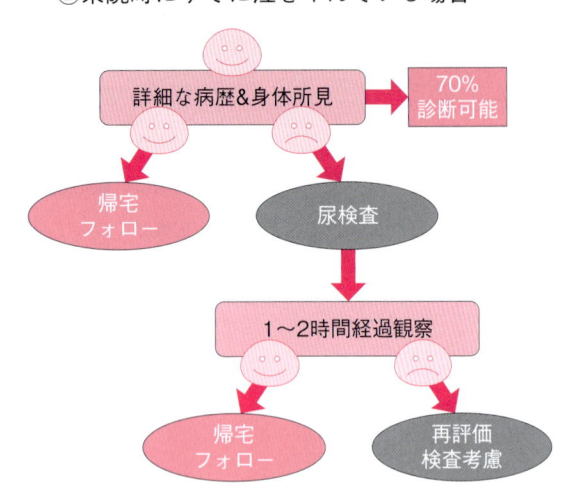

図2　泣き続ける乳児の救急外来でのアプローチ

　るべきでしょう．
　またERでの経過観察も重要です．前述したように，病歴や身体診察で異常が認められない場合では，診察前から，また診察中に泣きやんでいる子どもは，緊急性のある疾患が隠れている可能性は非常に低いと言われています．逆に身体診察が終わった後も泣き続けているケースでは，深刻な問題が隠れている可能性が高いとの報告があり[4]，注意が必要です．来院時に泣きやんでいても，1～2時間は経過観察することが妥当でしょう．以上，救急外来での泣き続ける子どもへのアプローチの仕方を図2にまとめておきます．

〈症例2〉
　患児：生後7週の女児．夜中22時頃に疲れきった顔の若い母親に連れられ救急外来を受診した．「ここ1週間，毎晩毎晩，4時間ほど泣きやまなくて困っています…病気でしょうか？」と母親は心配そうであった．診察時はすやすや眠っており，バイタルサインも安定．出生や成長過程にも問題なく，哺乳も良好で体重も順調に増えているという．身体所見も問題なく尿検査も異常なし．「乳児疝痛(colic)でしょうね．問題ないですよ」と説明したが，母親は「大丈夫と言われても…」と疲れきった様子であった．

6. 乳児疝痛(colic)とは？

　乳児疝痛(colic)とは，「たそがれ泣き」「夕暮れ泣き」とも呼ばれています．生後2週～4カ月の乳児が，夕暮れ時から過剰に泣き続け，昔から多くの母親がこの啼泣に悩まされてきました．この悩ましき乳児疝痛は8～40%に認められ，泣き方には個人差はありますが，午後3時から午後11時がピークのことが多く，過度の啼泣が1日に3時間以上，週に3日以上，3週以上続くもの（「3-3-3ルール」）と定義されています．乳児は甲高い声で

> ① swaddling 布でくるむ
> ② side/stomach positioning 横向き/親が抱く
> ③ shushing しーっと言う
> ④ swinging 揺らす
> ⑤ sucking おしゃぶりを吸わせる

表4 泣きやませるためのコツ「5S」

泣きながら，顔面を紅潮させ，眉間にしわを寄せ，体をまるめ，歯を食いしばる姿から，当初は胃食道逆流やミルクアレルギーといった消化管の問題（ギリシャ語の kolikos が由来）と考えられていました．しかし，Karp は「消化管の問題だけの可能性は低く，そのうち胃食道逆流はたった2～4％，ミルクアレルギーは10～15％に過ぎない」と報告しています．その他，さまざまな説がありますが，はっきりとした原因は不明です．乳児啼泣は医学的には特に処置は不要であり，安心してかまいません．一般的に病歴や身体診察上で異常なく，ミルクの飲みも良く体重増加も認められる場合で，週～月の期間で生じている啼泣発作は乳児疝痛と判断してよいでしょう（除外診断であることを忘れないでください）．

7. 泣いている乳児のあやし方

Karp は「通常分娩であれば2～3週から3カ月の間は本来は子宮内に滞在すべき期間であり，子宮内の環境が突然剥奪されたために，泣き出すことが乳児啼泣である」と提唱し，子宮内の環境を再現することが泣き続ける乳児に役立つとしています．実際には表4の「5S」のように子どもをあやすと，子宮内の環境が再現され泣きやみやすいと指導しており，乳児啼泣に悩む母親にアドバイスしてみてはいかがでしょうか？[7]

8. お母さんにも気配りを

では，乳児疝痛のように身体的な問題がない場合は，子どもが泣き続けていても問題ないのでしょうか？ 実はそうではありません．実際46～87％の母親が，泣き続けるわが子に疲労を感じているとのデータがあり，この疲労の程度は子どもの泣く回数や時間に相関していきます．これらは産後うつや虐待の危険因子と言われており，実際に5.6％の母親が，泣くわが子に口をおおったり，叩いたり，揺さぶったりといった虐待めいた行動を一度は経験しているとの報告もあります[8]．救急外来では子どもたちだけでなく，泣く子に疲れている母親にも愛の手を差し伸べ配慮することが，救急医としてとても大事なこととなってきます．実際に母親への説明として，乳児疝痛は体重が増えていれば基本的に健康であり，啼泣発作はずっと続くわけではないことを強調し不安を取りのぞいてあげるこ

1. 10秒数えて深呼吸
2. 攻撃的でない方法で怒りを表現する
3. 運動して気分転換
4. 怒る前にしゃべる内容を考えて伝える
5. 解決方法を模索する
6. 伝えるときに「私は…」とつける
7. 恨みをもたない
8. ユーモアを用いて笑いに変える
9. リラックスする方法を身につける
10. 周囲に助けを求める

表5　Anger management　10ヵ条

とが大切です．また，泣きわめくのは親の子育てが悪いというわけではないことも同時に伝え，大変な子育てを頑張っている母親に共感するのもよいでしょう．子どもが泣くことでイライラしてしまう危険性の高い母親へは，怒りをコントロールするヒントとして表5のようなanger managementを参考にアドバイスしてもよいかもしれません．

参考文献

1) Freedman SB, Al-Harthy N, Thull-Freedman J：The crying infant：diagnostic testing and frequency of serious underlying disease. *Pediatrics* 2009；**123**：841-848
2) Wiesenfeld AR, Malatesta CZ, DeLoach LL：Differential parental response to familiar and unfamiliar infant distress signals. *Infant Behavior and Development* 1981；**4**：281-295
3) Gormally SM, Barr RG：Of clinical pies and clinical cues：proposal for a clinical approach to complaints of early crying and colic. *Ambulatory Child Health* 1997；**3**：137-153
4) Poole SR：The infant with acute, unexplained, excessive crying. *Pediatrics* 1991；**88**：450-455
5) Herman M, Le A：The crying infant. *Emerg Med Clin North Am* 2007；**25**：1137-1159
6) Barton DJ, Sloan GM, Nichter LS et al：Hair-thread tourniquet syndrome. *Pediatrics* 1988；**82**：925-928
7) Karp H：The happiest baby on the block. Bantam Dell, New York, 2002
8) Reijneveld SA, van der Wal MF, Brugman E et al：Infant crying and abuse. *Lancet* 2004；**364**：1340-1342
9) http://reference.medscape.com/features/slideshow/irritable-child

I. 内因系

5 腹痛を訴える小児患者への対応
危険な原因をトリアージする

久我修二 [医療法人慈恵会 西田病院 小児科]
Shuji Kuga

> **Key Note**
> - 病歴聴取と身体診察にこだわる.
> - 除外すべき原因を見逃さない.
> - アルゴリズムを用いて鑑別する.
> - 確定診断にこだわらない.

はじめに

「腹痛を訴えることができる小児」とは何歳からを指すのでしょうか？ 腹痛があっても「ここ,イタイ」と訴えることができない新生児.「ポンポン痛い？」と聞くと「うん」と答え,「ポンポン痛くない？」と聞くと「うん」とやはり答える3歳児. 頭が痛くて咳が出て,のどが痛くて,おなかが痛いと訴える5歳児. 何を尋ねても「ビミョウ」としか答えない中学男子. どれも小児科医が対応している腹痛です. このような腹痛にすごく興味がある方は,ぜひ小児科医を目指して一緒にがんばりましょう.「ビミョウ」と感じた方は引き続きお付き合いください. 本稿では勝手ながら,下記の条件設定を行ったうえで解説を進めていきたいと思います.

①非小児科医が対象
②救急外来で腹痛を訴える小児患者に対応する場面
③小児科医にコンサルトできる環境

1. キホンは病歴聴取と身体所見

〈症例1〉
　患児：生来健康な5歳男児．嘔吐と腹痛を主訴に受診．体温37.5℃．
　救急医A：虫垂炎は見逃せない，とりあえず点滴と採血，腹部レントゲンはやっておこう，腹部エコーは自信がないから，念のため腹部造影CTまで施行して虫垂炎の除外をやっておくほうが良いな．

「とりあえず」「念のために」，その前にやるべきこと

　腹痛に限らず，どんな主訴でも病歴聴取と身体診察にこだわる姿勢が基本です．小児の場合，検査に要する労力（人手の確保や鎮静の必要性）や放射線被曝，本人の精神的肉体的な苦痛を考慮すると，「とりあえず」「念のために」すぐ検査というわけにはいきません．まず病歴聴取と身体診察から，目の前の患者が疾患（症例では虫垂炎）を持つ可能性がどれほどか出発点の確率（検査前確率）を見積もる必要があります[1]．その際，役に立つのが尤度比（likelihood ratio：LR）です．検査だけでなく病歴や身体診察に関する疾患別の尤度比が報告されており，それをまとめた教科書が出版されていますのでぜひ参照ください[1~4]．
　陽性尤度比（LR＋）：高値であるほど疾患の確率が高く確定診断に役立つ
　陰性尤度比（LR－）：低値であるほど疾患の確率が低く除外診断に役立つ

　すべての尤度比を暗記する必要はありません．おさえるべき病歴や身体所見を知り，どの程度診断に寄与するか大雑把に理解しておくだけで充分です．うまく利用すれば検査前確率の精度が高まり，不要な検査を減らすことが期待できます．また検査の位置づけは，予測する疾患の確認目的といった感じになるといいですね．ぜひ検査前確率を意識して病歴聴取と身体診察を実践してみてください．

2. 除外すべき原因を見逃さない

〈症例2〉
　患児：生来健康な1歳女児．嘔吐とひどい不機嫌を主訴に救急外来を受診．排便は軟便で明らかな血便なし．発熱なし．数日前に兄が胃腸炎に罹患．
　救急医B：血便なく，流行を考えるとウイルス性胃腸炎の可能性が高い．少量ずつ水分を摂取するよう指導して帰宅にしよう．
　（翌朝）かかりつけ医で腸重積と診断され整復したと報告あり．

　確かに頻度では胃腸炎の可能性がきわめて高いでしょう．10人中9人が胃腸炎と診断できたら正解率は9割，野球ならばスーパースターですが，救急外来では腸重積を見逃し

> **コラム**
>
> **身体診察のコツ：小児の腹部診察は難しい？**
>
> 　腹部診察のとき，乳幼児はベッドに寝かされるだけで大泣きします．大泣きすると所見がとれません．そんなとき，こんな姿勢で腹部診察をやってみてはいかがでしょう？　図1に示すように，親が小児を前向きに抱っこした状態で親に体を後方に反らしてもらうと，あまり泣かずに腹部の診察ができるかもしれません．
>
> 　すぐに触診せず，腹部膨満と手術痕（腸閉塞？）がないかの視診，続いて「モシモシだよー」と声をかけながら聴診，さらにおもちゃで気をそらせながら腹部腫瘤（腸重積？　腫瘍？）や圧痛（虫垂炎？）がないかすばやく触診，最後にズボン（おむつ）を脱がせて鼠径部（ヘルニア？）と陰部（精巣捻転？）を診察して終了．泣かせない工夫をあれこれ考えながら腹部診察を行いましょう．でもどんなに工夫しても泣く子は泣きますけどね．
>
> **図1　腹部所見をとる姿勢**
> ①母に小児を前向きに抱っこしてもらう．
> ②小児の服を上げてもらう．
> ③腹部の診察：視診→聴診→触診（打診）
> ④パンツ（おむつ）をさっと下げる．
> ⑤鼠径部と陰部の観察．

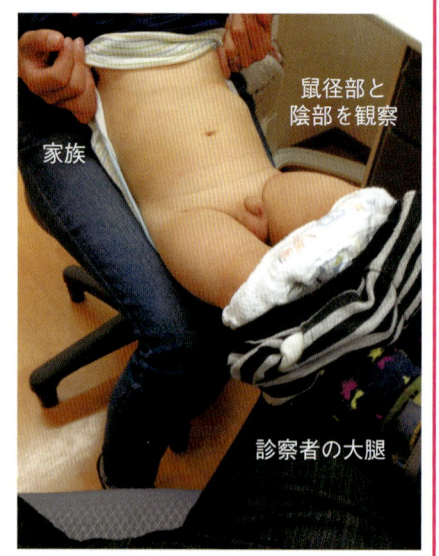

てしまう場合は選手交代が告げられます．救急外来では胃腸炎の正解率は低くても，除外すべき原因を見逃さない選手が求められます．そのためには救急外来で除外すべき腹痛に精通して，疾患の検査前確率を上げる（あるいは下げる）病歴聴取と身体診察にこだわってみましょう．救急外来で除外すべき原因とは，<u>手術適応があるor内科的緊急性が高いもの</u>と考えます．網羅的な解説は成書に譲り，ここでは除外すべき原因を12個に絞り解説を加えます．

☆腹痛をきたす腹腔内の原因：6個

①外傷

　出血性ショックや腹腔内臓器損傷から致死的な状況に陥ります．ぜひすべての年齢で外傷による腹痛を除外しましょう（本書「子どもの鈍的腹部外傷」を参照）．この際，必ず虐待の可能性を考慮しましょう．

②腸閉塞（腸軸捻転）

　2歳未満，特に新生児（生後28日未満）で胆汁性嘔吐と腹部膨満がある場合は，腸軸捻転に伴う腸閉塞を疑います．初期は胆汁性嘔吐がなく胃腸炎と鑑別が難しい場合がありま

す．いずれの原因であっても新生児や乳児が，頻回の嘔吐のため経口摂取困難で点滴が必要と判断する場合は，小児科コンサルトでよいと思います．

③腸重積

乳児の腹痛の代表です．初診時に腹痛（不機嫌），腹部腫瘤の触知，血便の古典的三徴候がそろうのは15％未満です．発症年齢は6カ月から3歳以下に好発します．男児に多く認めますが診断には寄与しません（LR＋ 1.2，LR− 0.7）．病歴聴取のポイントは2点：①15〜20分ごとに間欠的な啼泣や不機嫌を繰り返しているか？ ②全身状態が「良い」か「悪い」か？ 胃腸炎と比較して腸重積は間欠期であっても，ぐったりで不活発，傾眠傾向（意識障害）など，全身状態が悪い傾向にあります．血便は（LR＋ 1.9，LR− 0.2）[5]と比較的参考になりますが，初診時に血便を認めるのは約30〜40％，浣腸で血便を認めるのが80〜90％[6,7]です．腹部エコーにて診断を確定しますが，自信がない場合は病歴と身体所見，血便の有無から検査前確率が高いと判断すれば，小児科医にコンサルトしましょう．

④虫垂炎

小児の腹痛の代表であり，全年齢で除外すべき原因です．病歴聴取と身体診察の原則は成人とほとんど同じです．嘔吐に先行する痛み（LR＋ 2.8，LR− 0.0），心窩部から右下腹部へ移動痛（LR＋ 3.2），右下腹部痛（LR＋ 7.3〜8.5，LR− 0〜0.3），腹膜刺激症状を表す踵落とし試験（LR＋ 11.6，LR− 0.1）などが有用[4,7,8]です．また8つの項目を組み合わせたMANTREL（Alvarado）スコアは10点満点中7点以上で（LR＋ 3.8，LR− 0.4）[7]と参考になります（詳細は成書）．一方で5歳未満の虫垂炎は，全症例の5％未満と少ないものの51〜81％は診断時に穿孔していたと報告[9,10]があり，所見のとりづらさとの関連が疑われます．悩ましいときは小児科医へのコンサルトの閾値を下げてよいと思います．

⑤腸管出血性大腸菌感染症＋溶血性尿毒症症候群（HUS）

O−157：H7が70〜90％を占め，激しい腹痛と1〜2日後から血便を認めます．HUSは腸炎症状が落ち着く5〜6日目頃に発症します．下痢の先行を認める小児が嘔吐（約80％），高血圧（45％），無尿（50〜60％），中枢神経症状（20％）[4]など認める場合はHUSを疑い小児科医にコンサルトしましょう．

⑥子宮外妊娠

初経の始まった女児は妊娠可能な女性であり，下腹部痛と不正性器出血があれば疑います．病歴聴取と身体診察で除外が難しい場合は妊娠反応検査（尿中HCG）を考慮しましょう（LR＋ 61.0，LR− 0.0）．陽性であれば産婦人科にコンサルトしましょう．

☆腹痛をきたす腹腔外の原因：6個

〈症例3〉

患児：5歳，男児．嘔気と心窩部痛，傾眠傾向，活気の著明な低下を主訴に受診．5日前に咳と鼻水で上気道炎と前医で診断されていた．

研修医C：虫垂炎の可能性は否定できない．虫垂炎の初期症状を疑って経過をみよう．翌朝，画像検査にて確定診断をしよう．

→数時間後に母から児の様子がおかしいとコール，低血圧性ショック状態であり直ちに蘇生行為を開始，精査の結果，急性心筋炎と診断されICU管理となる．

腹部以外の原因であるにも関わらず，腹痛を訴えて受診する場合があります．遭遇機会が多いのは溶連菌感染症です．咽頭痛と腹痛を主訴によく受診します．抗生物質を投与すると腹痛も消失します．一方，症例のように腹痛を訴えて致死的な経過をたどる原因が存在します．中にはきわめてまれな原因を含みますが，下記の6つの鑑別疾患を想起できるようになりましょう．

①糖尿病ケトアシドーシス（DKA）

腹痛，悪心嘔吐を訴え虫垂炎を疑うような症状で受診することがあります．1型糖尿病の30〜40％の初期症状であり，治療が遅れると死亡に至る可能性があります．糖尿病患者が高血糖（>200 mg/dL）と代謝性アシドーシス（pH<7.3），ケトーシス（≧3 mmol/L）を認める場合に確定診断となります．腹痛以外に，口渇，多飲多尿，深く大きな（Kussmaul）呼吸，意識障害などあるときに疑います．現実的には脱水傾向や意識障害に対して迅速血糖を実施して，異常な高血糖に気づき，血液ガスでアシドーシスを認めDKAの診断に至る確率のほうが高いのかもしれません．

②鼠径ヘルニア嵌頓

全例パンツを脱がして観察する習慣があれば見逃しが防げます．パンツを脱がすか脱がさないか，それだけで勝負が決まります．嵌頓を疑う場合はすぐに外科医相談しましょう．

③急性精巣痛

鼠径部と一緒に陰部も観察しましょう．ここでは精巣捻転が除外すべき疾患であり，鑑別疾患が精巣上体炎と精巣垂捻転です．いずれも思春期に多く下腹部痛を訴えますが，陰部の痛みは隠していることがあるので注意が必要です．ちなみに精巣捻転は新生児期にも発症します．精巣捻転の特徴は，突然の激痛で発症し持続痛，精巣挙筋反射の消失（LR+ 7.9，LR− 0.0），精巣の圧痛（LR− 0.09）[4]があり，捻転の疑いが高い，あるいは除外できない場合は速やかに泌尿器科医へコンサルトしましょう．発症後8時間以内がゴールデン

タイムです．※思春期ですので，いきなりパンツを脱がそうとしないでください．

④尿路感染症（UTI）

　小学生になると下腹部痛（LR＋ 6.3）や背部痛（LR＋ 3.6），排尿時痛/頻尿（LR＋ 2.2），失禁（LR＋ 4.6）[11]があると疑う契機になります．一方，2歳未満では発熱や不機嫌，嘔吐など非特異的な症状で受診することが多く，尿路感染症の既往（LR＋ 2.3），発熱＞40℃（LR＋ 3.2），恥骨上部の圧痛（LR＋ 4.4），非割礼男児（LR＋ 2.8），感染源が未特定＋発熱＞39℃が48時間以上続く場合（LR＋ 4.0），他の感染源が特定＋39℃未満の場合（LR－ 0.4）などを参考[11]に疑いが高まれば尿検査を実施して確認しましょう．

⑤心筋炎・心外膜炎

　1～2週間前に先行するウイルス感染のあと発症する致死的疾患ですが，先行感染の時点では予測できません．呼吸困難や胸痛があれば鑑別に挙がるのですが，小児では腹痛など消化器症状を主訴に受診することがあるので注意が必要です．消化器症状に加えて，倦怠感や失神，バイタルサインの乱れや呼吸不全，循環不全などの徴候がある場合に鑑別しましょう．疑った場合は急変に備える準備をしながら関連各科にコンサルトを急ぎましょう．

⑥アレルギー性紫斑病

　全身性の血管炎により消化器症状（腹痛や嘔吐）で受診することがあります．典型的には両下肢中心に紫斑を伴っており診断は容易ですが，紫斑の出現前に腹痛のみで受診する場合は診断に苦慮します．緊急を要することは少なく救急外来で確定診断を行う必要はありません．まれに腸重積を合併（0.4～3.5％）[12,13]することがあり，その場合は注意が必要です．

3. アルゴリズムを用いたアプローチで鑑別する

　多岐にわたる腹痛の原因を効率良く鑑別するために，アルゴリズムを用いて系統的に評価することをオススメします（表1）[14]．評価を行う中で3つのポイントを意識する必要があります．

ポイント1：早期に治療が必要な重篤な病態を見極める
ポイント2：手術適応あるいは内科的緊急性がある原因を除外する
ポイント3：それ以外は最終的に帰宅できる状態か，入院あるいはコンサルトが必要か，最終的な転帰を決定する

	2歳未満	2〜5歳	6〜12歳	12歳以上
腹腔内	外傷(虐待) 虫垂炎 腸軸捻転 腸重積 EHEC＋HUS	外傷(虐待) 虫垂炎 腸重積 EHEC＋HUS	外傷(虐待) 虫垂炎 EHEC＋HUS	外傷(虐待) 虫垂炎 子宮外妊娠
腹腔外	尿路感染症 急性精巣痛 心筋炎・心外膜炎 鼠径ヘルニア嵌頓	尿路感染症 急性精巣痛 心筋炎・心外膜炎 鼠径ヘルニア嵌頓 HSP	尿路感染症 急性精巣痛 心筋炎・心外膜炎 DKA HSP	尿路感染症 急性精巣痛 心筋炎・心外膜炎 DKA

EHEC：Enterohemorrhagic Escherichia coli　　DKA：diabetic ketoacidosis
HUS：hemolytic uremic syndrome　　HSP：Henoch-Schönlein purpura

表1　小児の腹痛で除外すべき原因

アルゴリズムの解説(図2)

　まず最優先事項は，重篤な病態を早期発見・早期介入することです．第一印象と1次評価にて患者のABCが不安定であれば，アルゴリズムに入らず，すぐに人を集めて，酸素投与，モニター装着を行いながら必要な介入を実施する必要があります．ABCが安定した後，アルゴリズムに沿ってトリアージを進めます．まず腹痛を訴える小児患者は全例で外傷の有無を評価します．注意点は外傷の病歴を必ずしも得られないことがあり，特に乳幼児の虐待例は要注意です．次に手術適応や内科的緊急性が高い原因をトリアージするため，腹部膨満や手術の既往，腹膜刺激症状の有無を評価します．小児の腹部膨満や腹膜刺激症状の評価に自信がなければ判定保留として，アルゴリズムを進めてみましょう．次は腹部腫瘤の有無や圧痛部位を評価しながら鑑別疾患を絞ります．思春期(初潮開始後)の女児は子宮外妊娠などの婦人科疾患を鑑別に追加します．ひと通り診察を終えた後は，前述の除外すべき12個の疾患を想起して各疾患がしっかり除外できそうか，もう一度評価をしましょう．

4. 救急外来における基本方針

診断の正解率 < 除外すべき原因を見逃さない

〈症例4〉

　患児：11歳，女児．1時間前からの高熱と腹痛を主訴に受診．バイタルサインは正常範囲内で全身状態は良好，腹部所見は膨満や腹膜刺激症状はない．
　研修医D：虫垂炎や子宮外妊娠の可能性は低い．朝まで自宅で様子をみてよいだろう．
　(翌日)小児科の先輩医師よりインフルエンザであったと報告あり．

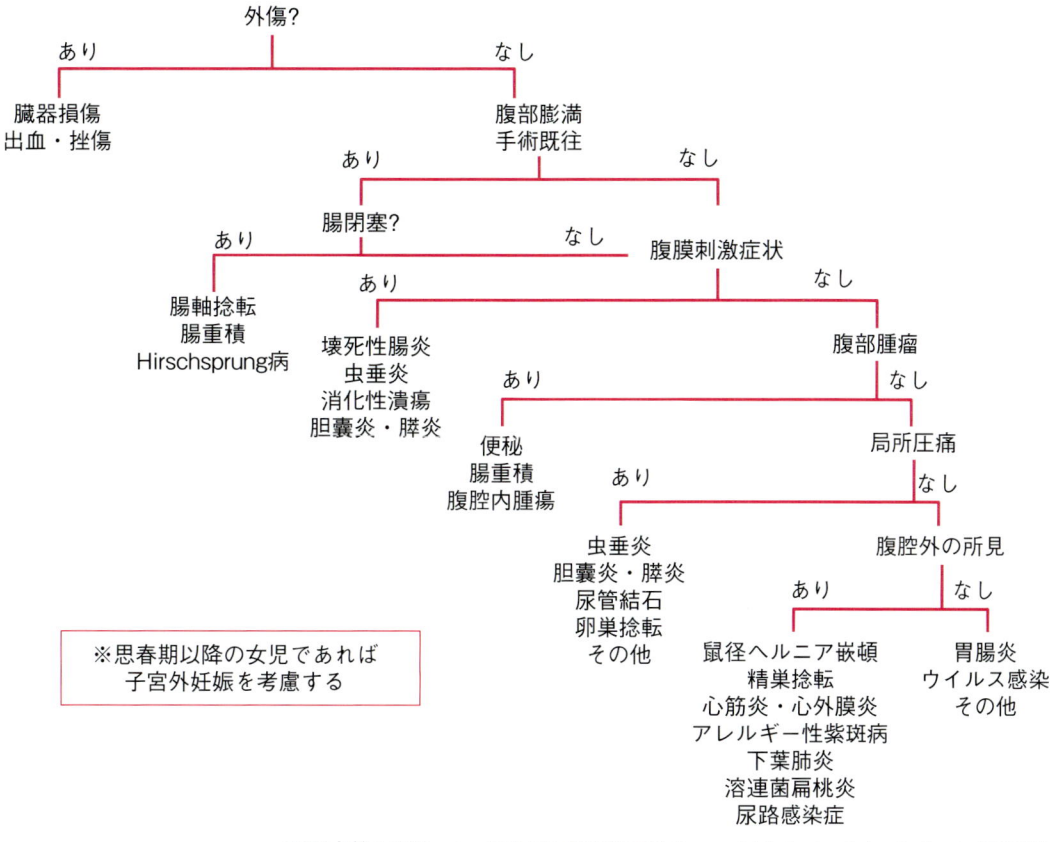

```
                            外傷?
                ┌────────────┴────────────┐
               あり                       なし
                │                         │
          臓器損傷                    腹部膨満
          出血・挫傷                  手術既往
                        ┌────────────┴────────────┐
                       あり                       なし
                        │                         │
                     腸閉塞?                  腹膜刺激症状
              ┌────────┴────────┐        ┌────────┴────────┐
             あり               なし      あり               なし
              │                  │        │                 │
          腸軸捻転          壊死性腸炎                      腹部腫瘤
          腸重積            虫垂炎                    ┌──────┴──────┐
          Hirschsprung病    消化性潰瘍                あり          なし
                            胆嚢炎・膵炎               │             │
                                              ┌──────┤         局所圧痛
                                             あり                ┌───┴───┐
                                              │                 あり    なし
                                            便秘                 │       │
                                            腸重積              虫垂炎  腹腔外の所見
                                            腹腔内腫瘍          胆嚢炎・膵炎  ┌───┴───┐
                                                               尿管結石      あり   なし
                                                               卵巣捻転       │      │
                                                               その他    鼠径ヘルニア嵌頓  胃腸炎
                                                                         精巣捻転       ウイルス感染
                                                                         心筋炎・心外膜炎 その他
                                                                         アレルギー性紫斑病
                                                                         下葉肺炎
                                                                         溶連菌扁桃炎
                                                                         尿路感染症
```

※思春期以降の女児であれば子宮外妊娠を考慮する

（引用文献14）Chapter49 PAIN-ABDOMEN Figure 49.1 Acute abdominal pain を改変

図2　小児の腹痛のアルゴリズム

　研修医Dの診療行為はまちがいだったのでしょうか？　救急外来から帰宅した患者が，後日インフルエンザや胃腸炎，溶連菌感染症などと診断されたとしても，患者のアウトカムには大きな影響は与えません．一方，除外すべき疾患を見逃すことは致命的な結果を招く事態に陥る可能性があります．決してcommon diseaseを軽視しろとは言いませんが，優先すべきことを見失わないことが本来の役割であり，基本方針であることを確認しておきましょう．家族との不毛なトラブルを避けるためには，自分の診療を家族に伝わる言葉で伝える努力があるとなお良いと思います．

おわりに

　救急外来における小児の腹痛では「患者のアウトカムを変えてしまう危険な原因をトリアージする」ことに執念を燃やしましょう．限られた時間で焦点を絞った病歴聴取と身体診察を実践するには除外すべき原因を想起することが役立ちます．除外すべき原因に挙げた心筋炎やDKAは一生のうち一度も遭遇しないかもしれませんが，有事に備える準備は救急医療の原則だと思います．せっかく学んだ知識です，同僚や後輩におしゃべりやレク

チャーを通して，知識のシェアをしてみてください．他人に伝えることであなたの記憶の定着が強化され，生きた知識になるはずです．そしてあるとき，「先輩のレクチャーのお陰で，心筋炎を発見して救命できました!!」なんて話があれば，こんな嬉しいことはありませんよね!!

引用文献

1) 野口善令，福原俊一：誰も教えてくれなかった診断学．医学書院，東京，2008
2) McGee S. R.：Evidence-Based Physical Diagnosis(2nd ed)．Saunders, Philadelphia, 2007
3) 竹本　毅(翻訳)：JAMA 版論理的診察の技術．日経 BP 社，東京，2010
4) 酒見英太(監修)：ジェネラリストのための内科診断リファレンス．医学書院，東京，2014
5) 井　清司：救急外来腹部診療スキルアップ．シービーアール，東京，2006
6) West KW, Stephens B, Vane DW et al：Intussusception：current management in infants and children. *Surgery* 1987；**102**：704
7) Yamamoto LG, Morita SY, Boychuk RB et al：Stool appearance in intussusception：assessing the value of the term"current jelly". *Am J Emerg Med* 1997；**15**：293
8) Lee SL, Stark R, Yaghoubian A et al：Dose age affect the outcomes and management of pediatric appendicitis? *J Pediatr Surg* 2011；**46**：2342-2345
9) Bundy DG, Byerley JS, Liles EA et al：Does this child have appendicitis? *JAMA* 2007；**298**：435-451
10) Schwartz KL, Gilad E, Sigalet D et al：Neonatal acute appendicitis：a proposed algorithm for timely diagnosis. *J Pediatr Surg* 2011；**46**：2060-2064
11) Shaikh N, Morone NE, Lopez J et al：Dose this child have a urinary tract infection? *JAMA* 2007；**298**：2895
12) Trapani S, Miheli A, Grisolia F et al：Henoch Schonlein purpura in childhood：epidemiological and clinical analysis of 150 cases over a 5-year period and review of literature. *Semin Arthritis Rheum* 2005；**35**：143
13) Chang WL, Yang YH, Lin YT et al：Gastrointestinal manifestations in Henoch-Schonlein purpura：a review of 261 patients. *Acta Paediatr* 2004；**93**：1427
14) Gary R. Fleisher, et al：Textbook of Pediatric Emergency Medicine 6th edition. Wolters Kluwer Lippincott Williams & Wikins, 2010

MEMO

I. 内因系

6 けいれんしている小児患者への初期対応
けいれんも ABC が大事

鉄原健一 [国立成育医療研究センター 救急診療科]
Kenichi Tetsuhara

> **Key Note**
> - けいれんの対応は，「ABCDE の評価/管理」と「けいれんを止めること」の 2 本柱．
> - 見た目のけいれんが止まっても頻脈が持続していれば，けいれん持続，sepsis を考慮する．
> - けいれんが止まったら原因検索を行う．
> - 原因検索ではルーチンで検査を行うのではなく，なぜ行うかを考え必要な検査を出す．
> - 単純型熱性けいれんでも，熱源検索を忘れない．

はじめに

　けいれんは救急車搬送される症状で最多（当院 2012 年：内因系疾患の約 8 割，全救急車搬送の約 5 割）です．けいれんを見た患者家族は衝撃を受け，不安や心配は大変なものです．一方で，明らかに具合の悪い患者が目の前にいる，不安そうな家族が見ている，静脈路確保が難しいなど，けいれんを目の当たりにした医師のストレスも大きいもので，けいれんが苦手な医師は多いと思います．そこで，けいれん中の患者の初期対応と，けいれんが止まった後に受診することが多い熱性けいれんの対応を中心に述べたいと思います．

〈症例 1〉
　3 歳女児のけいれんの搬送依頼．現在けいれん持続中とのこと．バイタルサインは呼吸数 36 回/分，SpO$_2$ 89％（室内気）→98％（酸素：リザーバーマスク 10 L/分），心拍数 180 回/分，収縮期血圧 110 mmHg，体温 39.0℃．

　こんな患者さんが搬送されてきた場合，どのような対応をしますか？

1. けいれん中の患者の初期対応

けいれんの対応は，「ABCDEの評価/管理」と「けいれんを止めること」の2本柱で行います．

1 ABCDEの評価/管理

重症小児患者の初期対応法についての基準を示しているPALS(Pediatric Advanced Life Support)[1]では，このようなとき以下のようなアプローチを推奨しています．まず患者に接触して数秒間で「第一印象」として全身状態(意識，呼吸，皮膚色)を評価します．本児はけいれん中ですので「第一印象」は「悪い」と判断されます．その介入として，人を集めること，酸素投与，モニター(心電図，パルスオキシメーター)装着を行います．次に一次評価(ABCDEアプローチ)です．下にそれぞれの項目について予測される状態と処置を記載しています．けいれんを止めようと静脈路確保に必死になって呼吸の評価をせずに，呼吸の悪化を見逃すというのは避けたいところです．

A(気道)：気道閉塞(舌根沈下，分泌物，吐物)
　→吸引，気道確保(肩枕．必要あれば下顎挙上，口咽頭・鼻咽頭エアウェイ，気管挿管)
B(呼吸)：誤嚥，低換気(呼吸調節障害)
　→酸素投与，必要あればバッグバルブマスクで用手換気
C(循環)：頻脈，高血圧(交感神経刺激による)
　→モニタリング，血管路確保(末梢路確保困難なら骨髄路確保を検討)
D(神経)：意識障害，けいれん，瞳孔散大・対光反射消失
　→抗けいれん薬検討(後述 2 けいれんを止めるを参照)
E(体温と外表所見)：発熱(髄膜炎・脳炎考慮)
　→解熱薬，冷却検討

---

2 けいれんを止める

けいれんが続いているかの判断として，意識，筋緊張亢進，頻脈，瞳孔散大・対光反射消失の4点に注目します．もちろん，これらだけで判断できないけいれんもありますので，意識障害が遷延する場合などは専門医にコンサルトが必要です．けいれんが5分以上持続する場合は抗けいれん薬を投与します．当院での抗けいれん薬の投与アルゴリズムを示します(図1)．

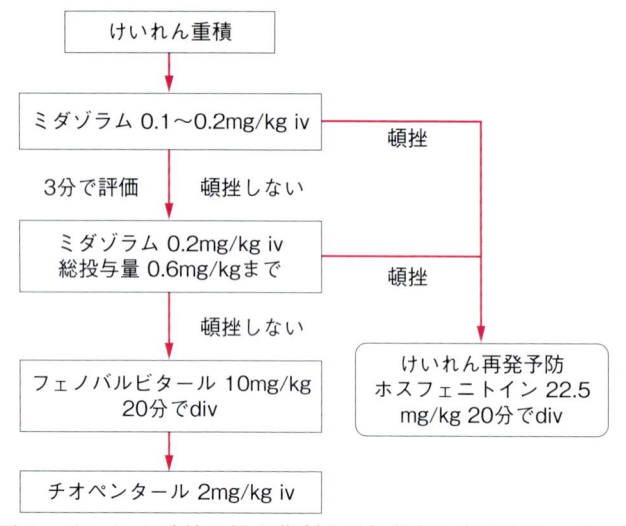

```
            ┌─────────────┐
            │ けいれん重積 │
            └──────┬──────┘
                   ↓
         ┌──────────────────────┐       頓挫
         │ ミダゾラム 0.1〜0.2mg/kg iv │────────┐
         └──────────┬───────────┘        │
         3分で評価  │ 頓挫しない          │
                   ↓                     │
         ┌──────────────────────┐        │
         │ ミダゾラム 0.2mg/kg iv │       │
         │ 総投与量 0.6mg/kgまで  │──────┤ 頓挫
         └──────────┬───────────┘        │
                   │ 頓挫しない           ↓
                   ↓              ┌──────────────────┐
         ┌──────────────────────┐ │ けいれん再発予防    │
         │ フェノバルビタール 10mg/kg │ │ ホスフェニトイン 22.5│
         │ 20分でdiv             │ │ mg/kg 20分でdiv   │
         └──────────┬───────────┘ └──────────────────┘
                   ↓
         ┌──────────────────────┐
         │ チオペンタール 2mg/kg iv │
         └──────────────────────┘
```

図1　けいれん重積の管理指針（国立成育医療研究センター）

①けいれん頓挫目的の第一選択はミダゾラム
- ミダゾラム（ドルミカム®）：10 mg/2 mL/A の薬剤を5倍希釈で使用（10 mg/10 mL）
- 0.1〜0.2 mg/kg（0.1〜0.2 mL/kg）を緩徐に iv.
- 2〜3分で効果発現→投与後数分で頓挫しなければ 0.2 mg/kg を追加投与
- さらに数分後に頓挫しなければ 0.2 mg/kg を追加
- 最大量 0.6 mg/kg

②①でけいれん頓挫を確認後，複雑型では再発予防としてホスフェニトイン（あるいはフェニトイン）を使用
- ホスフェニトイン（ホストイン®）：750 mg/10 mL/V
  ホスフェニトイン原液 22.5 mg/kg（原液 0.3 mL/kg）と生理食塩水を合わせて 20 mL とする
- フェニトイン（アレビアチン®）：250 mg/5 mL/V
  フェニトイン原液 20 mg/kg（原液 0.4 mL/kg）と生理食塩水を合わせて 20 mL とする
- いずれかの希釈液を心電図モニター下に 20 分かけて投与
- 効果発現までに約 30 分を要する"再発予防薬"

③①でけいれん頓挫が得られない場合にはフェノバルビタールを使用
- フェノバルビタール（ノーベルバール®）：250 mg/5 mL/A
- 10 mg/kg（0.2 mL/kg）を生理食塩水で計 20 mL に希釈
- 60 mL/h の速度で 20 分かけて div.
- 呼吸循環抑制に注意する

④③でさらに頓挫しない，もしくは意識回復前にけいれん発作が群発する場合にはチオペンタールを使用

- チオペンタール（ラボナール®）：300 mg/12 mL/A（25 mg/mL）
- 2 mg/kg（0.08 mL/kg）を緩徐に iv.
- けいれん発作が頓挫するまで同量を追加
- ほぼ全例でけいれん発作は頓挫するが，高率に呼吸循環抑制をきたし気道確保が必要になるので輸液負荷（循環補助）および気管挿管の準備をしておく．

静脈路確保がすぐにできない場合はミダゾラム 0.2 mg/kg 点鼻，0.2 mg/kg 頬粘膜投与，0.2 mg/kg 筋注というオプションもあります．

〈再評価と呼吸・循環のサポート〉

介入時は再評価が必要です．再評価は前述の ABCDE アプローチで行います．

抗けいれん薬使用時は特に呼吸障害，循環障害の出現に注意する必要があります．対応は前出の ① ABCDE の評価/管理の表のとおりです．

気管挿管のタイミングは，けいれん中・けいれん頓挫後にかかわらず，用手気道確保・エアウェイで改善しない上気道閉塞，無呼吸，徐呼吸，酸素化不良，換気不良，ショックなどです．けいれん頓挫後に遷延する意識障害も含まれます．気管挿管時に筋弛緩薬を使用する場合は，筋緊張亢進がわからなくなるので，頻脈・瞳孔所見・脳波でけいれんの出現をモニタリングします．

抗けいれん薬による循環障害が生じた際には輸液負荷が必要となることもあります．

〈参考〉

ミダゾラム 0.2 mg/kg 点鼻（投与からけいれんを止めるまで平均 3.58 分）はジアゼパム 0.2 mg/kg 静注（同：2.94 分）と効果に有意差なし[4]．ミダゾラム 0.2 mg/kg 筋注（投与からけいれんを止めるまで平均 3.1 分）[5]・0.2 mg/kg 頬粘膜投与（投与からけいれんを止めるまで 3 分以内であった例が 82%）[6]はジアゼパム 0.3 mg/kg 静注より，治療開始からけいれんを止めるまでの時間は早く，けいれんを止める率には有意差がなかった．その他，静注以外のミダゾラム投与とジアゼパムを比較したレビューがあるので参考にしてください[7]．

2. 原因検索

PALS では，この次に二次評価（病歴と焦点を絞った身体診察）と診断的検査に進むことを推奨しています．もちろん ABCDE の評価/管理とけいれんを止めることが優先ですが，けいれんが止まらない場合に治療可能な原因（低ナトリウム血症，低血糖など）を検索することが必要です．けいれんの原因の鑑別疾患を表1，けいれん以外の発作性疾患を表2に

感染症	髄膜炎,脳炎,脳膿瘍,寄生虫,梅毒
薬剤	抗けいれん薬,血糖降下薬,交感神経作用薬,三環系抗うつ薬,リチウム,イソニアジド,メチルキサンチン,局所麻酔
中毒	一酸化炭素,コカイン,重金属(鉛),農薬(有機リン酸エステル),銀杏
中枢神経疾患	脳症(肝性,高血圧性など),脳変性疾患,低酸素性虚血性障害,脳血管障害,脳腫瘍
電解質異常	低カルシウム血症,低マグネシウム血症,低ナトリウム血症
代謝異常	低酸素,高二酸化炭素血症,高浸透圧,低血糖,先天性代謝異常,尿毒症,肝不全,ピリドキシン欠損症
内分泌疾患	Addison病,甲状腺機能亢進症・低下症
産科疾患	子癇
外傷	脳挫傷,びまん性軸索損傷,頭蓋内出血
先天異常	
その他	軽症胃腸炎関連けいれん,抗けいれん薬の血中濃度低下(怠薬など),離脱(ベンゾジアゼピン,アルコール)

表1 けいれんの原因の鑑別疾患　　　　　　　　　　　　　　　　(文献2)より改変)

偽発作	
頭部外傷	意識消失,外傷後発作
失神(最多)	心原性(不整脈,先天性心疾患など),起立性(脱水,出血など),迷走神経反射
睡眠障害	悪夢,夜驚症,ナルコレプシー,睡眠時無呼吸,夢遊病
偏頭痛	
運動障害	発作性舞踏病アテトーゼ,チック,良性ミオクローヌス
精神障害	白昼夢,ADHD,パニック発作
消化管障害	胃食道逆流,腹部偏頭痛,周期性嘔吐症
憤怒けいれん	
ALTE(乳幼児突発性危急事態)	

表2 けいれん以外の発作性疾患　　　　　　　　　　　　　　　　(文献2)より改変)

示します.けいれんはまず,発熱があるかどうかに分けて考えます.有熱時けいれんでは,けいれんが止まってみえた後に頻脈が続いていることがあり,けいれんが持続しているのか,sepsisなのかの鑑別が必要になることがあります.

　致命的な疾患は,熱性けいれん以外すべてですが,特に有熱時けいれんでは髄膜炎,脳炎,無熱性けいれんでは頭蓋内損傷を念頭に置きます.頻度が高いものとしては,有熱時けいれんでは熱性けいれん,無熱性けいれんでは抗けいれん薬の血中濃度低下(怠薬など),低血糖,軽症胃腸炎関連けいれんがあります.

1 病歴

- けいれんの前のイベント(外傷，薬物・毒物摂取，発熱，頭痛，食欲低下，嘔吐，下痢など)，前兆，意識消失，舌咬傷，失禁
- けいれんの様式：全身か部分か，左右差，持続時間，眼球偏位，けいれん後の行動
- 発熱があれば熱源を探す病歴といつからの発熱か
- 薬剤歴：抗けいれん薬の開始/中止/投与量の変更(投与中の場合)，けいれんの原因となる薬剤の使用歴
- 既往歴：てんかん，けいれん，神経学的異常，発達，手術歴(脳室シャント)
- 家族歴：てんかん，熱性けいれん
- 予防接種歴：肺炎球菌，Hib，DPT，MR は熱性けいれんの発症率を上げる

2 身体所見

- バイタルサイン(体温含む)
- 外傷(けいれんの前か後か．前なら外傷によるけいれん，後ならけいれんによって外傷を生じた可能性がある)
- 頭部：大泉門膨隆，外傷，瞳孔(形，径，反射)，眼底，鼓膜内血腫，脳室シャント，舌咬傷
- 頸部：髄膜刺激徴候．外傷が疑われる場合頸椎保護．
    → 髄膜刺激徴候：細菌性髄膜炎の 60〜80％に生じる．生後 12〜18 カ月未満ではわかりにくい．
- 神経学的所見：瞳孔，非対称運動，異常肢位
- 皮膚所見：発疹，先天性皮膚病変(神経線維腫症のカフェオレ斑など)
- 肝，腎，内分泌異常を示す徴候
- トキシドローム(中毒を疑う身体所見)：特に心拍数，血圧，瞳孔径，発汗，皮膚紅潮，チアノーゼ

表 3 に髄膜炎の症状と身体所見の特性を示します．症状は非特異的で，単一で陰性尤度比が低い病歴・身体所見はなく，総合的に，慎重に髄膜炎の可能性を検討する必要があります．肺炎球菌ワクチン，Hib ワクチン接種は髄膜炎の可能性を下げるので聴取を忘れないようにしましょう．

3 検査

単純型熱性けいれんと考えられる場合にはルーチンでの検査は不要です．ただし，熱源検索としての検査は必要であれば行います．単純型熱性けいれん以外の有熱時けいれんや無熱性けいれんでは以下のような検査を検討します．重要なことは，けいれん時にルーチンで検査を行うのではなく，なぜ行うかを考え必要な検査を出すようにすることです．例

症状	感度(%)	特異度(%)	陽性尤度比	陰性尤度比
熱性けいれんの年齢に見合わない年齢でのけいれん	32	93	4.4	0.73
食欲低下	52	70	2.0	0.66
易刺激性	82	34	1.3	0.52
身体所見				
点状出血	6	100	37	0.94
黄疸	6	99	5.9	0.95
項部硬直	51	89	4.0	0.56
大泉門膨隆	36	90	3.5	0.74
Kernig徴候	53	85	3.5	0.56
Brudzinski徴候	66	74	2.5	0.46
緊張亢進	59	82	3.2	0.50
発熱>40℃	19	93	2.9	0.81
複雑型けいれん	27	82	2.0	0.86
傾眠	40	79	1.9	0.58
異常な泣き方	84	52	1.8	0.30
易刺激性/興奮	37	79	1.6	0.77
複数回けいれん	65	57	1.5	0.62

表3 髄膜炎の症状と身体所見の特性 (文献8)Table 3を改変)

えば，抗けいれん薬で頓挫しない，嘔吐・下痢が激しい，基礎疾患に肝・腎・内分泌・腫瘍疾患がある，電解質異常をきたしうる薬剤の使用がある場合などに電解質の検査を行います．

・迅速血糖
・血液検査：血算(分画)，電解質(ナトリウム，カルシウム，マグネシウム)，BUN，クレアチニン，CK，血液ガス，抗けいれん薬血中濃度
・血液培養・尿培養(熱源検索として)
・乳酸，アンモニア，肝機能検査(代謝疾患を疑うとき)
・髄液検査の適応
　　→髄膜炎や中枢神経感染症を疑う症状・徴候がある場合
　　→6～12カ月の乳児でHib・肺炎球菌ワクチン未接種/接種歴不明の場合
　　→先行抗菌薬投与がされている場合
　　→発熱から24時間以降にけいれんが出現した場合
　　→その他病歴や身体所見から中枢神経感染症を疑う場合
　　→有熱時けいれん重積
　　→代謝疾患疑い(乳酸，ピルビン酸，アミノ酸)
・血清アミノ酸分析，尿中有機酸分析(代謝疾患を疑うとき)

年齢	主な起因菌	empiric therapy
1カ月未満	・B群溶連菌 ・大腸菌 ・リステリア	アンピシリン ＋ セフォタキシム
3カ月～ 2歳未満	・肺炎球菌 ・インフルエンザ桿菌 ・B群溶連菌 ・大腸菌	バンコマイシン ＋ セフォタキシム
2歳以上	・肺炎球菌 ・インフルエンザ桿菌	

表4　髄膜炎を考慮した際のempiric therapy

- 薬物スクリーニング（薬物中毒を疑うとき）
- 頭部CT（MRI）：頭蓋内圧亢進の徴候，部分発作・局所神経学的異常所見が持続，頭部外傷，けいれん持続，全身状態不良の場合
- 脳波：発作直後は多くの場合異常となり急性期ではあまり適応はない．脳炎・脳症の診断やけいれん後の意識障害が発作後状態（postictal period）か発作持続（神経細胞の周期的な異常興奮が持続：非けいれん性てんかん重積）しているかの鑑別に有用．

3. 有熱時けいれん重積の診療の流れ

　有熱時けいれん重積の診療の流れの一例です．ABCDEの評価/管理を行いながら静脈路確保を行います．静脈路確保の際に血液培養2セットを採取します．抗けいれん薬を用いけいれんを止めた（前述2を参照）後，ホスフェニトイン（あるいはフェニトイン）を開始しつつ尿培養検体を採取し，抗菌薬投与（表4, 5）を行い，その後髄液検査（必要があれば髄液検査の前に頭部CT撮影）を行います．その間ABCDEの評価を繰り返し，必要であればそれぞれのサポート（気道確保，輸液のボーラス投与，解熱薬投与など）を行います．

〈症例2〉
　1歳8カ月男児のけいれんの搬送依頼．救急隊現着時けいれんは止まっており意識清明であった．
　来院時，呼吸数36回/分，SpO_2 98％（室内気），心拍数166回/分，体温38.9℃で意識清明であった．
　現病歴：来院3日前より鼻汁があり，来院前日夕方より発熱．来院当日1時に入眠中に全身強直間代性けいれんが2分間あり救急要請．
　既往歴：けいれんなし

	1回投与量	≦日齢7	≧日齢8
アンピシリン	75〜100 mg/kg/dose	8時間ごと	6時間ごと
セフォタキシム	75 mg/kg/dose	8時間ごと	6時間ごと
バンコマイシン	15 mg/kg/dose		6時間ごと

表5 髄膜炎に対する抗菌薬投与量

成長・発達：異常の指摘なし
予防接種：Hib 3回，肺炎球菌4回
家族歴：熱性けいれんなし，てんかんなし
身体所見：咽頭発赤あり，項部硬直なし，Kernig徴候なし，神経学的所見異常なし

けいれんの救急搬送では，このようにけいれんがすでに止まった症例が多く，その最多の原因が熱性けいれんです．以下では熱性けいれんについて述べます．

1. 熱性けいれんについて

熱性けいれんとは，通常38℃以上の発熱に伴って乳幼児期(生後6カ月から6歳)に生ずる発作性疾患(けいれん，非けいれん性発作を含む)で，中枢神経感染症，代謝異常，その他明らかな発作の原因疾患(異常)のないものを言います[9]．つまり，除外診断です．有病率は7〜8％と言われています[9]．熱性けいれんは単純型と複雑型に分かれます．①持続時間15分以内，②全身性(左右差がない)，③24時間以内に再発がない，という3項目すべてを満たすものが単純型，1つでも満たさないものを複雑型と言います[2]．熱性けいれんではけいれんそのものだけでなく，熱源検索への配慮も忘れないようにしてください．

2. 再発，てんかんの発症について

家族にとっては，今後再発するかどうか，てんかんに移行するのではないかという心配があるため説明が必要となります．再発率は約30％で，再発は約70％が1年以内と言われています．また，再発のリスクとして，1歳未満での発症，より低い体温でのけいれん，発熱からけいれんまでの時間が短い，熱性けいれんの家族歴があります．てんかんの発症は5％以下で，てんかん発症のリスクとして，けいれん前の発達異常，無熱性けいれんの家族歴，初回けいれんが複雑型，があります．熱性けいれんの指導ガイドライン[9]では以下のように再発とてんかんの要注意因子を記載しています．

〈要注意因子〉
- 熱性けいれん再発に関する要注意因子(Fs因子)
  ① 1歳未満の熱性けいれん発症
  ② 両親または片親の熱性けいれんの既往
  ※いずれも熱性けいれんの再発率は約50％に達する(同胞の熱性けいれんの既往が発端者の熱性けいれん再発に与える影響については見解の一致をみない).
- てんかん発症に関する要注意因子(Ep因子)
  ① 熱性けいれん発症前の明らかな神経学的異常もしくは発達遅滞
  ② 非定型発作(ⅰ：部分発作，ⅱ：発作の持続が15〜20分以上，ⅲ：24時間以内の繰り返し，のいずれか1つ以上)
  ③ 両親・同胞におけるてんかんの家族歴
  ※7歳までにてんかんを発症する確率は，上記の因子がない場合(熱性けいれん患児全体の60％が該当)1％，1因子のみ陽性の場合(34％)2％，2〜3因子陽性の場合(6％)10％である．

○入院適応

　入院適応は施設によります．例として，有熱時けいれんであれば単純型熱性けいれん以外は入院を検討します．無熱性けいれんであれば既知のてんかんではない場合は入院を検討しますが，身体所見，一般的な血液検査，頭部CTで明らかな異常がない場合は帰宅し，外来でフォローアップすることもオプションとなります．

○帰宅時の保護者への説明

①単純型熱性けいれん
- 上記の熱性けいれんの特徴を説明
- けいれんが起きたときの対応(臥位・側臥位にする，けいれんの持続時間を測る，けいれんを観察する(強直・間代などの様式，左右差，眼球偏位))を指導

②無熱性けいれん
- 発作時は熱性けいれんと同様に対応
- 可能であれば診断につなげるため動画を残してもらう
- 覚醒中に生じたけいれんであれば，自転車の運転，水泳などけいれんが生じた際に大きな外傷を生じる可能性がある活動は避け，専門医と相談するよう指導

〈参考：軽症胃腸炎関連けいれん〉
- 6カ月〜3歳の乳幼児に好発する(1歳が最多)

- 嘔吐，下痢といった胃腸炎症状を伴うが，脱水は軽度で点滴を必要としない程度
- ノロウイルスやロタウイルスが原因となることが多い
- けいれんは短時間の全身性強直間代性けいれんが多い
- 群発する傾向があり，少なくとも1回は無熱性
- 発作間欠期の意識は清明で神経学的所見は正常
- 精神運動発達は正常
- 薬剤
    →カルバマゼピン（経口もしくは胃管）5 mg/kg/回/日を単回あるいは下痢が治癒するまで投与
    →フェノバルビタール（挿肛）初回10〜15 mg/kg 必要に応じて2 mg/kg/回を12時間ごとに1〜2日間追加投与
    →ホスフェニトイン22.5 mg/kg（原液0.3 mL/kgと生理食塩水を合わせて20 mL）を20分かけて投与

引用文献

1) PALSプロバイダーマニュアル AHAガイドライン2010準拠．シナジー，東京，2013
2) Fleisher GR, Ludwig S：Textbook of Pediatric Emergency Medicine, 6th edition. Lippincott Williams & Wilkins, 2010
3) 清水直樹，上村克徳，井上信明ほか：トロント小児病院救急マニュアル．メディカルサイエンスインターナショナル，東京，2010
4) Mahmoudian T, Zadeh MM：Comparison of intranasal midazolam with intravenous diazepam for treating acute seizures in children. *Epilepsy Behav* 2004；**5**：253-255
5) Chamberlain JM, Altieri MA, Futterman C et al：A prospective, randomized study comparing intramuscular midazolam with intravenous diazepam for the treatment of seizures in children. *Pediatr Emerg Care* 1997；**13**：92-94
6) Talukdar B, Chakrabarty B：Efficacy of buccal midazolam compared to intravenous diazepam in controlling convulsions in children：a randomized controlled trial. *Brain Dev* 2009；**31**：744-749
7) McMullan J, Sasson C, Pancioli A et al：Midazolam versus diazepam for the treatment of status epilepticus in children and young adults：a meta-analysis. *Acad Emerg Med* 2010；**17**：575-582
8) Curtis S, Stobart K, Vandermeer B et al：Clinical features suggestive of meningitis in children：a systematic review of prospective data. *Pediatrics* 2010；**126**：952-960
9) 熱性けいれんの指導ガイドライン．小児科臨床 1996；**49**：207

MEMO

061 6 けいれん

I．内因系

7 小児救急で診る皮疹
隠れたまれな致死的疾患を見逃さない

朱田博聖 ［東京都立小児総合医療センター　救命救急科］
Hiromasa Akada

> **Key Note**
> - 小児の皮疹を呈する疾患は軽症で原因が不明であることが多い．
> - しかし致死的疾患も含まれるため，見逃してはいけない．
> - 紫斑を呈する児は致死的疾患を有する可能性がある．

はじめに

　成人と同様，多くの皮疹を主訴とする疾患は緊急性が高くありません．そして，小児の皮疹に関しては診断がつかないことも珍しくありません．その中で私たちERで働く医師が普段の診療において，まれだが危険な皮膚疾患に対して，どのようなアプローチをすることで見逃しを少なくしていくか検討したいと思います．また，皮疹を呈する疾患には致死的ではなくても公衆衛生上注意すべき疾患が含まれており，そのような疾患に対しても触れたいと思います．さっそく症例提示です．

1. 症例提示1

患児：4歳2カ月，男児
主訴：皮疹，呼吸困難
現病歴：もともと食物アレルギーがあると指摘されており，完全除去食を食べていた子．4歳のときに幼稚園でシチューを食べてしまったときにも，皮疹ができた既往あり．その後も度々誤食しそのときの当番医にかかっていた．最終は約1年前．
　本日給食で誤ってシチューを食べてしまった(パンプキンポタージュ)．20分後から全身の発赤，呼吸困難出現したため救急車要請し来院となった．

既往歴：喘息，食物アレルギー，アトピー性皮膚炎
家族歴：両親アトピー性皮膚炎
内服：アンテベート®，プロトピック®(顔面)，ヒルドイド®，インタール®，アレロック®
予防接種：すべて終了している
アレルギー：卵，牛乳，サバ，エビ，イカ，牛肉，そば，ピーナッツ，カシューナッツ，魚卵はすべて未摂取
　　クラリス・アスベリンで蕁麻疹
バイタル：BP 120/51 mmHg，HR 136回/分，SpO_2 100％(O_2 5 L)，RR 18回/分，BW 21 kg
来院時現症：PAT 異常なし(視線合う，手足もよく動かす，呼吸窮迫なし，末梢冷感なし，CRT＜2 s)
頭頸部：眼球結膜発赤＋＋，眼瞼浮腫なし
胸部：stridor－，wheeze＋＋
腹部：圧痛なし
　皮膚は全体的にatopicで乾燥している
　皮膚全体的に発赤＋＋，下肢に一部膨疹＋

　この症例の児は体幹，四肢の広範囲に紅斑を伴う膨疹と呼気性喘鳴も呈していますね．読者の皆さまはもうおわかりと思いますがアナフィラキシーの症例です．
　さて，疾患に対しての解説は後述させていただくとして，突然ですが皆さんは小児の皮疹に対してどのような考えをお持ちでしょうか？「正直よくわからない．苦手」「発熱も伴うとさらにわからない」「見逃しちゃいけないものが何かわかりづらい」という方が多いと思います．筆者も同様の意見です．丘疹，膿痂疹，水疱，紅斑など形状が豊富で鑑別を挙げ始めると膨大で収集がつきません．そしてそれらは概して軽症であることが多いですので，ERで大勢の患者を同時進行で診察する中ではある程度大きな枠組みの中で分類しなければいけないと思っています．そしてその中で私たちER医が念頭に置くことは本書のコンセプトでもある「まれだが見逃してはいけないものを見逃さない」です．具体的なアプローチとしては，
　①PAT(見た目，呼吸努力，皮膚への循環の評価)，バイタルは保たれているか？
　②紅斑か？　紫斑か？
です．本稿では上記とくに②に重点を置いて解説を加えたいと思います．

2. 紅斑か？　紫斑か？

　皮疹を主訴に来院する小児における，致死的疾患を上記2種類の皮疹に大別してみますと表1のようになります．
　まずは紅斑です．紅斑は，真皮乳頭層の血管拡張・充血による紅色の斑です．赤い色調

	紅斑	紫斑
疾患	・ブドウ球菌性熱傷様皮膚症候群(SSSS) ・毒素性ショック症候群(TSS) ・Stevens-Johnson 症候群 ・重症薬疹 ・アナフィラキシー ・熱傷　etc...	・外傷 ・敗血症 ・播種性血管内凝固症候群 ・特発性血小板減少性紫斑病(ITP) ・血栓性血小板減少性紫斑病 ・溶血性尿毒症症候群 ・Henoch-Schönlein 紫斑病 ・白血病などの血液疾患 ・凝固因子欠乏 ・von Willebrand 病 ・ビタミン K 欠乏 etc...

表1　皮疹を主訴とする致死的疾患

は，血管内に充満する赤血球のヘモグロビンの色調を反映し，ガラス板で圧迫すると赤血球が圧排されるので消退します．

　原因は前述のごとく真皮乳頭層の血管拡張で，同部位の炎症を起こすものが原因となります．感染，血管炎，自己免疫疾患，腫瘍，アレルギーなどですが，原因が判明しないことも多いです．

〈アプローチ〉

　バイタルサイン，病歴，身体所見をもとに診断・治療を行っていくのはどんな診療のときも同様で，小児の皮疹であっても変わりありません．一つ留意しなければいけないのは皮膚所見に目を奪われてしまい，バイタルサインや PAT(見た目，呼吸努力，皮膚への循環の評価)の確認を怠ってはいけないことです．バイタルサインの乱れが生じている，もしくは PAT での評価で重症と判断される場合には診察とともに治療を開始しなければいけません．例えば PALS に基づく呼吸・循環の蘇生処置を開始しながらの診療となります．その中で，通常と異なる治療法の選択が生じるのはアナフィラキシーです．

(1) 病歴

　発熱の有無，発熱と皮疹の関係，前駆症状，予防接種歴，人・動物との接触歴，海外渡航歴，投薬歴，など．

　発疹の初発部位，進展様式，最初の形態，治療を受けたかどうか．

(2) 身体所見

まずは全身状態の把握です．バイタルサイン，PATにてすぐに介入を要するか否かの判断をします．

多くの皮膚疾患に共通することと思われますが，皮膚疾患は皮膚所見で一発診断となることが多々あります．その中で，表1の疾患のうち致死的疾患の鑑別に必要な情報は，

① 発熱の有無
② 粘膜疹の有無
③ 皮疹の分布

になります．中でも粘膜疹の有無は鑑別に必要なポイントですので，眼，口腔内，陰部など粘膜疹が出現する部位の観察は十分に行うようにしましょう．

Nikolsky現象も上記疾患の鑑別に用いる場合があるので，診察時に注意しましょう．

(3) 検査

紅斑を呈する疾患のほとんどは臨床診断ですので，病歴および身体所見が最も重要です．診断を確定させるための検査というものは基本的には存在しません．

では，病歴，身体所見，検査をもとに診断・治療です．

紅斑を呈する疾患で致死的疾患は表1のものがあり，疾患数としては多くはありません．それぞれの疾患で皮疹の分布や特徴的な病歴など鑑別のポイントとなる部分があります．

○ Stevens-Johnson症候群／TEN（中毒性表皮壊死症）

広範な表皮壊死と表皮剥離を伴う重症皮膚粘膜反応であり，多くは薬剤が原因（小児の場合，原因薬剤としてはサルファ剤，抗菌薬，フェノバルビタール，カルバマゼピン，バルプロ酸が多いとされています）となりますが，小児の場合は成人と比してマイコプラズマ感染が契機となることがあります．薬物による場合は治療開始から8週間まで発症のリスクがあると言われています．

早期に現れる徴候としては皮疹に1～3日間先行する発熱（39℃以上），羞明および眼球結膜の掻痒感などです．疑う徴候としては38℃を超える発熱，粘膜炎，圧痛，水疱形成です．診断のためのCriteriaなどは存在しないため，上記の早期から現れる徴候および薬物摂取歴，他の抗原曝露歴などから疑うこととなります．Nikolsky現象陽性になります[2,3]．

○ブドウ球菌性熱傷様皮膚症候群（SSSS）／毒素性ショック症候群（TSS）

新生児および乳幼児に多く発症する，黄色ブドウ球菌（侵入経路は）の産生する表皮剥脱性毒素による全身の紅斑，水疱および表皮剥離を特徴とします．一般的に粘膜疹は呈しま

> **以下1〜3のうちいずれか1つ満たすときにアナフィラキシーを強く疑う.**
>
> 1. 数分から数時間かけて発症した皮膚粘膜症状（蕁麻疹，紅斑，腫脹など）に，以下のうち1つ以上が加わった場合
>   - 呼吸器症状：無呼吸，wheeze, stridor, 低酸素
>   - 血圧低下もしくは関連症状
>
> 2. アレルゲンと思われるものに患者が曝露されてから，以下の症状が2ないしはそれ以上認めた場合
>   - 皮膚粘膜症状
>   - 呼吸器症状
>   - 血圧低下もしくは関連症状
>   - 持続する腹部症状
>
> 3. すでに判明しているアレルゲンに曝露された後の血圧低下
>   - 新生児と小児：収縮期血圧低下もしくは30%以上の血圧低下
>   - 成人：収縮期血圧90 mmHg 未満もしくは通常時の血圧より30%以上の低下

表2 アナフィラキシー診断の criteria

せん．軽度の発熱などの全身症状より始まり，口周囲および眼周囲から多くは始まる小水疱が続きます．次第に全身性の紅斑，弛緩性水疱形成および表皮剥離へと至る疾患です．Nikolsky 現象陽性になります[4].

○アナフィラキシー

抗原（と思われるもの）に曝露されてからごく短時間で生じる重篤なアレルギー反応です．非典型的な症状を呈する場合もあり，しばしば致死的です．

では，通常のアレルギー反応とアナフィラキシーの違いは何でしょうか？ 私たちはどのような患者を見たときにアナフィラキシーと認識するべきなのでしょうか？ 治療方針にも違いがあり非常に重要な違いと思われます．以下，National Institute of Allergy and Infectious Disease/Food Allergy and Anaphylaxis Network symposium より以前出された Criteria を引用します（表2）[5].

表2を考慮すると，アレルゲンが判明しているか否かの違いはありますが，皮膚症状，呼吸器症状，腹部症状，血圧低下が身体所見において重要であることがわかります[5].

（4）治療

SSSS/TSS, Stevens-Johnson 症候群，TEN において特異的な治療は存在しません．感染が関与する SSSS などは抗菌薬の投与を要しますが，基本的な治療は全身管理になります

(熱傷に関しての治療は他稿に譲ります).

アナフィラキシーに関しては薬物的治療にはアドレナリン，β刺激薬吸入，H_1ブロッカー，ステロイドなどを使用されることが多いと思います．上記薬剤の中で明確なエビデンスを持っているものはアドレナリンのみですが[6,7]，他の薬剤を完全に否定するには至らないものですので各施設ごとの治療方針に従っていただくことが良いと思われます．しかしながら，アドレナリンに関しては明確なエビデンスが出されている現状を考えると，上記アナフィラキシーの定義に当てはまると私たちが判断した場合には治療のファーストチョイスとなります．また，アナフィラキシーの場合に用いるアドレナリンの投与量はさほど多いものではなく，仮にアナフィラキシーではない児に投与した場合でも臨床上問題となる副作用はまれです[8]．ですので，アナフィラキシー時のアドレナリン投与に関しては，アナフィラキシーを認識した時点で投与を考慮し投与を遅らせてはいけません．下記に日本アレルギー学会によるアナフィラキシーガイドラインに記されているアドレナリン投与の適応を示します．

⇒アナフィラキシー重症度分類の重症（グレード3）
　（持続する強い腹痛，明らかな喘鳴，呼吸困難，繰り返す嘔吐・便失禁，チアノーゼ，嗄声，$SpO_2<92\%$，嚥下困難，不整脈，低血圧，意識消失，不穏　など）
⇒過去の重症アナフィラキシーの既往や症状進行が早い場合はより軽症でも適応となる
⇒気管支拡張薬で改善しない呼吸器症状

〈症例解説〉
　症例の児は全身状態は保たれていますが，急性に発症した皮疹（膨疹＋紅斑）および気道症状を呈しています．発熱は認めずアナフィラキシーの定義に当てはまり，既往からも食物アレルギーからのアナフィラキシーであるとわかります．
　ERにてアドレナリンの筋注をしたところ皮疹の消退を認めましたが，wheezeの軽度残存を認めました．β刺激薬の吸入をステロイドの静注をしたところ症状は完全に消失しましたが，経過観察目的に入院となりました．

3. 症例提示2

　さて，続いて紫斑です．
患児：5歳，男児
主訴：腹痛
現病歴：受診1週間前から下肢痛を認めていた．左下肢痛から両側下肢痛へと進展したが間欠的疼痛であった．近医や当院ERを受診したが経過観察となっていた．経過観察時には紫斑の出現は認められなかった．

下肢痛出現から1週間後に腹痛が出現．間欠的であったが腹痛出現時には転げまわるほど強い腹痛があり再度ER受診となった．

既往歴：川崎病（1歳5カ月）
内服：なし
家族歴：特記事項なし
アレルギー：特記事項なし
予防接種：すべて終了
バイタル：BP 97/59 mmHg，HR 106回/分，RR 28回/分，SpO$_2$ 99％（Room air），BT 37.5℃
現症：やや活気低下あり
頭頸部：眼球結膜充血なし，咽頭発赤なし，頸部リンパ節腫脹なし
胸部：呼吸音清，心雑音なし
腹部：平坦　軟，打診上鼓音，腹部全体に軽度圧痛あり，反跳痛なし，筋性防御なし
四肢：末梢温かい，関節痛なし，両下肢紫斑あり
検査：血算：WBC 8,290 μL，Hb 11.0 g/dL，Hct 32.3％，Plt 320,000 μL
生化：Alb 3.3 g/dL，AST/ALT 39/27 U/L，LDH 274 U/L，BUN 7.6 mg/dL，Cre 0.29 mg/dL，Na 140 mEq/L，K 4.1 mEq/L，Cl 106 mEq/L，Glu 98 mg/dL，CRP 0.48 mg/dL
凝固：PT-％ 78.3％，PT-INR 1.12，APTT 28.8 s

　　この症例の児はHenoch-Schönlein紫斑病の児でした．紫斑を主訴として来院される小児の中では頻度が高い疾患です．
　　ERにて紫斑に遭遇したときには，やや警戒しなければいけません．なぜなら紫斑は致死的な疾患の兆候である可能性があるからであり，紅斑と最も異なることは原因不明のまま放置できない兆候だからです（また，たとえ外傷による紫斑でも虐待の可能性を常に考慮しなければいけません）．
　　紫斑は皮下もしくはさらに深部の出血斑で圧迫にて消退しません．

〈成因〉
　　紫斑は出血斑ですので，止血・凝固系異常に伴い発症する場合がほとんどです．通常の止血凝固系は血小板が組織因子と反応することから始まり，血小板凝集およびそれに続く凝固カスケードを経たフィブリンの形成へと進展します．この止血・凝固系に関わる因子のいずれかに異常があると紫斑を発症し，その原疾患はしばしば致死的または入院を要する疾患です．以下その大まかなまとめになります．

〈アプローチ〉
　　やはり紫斑に関しても病歴や身体所見に関しては一般的なアプローチと大きくは変わり

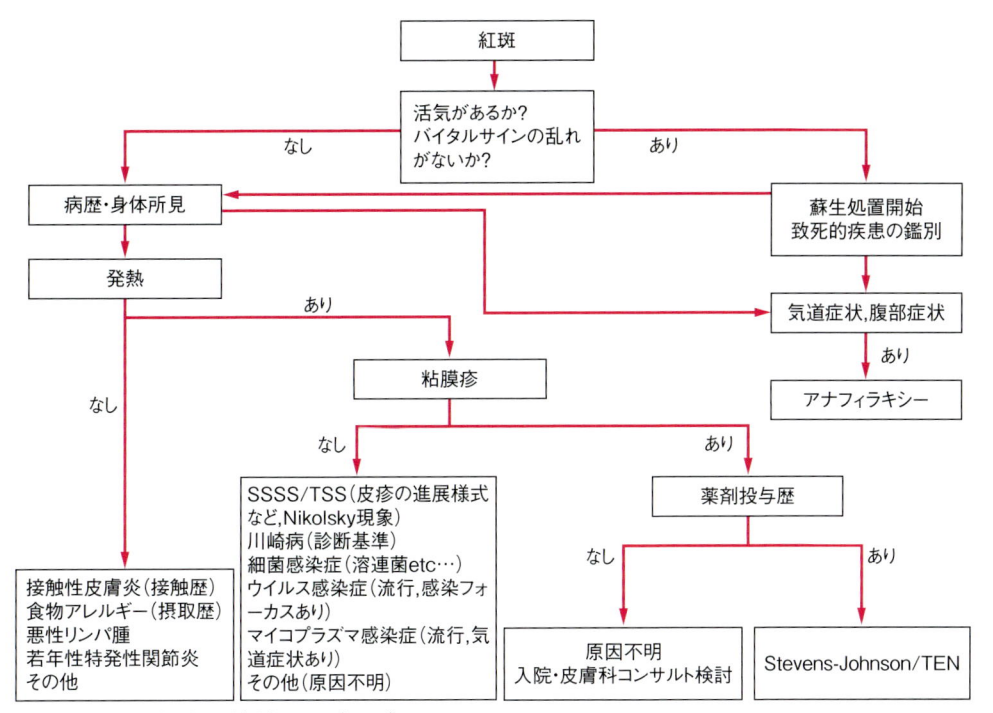

図1 小児の紅斑の診断アルゴリズム

ませんが，原因疾患が多岐にわたります．病歴，身体所見，検査所見すべての情報をもとに診断・治療方針の決定をします．前述の紅斑のときと同様，バイタルサイン，PAT不良のときには蘇生処置を開始しながらの診療となることも同様です．

(1) 病歴

発熱の有無，年齢，性別，発症様式，既往歴，以前の出血傾向の有無，家族歴，人・動物との接触歴，海外渡航歴，投薬歴，と一般的な病歴聴取と大きく変わることはありません(表3)．

(2) 身体所見

前述の紅斑同様まずは全身状態把握です．

紫斑を呈する疾患の中には，検査所見にて疾患が判明するものも多く，病歴身体所見にて鑑別が絞りにくいことが多いです．その中で全身状態，紫斑の局在部位，随伴症状は鑑別を絞るうえで役立つときがあります(表4)．

ここで病歴，身体所見において非常に重要なことがあります．紫斑は外傷で生じることがよくありますが，その中で私たちが常に意識しなければいけないことは虐待の可能性に関してです．詳細は他稿に譲りますが，病歴および身体所見から疑うことが非常に重要です．今回その中で，紫斑の状態から虐待を疑う所見をまとめます(表5)．

	病歴	鑑別疾患
発症年齢	出生後早期	子宮内感染 ITP 合併妊娠 SLE 合併妊娠 妊娠中の内服 TAR 症候群 先天性無巨核球性血小板減少症
	2〜4 歳	ITP
	4〜7 歳	Henoch-Schönlein 紫斑病
発症様式	急性	ITP Henoch-Schönlein 紫斑病 機械的刺激
	慢性	血小板, 凝固異常
出血部位	粘膜出血	血小板減少 von Willebrand 病
	筋内出血もしくは関節内出血	血友病
随伴症状	腹痛, 血便, 関節痛	Henoch-Schönlein 紫斑病
	活気低下, 発熱, 骨痛	白血病
	間欠的発熱, 筋骨格系の徴候	全身性エリテマトーデス
	活気低下, 多尿, 多飲, 成長障害	尿毒症
	紫斑以外の徴候なし	ITP
薬剤歴	アルキル化薬剤	血小板減少
	抗脂質薬	血小板減少
既往	先行するウイルス感染, 特に上気道感染	ITP, Henoch-Schönlein 紫斑病
	全身性エリテマトーデス	全身性エリテマトーデス
	肝疾患	肝硬変, 慢性肝炎
	腎疾患	慢性腎不全
家族歴	von Willebrand 病	von Willebrand 病
	TAR 症候群	TAR 症候群
	Wiskott-Aldrich 症候群	Wiskott-Aldrich 症候群
周産期	ITP 合併妊娠	自己免疫性血小板減少症
	SLE 合併妊娠	自己免疫性血小板減少症

表3 病歴と紫斑の鑑別疾患　　　　　　　　　　　　　　　（文献9より引用）

(3) 検査

　前述のごとく，紫斑は止血凝固系の異常に伴い出現しますので，検査も血小板数や凝固能の検査が主となります．紫斑を診察したときに明らかな外傷歴など原因がはっきりしない場合には，血液検査まで施行することが必要です．血小板数，凝固能などからの鑑別を

	身体所見	鑑別疾患
全身状態	発育不全	慢性疾患
	発熱	感染
	高血圧	慢性腎不全 腎血管炎
紫斑の特徴	下肢	Henoch-Schönlein 紫斑病
	手掌,足底	リケッチア感染
	触知可能	血管炎
随伴症状	関節炎,腹部圧痛,浮腫,陰嚢腫脹	Henoch-Schönlein 紫斑病
	蝶形紅斑,関節炎,リンパ節腫大	全身性エリテマトーデス
	リンパ節腫脹	感染,薬剤性,悪性腫瘍
	黄疸,くも状血管腫,手掌紅斑,肝脾腫	肝疾患
	活気低下,骨痛,肝脾腫,リンパ節腫脹	白血病
	骨格異常	TAR 症候群 Fanconi 症候群
	カフェオレ斑,低身長	Fanconi 症候群
	毛細血管拡張	遺伝性出血性毛細血管拡張症
	皮膚の超弾性,関節の過剰運動性	Ehlers-Danlos 症候群

表4　身体所見と紫斑の鑑別疾患　　　　　　　　　　（文献9より引用）

- 乳児期の打撲傷
- 動けない小児の打撲傷
- 顔面,背部,腹部,臀部,上腕の打撲傷
- 多数の同型の打撲傷
- ループ状の傷
- 締め痕

（文献10より引用）

表5　虐待における打撲の特徴

フローチャートにして提示します(図2).

(4) 治療

　紫斑に関しては血液疾患などによる徴候である可能性もあり，治療方針は原疾患によるため今回の稿では触れません．ERにおける紫斑の診療で大切なことは紫斑が重篤な疾患の徴候である可能性であると認識すること，すぐに介入を要する状態の児を見逃さないこと，外傷の場合は虐待を見逃さないことです．

図2 小児の紫斑の診断アルゴリズム　　　　　　　　　　　　　　　　　　（文献9）より引用・改変）

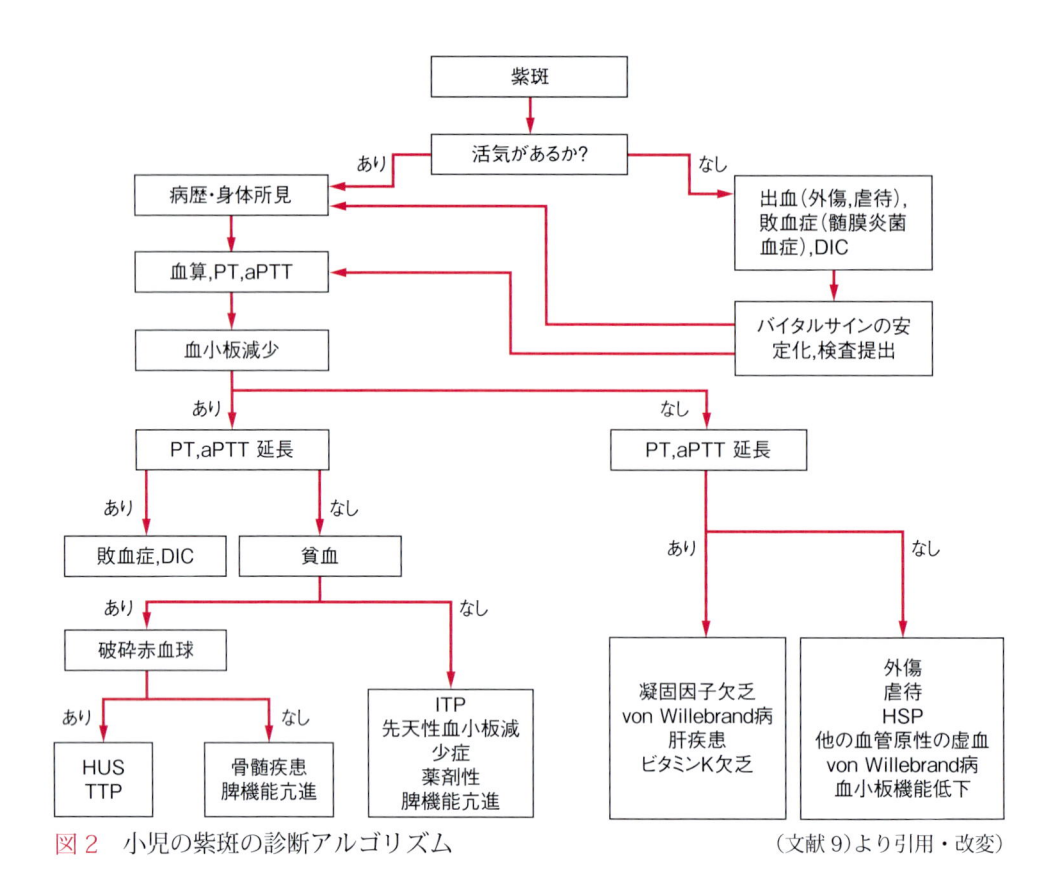

4. 麻疹・風疹・水痘

　いずれも非常に感染力の強いウイルス感染症で，他の児への感染が問題となります．今まで述べて分類してきた疾患群とは異なりますが，ERで遭遇する可能性もあり，診断はできなくても留意しておかなければいけません．詳細は成書に譲りますが，特徴を表6に記します．

おわりに

　本稿では見逃すと致死的な疾患に対してのアプローチを大まかな分類を用いてまとめてみました．大事なことは，皮疹は全身疾患の一徴候であることが多いですので，まずは全身状態の把握が必要です．その後に病歴，身体所見を取るといういつも私たちが行っている診療をそのまま丁寧に繰り返すことが，重篤な疾患を見逃さないことにつながると思います．今回お示しした内容がその一助になれば幸いです．

参考文献

1) CohenA. Rash-Purpura. in ; Textbook of Pediatric Emergency Medicine 5th edition, FleisherbG, Henretig F, Lippincott Williams & Wilkins, Philadelphia, 2006, p.583

疾患名	感染様式（潜伏期）	皮疹の特徴	他の臨床症状	診断	ワクチン	合併症
麻疹	空気感染（10〜12日）	紅斑性丘疹 顔面→体幹→四肢 融合傾向あり	カタル症状 コプリック斑 二峰性発熱	血清抗体検査 PCR法による検出 ウイルス分離	MRワクチン	肺炎，中耳炎 脳炎 亜急性硬化性全脳炎
風疹	飛沫感染（14〜21日）	小紅斑・紅色丘疹 非融合性	耳介後部・後頭部リンパ節腫脹（成人・思春期女性70％で関節痛）	血清抗体検査 PCR法による検出 ウイルス分離	MRワクチン	肺炎，脳炎 膿痂疹 蜂窩織炎
水痘	空気感染 接触感染（14〜21日）	紅斑→紅色丘疹→水疱形成→痂皮化（混在する） 有髪頭皮にも認める	上記2疾患と比して高熱を呈さない	血清抗体検査 PCR法による検出 ウィルス分離	水痘ワクチン（2014年10月より定期接種）	脳炎 ITP

表6

2) Levi N, Bastuji-Garin S, Mockenhaupt M et al：Medications as risk factors of Stevens-Johnson syndrome and toxic epidermal necrolysis in children：a pooled analysis. *Pediatrics* 2009；**123**：e297
3) Wetter DA, Camilleri MJ：Clinical, etiologic, and histopathologic features of Stevens-Johnson syndrome during an 8-year period at Mayo Clinic. *Mayo Clin Proc* 2010；**85**：131-138
4) Bircher AJ：Symptoms and danger signs in acute drug hypersensitivity. *Toxicology* 2005；**209**：201-207
5) Sampson HA, Muñoz-Furlong A, Campbell RL et al：Second symposium on the definition and management of anaphylaxis：summary report—Second National Institute of Allergy and Infectious Disease/Food Allergy and Anaphylaxis Network symposium. *J Allergy Clin Immunol* 2006；**117**：391-397
6) 一般社団法人 日本アレルギー学会：アナフィラキシーガイドライン．2014，p.14
7) Sheikh A, Ten Broek V, Brown SG et al：H1-antihistamines for the treatment of anaphylaxis：Cochrane systematic review. *Allergy* 2007；**62**：830
8) Choo KJ, Simons FE, Sheikh A：Glucocorticoids for the treatment of anaphylaxis. *Cochrane Database Syst Rev* 2012；**4**：CD007596
9) Muraro A, Roberts G, Clark A et al：The management of anaphylaxis in childhood：position paper of the European academy of allergology and clinical immunology. *Allergy* 2007；**62**：857-871
10) Leung AK, Chan KW：Evaluating the child with purpura. *Am Fam Physician* 2001；**64**：419-428
11) Leslie Raffini, Gary R Fleisher, James F Wiley：UpToDate Evalation of purpura in children

I. 内因系

8 活気不良の乳児を診たら
SAMPL"E"聴取を中心に

佐々木隆司 [国立成育医療研究センター 救急診療科]
Ryuji Sasaki

> **Key Note**
> ● 病態評価の正しさを後押ししてくれる，SAMPLE 聴取が有用である．

I. はじめに

本稿では，ER で活気不良の乳児を診た際に，どのような点に注意し，どのように対応すべきかを，症例を供覧しながら，SAMPLE 聴取にポイントをおいて述べたいと思います．

II. 症例提示

患児：生後 4 カ月，男児．
紹介理由：嘔吐，下痢，頻脈．紹介 4 日前から嘔吐下痢．

2 日前よりぐったりし，嘔吐を心配し哺乳も少なめにしていた．手足が冷たくなり，白目をむいて冷や汗をかくエピソードも出現し，近医総合病院小児科を受診した．

近医受診時，呼吸数 50 回/分，SpO_2 100%(O_2 4 L)，末梢冷感とチアノーゼあり，HR220～230，血圧不明．ぐったりしていた．体温 37.7℃．高度頻脈に気づかれ，心電図上 narrowQRS であり SVT を疑われた．

受診 1 時間後，骨髄針確保されアデンシンを計 7 回投与されたが改善がなく，また骨髄針が漏れた．

ついで電気ショックが 1～2 J/kg 行われたが頻脈が持続するため，頻脈性不整脈の疑いにて午前 3 時に転院依頼，当院へ紹介の連絡があった．

電話内容で状態不良であり，当院緊急搬送チームが派遣された．

搬送チームを派遣しつつ，追加の情報について聴取した．また聴取内容からは洞性頻脈が最も疑われ，骨髄針の再確保と外液のボーラス投与，投与中/後の状態の再確認について前医と相談し，依頼した．またボーラスにて改善があれば継続，血液尿培養採取，抗生剤投与の相談をした．途中の情報で初回血液ガス（骨髄液）ではpH 7.14, pCO$_2$ 34, BE -17, HCO$_3^-$ 11, BS 140だった．

搬送チームが前医に到着するまでに，骨髄針が確保され50 mL/kgのボーラス投与が行われ，HR 190まで低下したが末梢循環不全は残っていた．搬送チーム医師が患者接触をした段階で，代償性ショックはあり，HR 190と頻脈，超音波では心収縮良好，IVC虚脱があり，追加のボーラス追加投与を行った．HR 150台, BP 90/s, 末梢の脈の触れ良好，意識はE3-4V4M5と治療に反応し状態は改善し，搬送チームにより患者搬送を行い当院入院となった．

III. 症例の考察

このぐったりした乳児の特徴は高度の頻脈です．小児も発熱，脱水があれば頻脈になりますし，頻脈性不整脈との鑑別は常に念頭に置きますが実際に鑑別が困難なことはそれほど多くないでしょう．洞性頻脈(sinus tachycardia, ST)と上室性頻脈(supraventricular tachycardia, SVT)の鑑別ですが，脈拍数の絶対値（1歳未満でHR 220以上，1歳以上で180以上が目安），体動や啼泣で脈拍の変動があるか，P波があるかで鑑別します．症例からわかりますように，STとSVTとで治療が根本的に違うためこの鑑別は大変重要です．

本症例は嘔吐下痢が遷延した乳児が経口摂取不良と病期の遷延も加わってショック，高度頻脈を呈し，当初はSVTとして不整脈治療が行われたが改善がなく，大量輸液にて改善した低容量性ショックです．仮にSVTであった場合，PALS(小児二次救命処置)のアルゴリズムに従うと，本症例では循環が悪いので一般的に用いられている同期電気ショックとなります(循環の良い頻脈の場合はアデノシン静注が選択されます)．

閉塞性ショック，心原性ショックが否定的で，洞性頻脈と認識ができて，外液のボーラスを行っても，本症例のように，不整脈と間違えるほどの頻脈の場合，急な改善がない場合も珍しくありません．20 mL/kgの外液ボーラス後も10程度の心拍の減少はあるでしょうが，高度な頻脈が持続することは珍しくありません．末梢循環も急に正常化しないことは多いです．

本症例のような嘔吐下痢症からの低容量性ショックでも，中腸軸捻転や内ヘルニアなどの絞扼性イレウスによる低容量性ショックでも経験されることですが，頻脈の本体は血管内容量減少なのに，初回のボーラスへの反応が軽度のみだからもしかしたら無効なのかもしれない，そして引き続きボーラスを続けてよいのか迷い，その後の治療方針が不明瞭に

なることがあります．そして迷いの中で時間ばかりが経ち，一向に患者の状態が良くならない，もしも病態の進行が早ければ状態が悪化していくことがあります．

血圧，心拍が劇的に改善しなくても，少なくとも悪化傾向にはないことや，また末梢循環や冷感，皮膚色や意識が改善してきていることを確実に認識すること，胸部X線での心陰影の大きさを循環血液量の評価の参考にする，心臓超音波で下大静脈径の測定を行う血管内容量の評価を行う，などで現在の病態認識と治療が誤っていないかを多角的に考察することが必要になってきます．

1回，2回のボーラスでショックを離脱しない，もしくはほとんど改善しないことはありますので，再評価が大切です．

IV．重要な判断材料

このように，再評価の内容がその後の治療方針に重要なのはもちろんのこと，それ以外にも大変重要な判断材料があります．受診までの経過です．PALSをはじめとする救命処置はSAMPLEを聴取することが有用とされています．この中のE（イベント，経過）は大変重要です．

V．特に"E"について

患者の状態をABCDEと系統的に評価し適切な治療を開始できていても，それを継続していっていいのか，誤ってはいないのかと不安になることがあります．判断が難しいのは，SAMPLEのなかでEが小児科的には「ふむふむ，やはりそうか」とピンときそうな話でも，成人医療の視点からは，そのEが目の前の患者の病態と関連があるのかないのか，よくある出来事かまれなことかわかりにくいことがあり，これが小児患者の対応が困難と感じてしまう気持ちの一因かと筆者は考えます．小児の重症患者は多くないので，ひたすら経験を積み遭遇した症例からのみ学ぶということには，特にER型救急で成人医療の最中で小児も対応している場合には実現度が十分ではないかもしれません．重症小児の経過をよりしっかりと認識するために，ここではSAMPLEのEについて一般的にどのような点に注意したらよいか考えてみましょう．

SAMPLEについて，PALSテキストには，「現在の疾患または外傷につながるイベント（発症が急か緩徐か，外傷のタイプなど）」，「焦点を絞った病歴聴取を実施する」「呼吸機能または心血管機能の障害原因を説明できる情報を得るように努める」と記載されています．

この「焦点を絞った，障害原因を説明できるような」について，筆者は次のことが大切と考えています．

鑑別疾患	Eに関係する特徴と，(呼吸循環管理とともに)対応のポイント
敗血症	生後1, 2カ月では，ウイルス性疾患でも重篤になる．十分なボリュムと早期抗生剤投与．
髄膜炎	髄膜炎刺激徴候の有無より意識や全身状態から疑う．髄液検査以上に状態安定化と抗生剤投与を優先．
尿路感染症	基礎疾患がなくても乳児では，全身状態不良となりうる．
先天性心疾患	生後数週での発症もある．すぐに小児科医に相談し手術可能な転院先の選定．
上室性頻拍	新生児，乳児でもある．心不全になる．PALSに沿ったアプローチ．洞性頻脈との鑑別が重要．
心筋炎	嘔吐，腹痛，意識低下では常に鑑別に．体外循環を見すえた転院先の選定．
先天副腎過形成	ショック，低Na，低血糖では疑う．かなりまれ．外性器異常．マススクリーニングの有無．補助療法とステロイド補充．
低/高ナトリウム血症	重症アトピーなどでの経口摂取低下．症候性低Naの適切な治療．
低血糖	経口摂取低下を示唆する経過があるか．敗血症に似た様相．早期の血糖値補正と状態改善の確認．
脱水を伴う胃腸炎	腸重積や閉塞機転を疑う経過の有無．胃腸炎ですべて説明がつくか常に考慮．
腸重積	顔色不良や嘔吐があれば常に疑う．意識障害をきたす．小児科医に相談．
中腸軸捻転	新生児でなくてもある．相当な血管内容量低下があり得る．十分なボリュム負荷と早期手術対応．
頭蓋内出血	頭部，全身の腫脹，打撲痕を確認．小児では徐脈がないことあり．
乳児ボツリヌス症	呼吸調節の障害や筋力低下．意識低下と誤られる．ハチミツ摂取歴．

表1 状態不良の乳児の鑑別疾患とSAMPLEを含めた特徴　　(参考文献3)をもとに改変)

　まずは発症の様式です．発症が突然か次第にかは小児患者でも大切です．小児では急な発症のアレルギーやけいれん，異物の誤飲誤嚥も多く認めますし，外傷も急に起こるでしょう．

　特に乳児の場合，それまで指摘されたことがなく保護者もアレルギーと思っていなかったものが，医療者にはアレルギー症状であることもあります．この場合，発症前は全く無症状なものがある時から急に症状が出現します．また食事をしていたときか，それは初めて口にしたものか，食べて嫌がり嘔吐したり，不機嫌になったりしていないか，痒そうにしていたか，などが参考になります．

　また，けいれんを疑う場合も発症様式は重要です．それまで意識は普通であったものが，急に四肢の硬直性けいれんを起こすことは多いです．そのようなわかりやすいけいれん以外にも，急に嘔吐，偏視が出現し意識が低下するものの，硬直は認めないようなけいれん発作もあります．このような硬直がない場合，急な発症であることがけいれんを鑑別の上位に上げてくれる重要なポイントです．また，同じけいれんでも，ぐったりが続き，意識ももうろうとした末にけいれんをした状況では，熱性けいれんというよりは，中枢神経疾

患に罹患しその一症状としてけいれんが出現したことが疑われます．

　また，急な呼吸症状では誤飲誤嚥も念頭に置きます．気道異物では発症が突然かが特に重要です．重要な問診事項としては，物を口に入れていたこと，それが一般に気道異物になりうるようなものであること，むせ込んだこと，そこから呼吸窮迫が始まったこと，といった発症時の状態は気道異物を鑑別するうえで大変重要です．

　経過の長さも重要です．嘔吐下痢がある場合，経過が1日程度と短いのか，3，4日と長いのかは大きな違いがあります．その間の水分喪失や日々積み重なる経口摂取不足は，問診内容や診察所見からの想像以上に循環血液量の低下をきたし，強い頻脈を起こしそれだけで病態の修飾要素となります．また，経口摂取低下や筋量の少なさから低血糖も起こしやすいです．

　年齢，乳児では月齢と体重も参考になります．罹患した疾患が一般的な感染性疾患でも，生後6カ月ほどと幼少であればそれだけでぐったりし，経口摂取の低下が顕著であったりします．生後5カ月も生後12カ月も罹患する疾患は似ていますが，予備能やバイタリティは相当に違います．生後6カ月以下ですと感染性疾患に罹患することは多くないですが，いったん罹患すると予備能のなさから大変ぐったりすることも珍しくありません．また，患児の年齢が小さいということは，保護者も育児経験が短いはずですので，水分摂取や熱への対応といった自宅でのケアが十分にできておらず，病状をより修飾する可能性も考えられます．また，受診のタイミングも遅れていることがあります．細かな月齢ごとの発達段階は記憶していなくても，半年以下と1歳とでは何かと違うというイメージは持っておくと良いと考えます．

VI. 小児特有の病態

　また，小児特有の病態がありますので，知っておくと役に立ちます．

　RSVに代表されるようなウイルス性呼吸器疾患は多くは自然治癒しますが，低月齢の児では無呼吸を引き起こし，程度によりますが気道確保が必要なことがあります．腸重積患者の数割は意識障害をきたしますので，意識が悪い場合，血便や嘔吐がないか，腸重積の好発年齢ではないか，鑑別の上位であれば腹部超音波を行うことは忘れてはいけません．同じく意識障害では，熱性けいれんの予防に用いられるダイアップを繰り返し反復して使用したり，けいれんの場合は気管支喘息などのテオフィリン製剤の過量内服や鼻閉で処方される血管収縮剤の点鼻薬で惹起されることがあります．また，症状は軽度のウイルス性胃腸炎であっても，けいれん群発を起こすことがあります．このことは小児救急外来で経験することですので，ERでも同様の患者が来院すると思われます．

　<u>SAMPLEを聴取する場合，保護者の話す内容のままに記録しそれをそのまま蘇生チームに伝達するのでなく，鑑別しようとしている病態や診断に関連のある部分を意識してSAMPLE聴取を行い，伝えましょう．</u>

VII. 症例に戻って

　嘔吐下痢と経口摂取不良が遷延していたら，ショックになるのか，意識まで低下するか，不整脈を疑うほどの頻脈になるか？　答えは，なるです．

　このように嘔吐下痢が遷延しただけで，これほどの状態にまでなるということが本当にあり得ることなのか，どうなのかについて，一般的なことを知っているかどうかが小児の診療には有用です．ただ，小児患者の経過のすべてを知ることは不可能ですので，重症患者ではどのような経過があるかを知ることは役立ちます．

　冒頭の症例でSAMPLEのEについては，生後4カ月，体重9kg，3日前より嘔吐下痢が始まり，2日前よりぐったりし，嘔吐を心配し哺乳も少なめにしていた．手足が冷たくなり，白目をむいて冷や汗をかくエピソードも出現した経過であるとのことでした．

　これから想定されることは，体重は9kgあっても生後4カ月．相当に予備能は少ないし，すぐに経口摂取が低下する，胃腸炎で嘔吐下痢が3日あれば相当な循環血液量減少があってもおかしくない，2日前からすでにぐったりしていたのでは，その時点ですでに生理学的異常があった可能性があり，保護者の判断で哺乳を少なくしていたのでは病態はさらに加速するだろう，というところでしょうか．

VIII. Eの重要性

　このように，Eを大切とするには理由があります．

　呼吸の評価や循環の評価は成人と小児では大きな違いはありません．バイタルサインの正常値は年齢ごとに異なりますので，正常値がすぐに見れるようにしておくべきですが，基礎疾患がなければSpO_2は99〜100％ですし，もともと慢性疾患を有していることが少ないのは，初見の患者さんの場合，小児のほうが成人よりも診療しやすいかもしれません．

　ただし，Eについては小児特有の病態がありますので，重要です．

　悪くなってはいないが，著明な改善もないときに，この治療が正しいのか不安になり，いったん始めた正しい治療を緩めたり止めたりすることもあります．

　このような迷いが生じやすい重症患者診療で，認識している病態が聴取されたEと矛盾がないことは，治療への信念を強化してくれますし，誤った治療の場合それに気づかせてくれる，大切な原動力となります．Eを焦点を絞って適切に聴取することは大切です（表2）．

　嘔吐下痢症により，不整脈と本気で鑑別が必要なほどの頻脈になるのか？　嘔吐下痢症で意識が低下することはあるのか？

　これらのことが，「聞いたことがない」「そんなことはありえないだろう」となると，その時点で疾患の鑑別が迷宮入りしてしまいますし，病態の認識が正しくてもその治療を途中で緩めてしまいなかなか改善しないかもしれません．

ABCDE	関連した重要なSAMPLE
A	気道異物との関連 異物を口にした目撃，むせ，口の中や喉元を気にしているしぐさとそのときから症状が始まったか，異物になりうる物か クループとの関連 犬が吠えるような咳か，吸気性喘鳴，既往歴(クループ，挿管歴) アナフィラキシーとの関連 経口摂取後まもなくまたは運動後の発症，発疹や痒み，口唇や舌の腫れ
B	喘息，気道過敏性の存在との関連 喘息の診断や「気管支が弱い」「喘息体質」の指摘「吸入をしたことがある」，「気管支炎で入院」，低出生体重 重症化との関連 気管挿管の既往，体重，これまでの呼吸の悪化の既往 無呼吸との関連 鼻水，周囲の感冒症状(RSV感染症との関連)
C	循環血液量減少との関連 経過が長い，経口摂取低下，嘔吐下痢遷延，発熱，尿量回数低下，尿が濃い，低年齢，体重減少，他院で点滴 顔が痩せている，腹部がへこんでいる 頻脈の評価との関連 解熱剤の使用，適切な脱衣，これまでの経口摂取 出血性ショックとの関連 低年齢，VK内服なし(早期乳児)，吐下血，腹部膨満 絞扼性イレウスとの関連 普段より腹部膨満がある，胆汁性嘔吐か，低年齢，傾眠 心原性ショックとの関連 呼吸や意識がおかしい，嘔吐がある 敗血症性ショックとの関連 Hib，肺炎球菌ワクチンの有無，免疫不全や免疫抑制剤内服，高熱
D	髄膜炎との関連 Hib，肺炎球菌ワクチンの有無，高熱，顔色不良，不機嫌がひどい，寝てばかり 腸重積との関連 嘔吐，血便，症状に波がある，顔色不良，腹痛がありそう 外傷性脳損傷との関連 打撲歴，目撃の有無，保育の依頼，VK内服なし 電解質異常との関連 発育不良，重症アトピー/アレルギー，医療拒否，多尿，易刺激性 薬剤性との関連 ダイアップ，テオフィリン，血管収縮剤点鼻
E	熱の高さと期間 適切な脱衣，流行性疾患との接触歴 外傷との関連 問診内容が児の発達や外傷の様式と合致するか

表2　ABCDEの異常と関連する重要なAMPLE(乳児)

言うなれば，全身状態から捉えた病態を，小児の一般性と特殊性の観点からも捉え直し，治療をより確実にしていくことが ER での小児救急には有用です．

IX．SAMPLE 聴取時の尋ね方の例

　SAMPLE は大きな情報です．患者の状態が悪ければ悪いほど短時間でたくさんのことを聴取して初療に復帰しようと思うことがあります．医療者の態度が熱意からであっても，保護者にはそう映らない場合があります．保護者の心情には，自分が目にしたことをしっかりとうまく伝えたいと考え，医師が話を聞きに来たらこれを伝えようと頭の中で何度も繰り返していることも少なくありません．この状況で医療者が手短に聞きたいポイントだけを連続して尋ねると，保護者の中では伝えようとしていたことが言えずもどかしさとして残ったり，尋ねたかったことが聞けず不安が増幅したりします．いきなり保護者のところに行って SAMPLE を聴取するのではなく，後でゆっくりと話が聞きたいがまず今は治療を優先したいので，手短な話になってしまうことを前置きすると良いかもしれません．

X．患者さんからのメッセージ

　本症例のような重篤な疾患は多くないですが，確実に存在します．貴重な症例，患者さんからの貴重なメッセージが担当医の記憶と経験に大切に保管されているのみでなく，各施設でも蓄積され，後輩教育の教訓となり伝えられていくことが小児の救急医療には大切です．

参考文献
1) PALS プロバイダーマニュアル AHA ガイドライン 2010．シナジー，東京，2013, p.25
2) Schroeder AR, Mansbach JM, Stevenson M et al：Apnea in children hospitalized with bronchiolitis. *Pediatrics* 2013；**132**：e1194-e1201
3) Gary R. Fleisher：The Septic Appearing Infant in Textbook of Pediatric Emergency Medicine, 6th edition. Lippincott Williams & Wilkins, 2010

I. 内因系

9 血便，下血を認める小児患者への対応
怖い血便？　怖くない血便？

岩田賢太朗 ［東京都立小児総合医療センター　救命救急科］
Kentaro Iwata

> **Key Note**
> - 症状・病歴・バイタルサインの確認を怠らない．
> - すぐに介入が必要かどうかを見極める．
> - 年齢や便性状から鑑別を考える．

はじめに

　小児の下血，血便は比較的よくみられる症状ですが，家族の心配も強く，程度も少量の血便がおむつに付着する程度からショックに至るほどの大量出血までさまざまであり，原因も多岐にわたります．

　救急外来においては，緊急性の有無を判断することが重要であり，全身状態が不良な場合，活動性出血の場合や消化管通過障害，腸管循環不全が疑われる場合は特に緊急度が高いと判断し，小児外科へのコンサルトや高次救急医療機関への搬送が必要となります．また，小児の下血，血便を診るうえでは，随伴症状や，症状の重症度，便の性状，年齢により鑑別を考えることが重要と言えます．

1. 診断の進め方

1 問診

　(1) 下血，血便の発症時期を聴取します．

　(2) 平常時の便秘の存在，便の性状，いきみの有無，排便時間，排便時痛の有無を確認します．また発症時の排便回数，便の色調・性状，便の量（おむつに付着する程度か，便器が真っ赤に染まる程度か）などを確認します．

（3）トマトなどの赤い食材の摂食の有無，抗生物質（セフジニルなど）の内服の有無を確認します．

（4）生肉，生卵，生魚などの加熱していない食材の摂取はなかったかを聴取します．また，乳児期であれば，完全母乳から人工乳に変更した時期や，離乳食開始時期と重なって血便，下血が始まったかどうかを聴取します．

2 診察

まず緊急性の有無を評価します．具体的には意識レベル，呼吸循環のチェックを行い，capillary refill，心拍数，血圧，呼吸数，体温，四肢末梢の冷感などでショック状態にあるかどうかを評価します．異常がみられるときにはこれらの治療，安定化が優先されます．小児では，年齢不相応の頻脈が危急的な失血を示唆する最も感度の良い指標とされています．全身状態が安定していることが確認されれば，一般的な診察を行います．腹部の診察では，視診にて腹部膨満の有無を，聴診で腸蠕動音の確認を行い，触診で圧痛の有無，腹膜刺激症状の有無，腹部腫瘤を触知しないかを評価します．また，裂肛，見張り疣の有無（慢性的な便秘を疑う）を評価します．保護者がおむつに排泄した便を持参している場合や，便を撮影している場合では，血便の性状を確認します．

3 鑑別診断

問診と身体所見から鑑別疾患を挙げます．小児では，年齢によって血便・下血の好発疾患が変わるので，年齢の情報は重要になります（表1）．

（1）タール便

上部消化管出血が疑われる便の性状です．鑑別としては以下が挙げられます．

①急性胃粘膜病変（AGML）

薬剤，ストレス，物理的刺激などが原因であり，胃粘膜防御機構が障害され消化管出血が起こります．

②胃十二指腸潰瘍

新生児や乳児では嘔吐や吐血などの症状がみられ，重症化すると消化管穿孔により腹部膨満やショック状態に至ることがあります．年長児や学童では，腹痛（心窩部痛），悪心・嘔吐，吐血，貧血，体重減少を伴うことがあります．成人と同様に成因としては *Helicobacter pylori* の関与が明らかになっていて，十二指腸潰瘍の約80％，胃潰瘍の約40％は *Helicobacter pylori* が陽性です[1]．*Helicobacter pylori* 以外の成因としては，精神的ストレス，物理的・身体的ストレスが挙げられます．小児ではNSAIDsの使用が成人ほど多くは

年齢	黒色便(タール便)	鮮血便	表層性(点状, 線状)	便と混合
乳児期	鼻出血 Meckel憩室 消化管重複症	腸重積症 裂肛 アレルギー性腸炎 細菌性腸炎	リンパ濾胞増殖症 裂肛	腸重積症 細菌性腸炎 食物アレルギー
幼児期	Meckel憩室 Henoch–Schönlein紫斑病 鼻出血	裂肛 大腸ポリープ Henoch–Schönlein紫斑病	大腸ポリープ 裂肛 リンパ濾胞増殖症 直腸粘膜脱症候群	Henoch–Schönlein紫斑病 細菌性腸炎
学童期	消化管潰瘍 Henoch–Schönlein紫斑病 食道静脈瘤 Crohn病 鼻出血	潰瘍性大腸炎 痔核 Henoch–Schönlein紫斑病 Crohn病	痔核 直腸粘膜脱症候群	Henoch–Schönlein紫斑病 潰瘍性大腸炎 Crohn病

表1 年齢別・性状別にみた血便の原因

ないため,小児の場合ではNSAIDsは主要な原因とはなりません.

③新生児メレナ

出生時に児が飲み込んだ母体血が吐物や便中に混じる仮性メレナ,ビタミンK欠乏症による真性メレナ,種々の原因による消化管粘膜の障害である症候性メレナに分けられます.血液が母体由来か児由来かは,Apt試験で鑑別できます.児由来の血液である場合は,凝固機能検査やヘパプラスチンテストによりビタミンK欠乏症の有無を鑑別します.真性メレナであった場合は,ビタミンK(ケイツー静注薬)を1〜2 mg静注します.

(2) 暗赤色〜鮮血便
①腸重積

腹痛,嘔吐,血便が三大症状で,教科書的にはイチゴゼリー状の粘血便とされます.三大症状が初診時にすべて揃うことは10〜50%とされ[2],疑った場合は超音波による検索が必要となります.超音波検査は術者の技能にも影響されますが,侵襲も低く感度・特異度ともにほぼ100%であり,腸管の血流も確認することができるため,大変有用な検査です.腸管の重積は短軸像でtarget sign,長軸像でpseudokidney signとして描出されます.ただし,感染性腸炎などで腸管浮腫がみられる場合は,target signと見誤る場合があるので,必ず長軸像でpseudokidney signも同時に描出しておくことが重要です.超音波でほとんどの症例が診断できますが,判断が難しい症例の場合は,治療を兼ねた注腸造影でカ

二爪状陰影を認めた場合は確定診断となります．全身状態が不良な場合，腹膜炎症状や腹腔内遊離ガスを認め，腸管穿孔を疑う場合では非観血的整復は禁忌であり，全身状態を安定化させ小児外科にコンサルトを行います．発症48時間以上経過している場合や，ドプラーで腸管血流の低下が認められた場合でも，全身状態が良好であれば非観血的整復を選択する場合もあります．ただし，穿孔のリスクが上がるため，外科的対応ができる施設で行うことが望ましいです．

②Meckel 憩室

　2歳以下の児に多くみられ，多くは腹痛を伴わない血便を認めます．全身状態は良好であることが多いですが，腸閉塞や腸重積，憩室炎，穿孔などを合併した場合や，出血量が多く貧血やショック状態である場合は全身状態が不良となることがあります．原因は卵黄腸管遺残であり，症候性である場合はほぼすべてが外科的治療の対象となります．シンチグラフィは有用な検査であり，感度94％，特異度97％という報告があります[3]．腸重積を繰り返す病歴のある児には，本疾患を鑑別に入れる必要があります．

③感染性胃腸炎

　ウイルス性ではノロウイルス，ロタウイルスが代表的です．嘔吐，下痢などの消化器症状を伴います．頻回の下痢では軽度の血便を認めることがあります．細菌性腸炎は，ウイルス性腸炎との判断が難しいことがありますが，発熱，下痢や嘔吐，腹痛といった消化器症状が強い傾向があります．便培養を行うことによって診断します．

④溶血性尿毒症症候群

　志賀毒素を産生する大腸菌や赤痢菌の感染後に発症します．激しい腹痛を伴う下痢が認められ，1日から3日後に血便が出現します．80〜90％の患児は便培養で陽性になります．消化器症状が出現してから7日前後で下痢は改善しますが，その後溶血性尿毒症症候群を発症します．10歳以下では E. coli O157：H7 感染の場合15％程度に溶血性尿毒症症候群を合併すると言われているので[4]，便培養陽性症例では乏尿，血尿，蛋白尿といった尿の異常所見や浮腫，血小板減少，溶血性貧血の出現に注意が必要です．

⑤Henoch-Schönlein 紫斑病

　皮膚症状（下肢遠位部優位に紫斑や出血斑），関節症状（大関節優位に腫脹，疼痛），消化器症状（腹痛，血便，下血，嘔吐）を三大症状とします．その他の合併症として，腎炎が有名です．皮膚症状に先行して腹部症状が出現する場合は，診断が困難となる場合があります．腹部超音波検査では十二指腸壁の肥厚が特徴的です．また，腸重積を合併する場合があるので，身体症状で腸重積が否定できない場合には target sign がないか確認しておく必要があります．

⑥腸回転異常症（中腸軸捻転）

ほとんどは生後 1 年の間に急激な（胆汁性）嘔吐で発症します．乳幼児期以降では腹痛を主訴とすることが多くなります．また，軸捻に伴い腸管虚血が起こった場合には血便や吐血が出現します．腹部単純 X 線では小腸ループの拡大と結腸ガスの不鮮明化を認め，腹部超音波では whirl pool sign や SMA と SMV の位置異常が見られるのが典型です．絞扼性イレウスとなるので，小児外科医への早急なコンサルトが必要です．

⑦食物アレルギー

新生児や乳児期にミルクや母乳を開始した後に発症し，嘔吐，下血などの消化器症状を呈した場合に疑います．近年は新生児-乳児消化管アレルギーという概念で新生児乳児アレルギー疾患研究会より診断治療指針が出されています[5]．哺乳不良や体重増加不良のみの症状もあるため，母子手帳などで発育を確認する必要があります．

⑧潰瘍性大腸炎

繰り返す下痢，下血・血便，微熱，腹痛，体重減少を呈し，多くは思春期に発症します．比較的緩徐に発症する場合が多いですが，急性発症の場合もあります．全大腸型の場合は著明な症状をきたしますが，直腸型の場合は元気で血液検査も正常であることが多く，痔や裂肛として無治療で経過している例もあります[6]．経過が長い場合は消化管内視鏡を考慮します．

⑨Crohn 病

潰瘍性大腸炎と同じような症状をきたしますが，病変が全消化管に及ぶため，反復性口内炎や痔瘻を伴い，体重減少や成長障害がみられます．診断には上部下部消化管内視鏡が必要です．

（3）鮮血便

①裂肛

慢性便秘があり，正常便に鮮血の付着が見られれば裂肛による影響を疑います．また，肛門に見張り疣が見られれば，慢性的な裂肛を疑います．治療はまず浣腸や注腸により便栓の解除を行い，その後下剤による便秘の慢性管理を行います．局所には軟膏や坐薬を使用します．多くは機能性便秘ですが，新生児期からの慢性便秘であれば Hirschsprung 病も鑑別が必要となるため，小児外科医への紹介が必要となります．

②大腸ポリープ

乳幼児の S 状結腸や直腸に好発するため，直腸診や肛門鏡が有用な場合があります．有形便に鮮血が付着する程度のものから，大量に下血するものまで，程度はさまざまです．基本的には腹痛はきたしませんが，ポリープを先進部として腸重積となった場合には疼痛

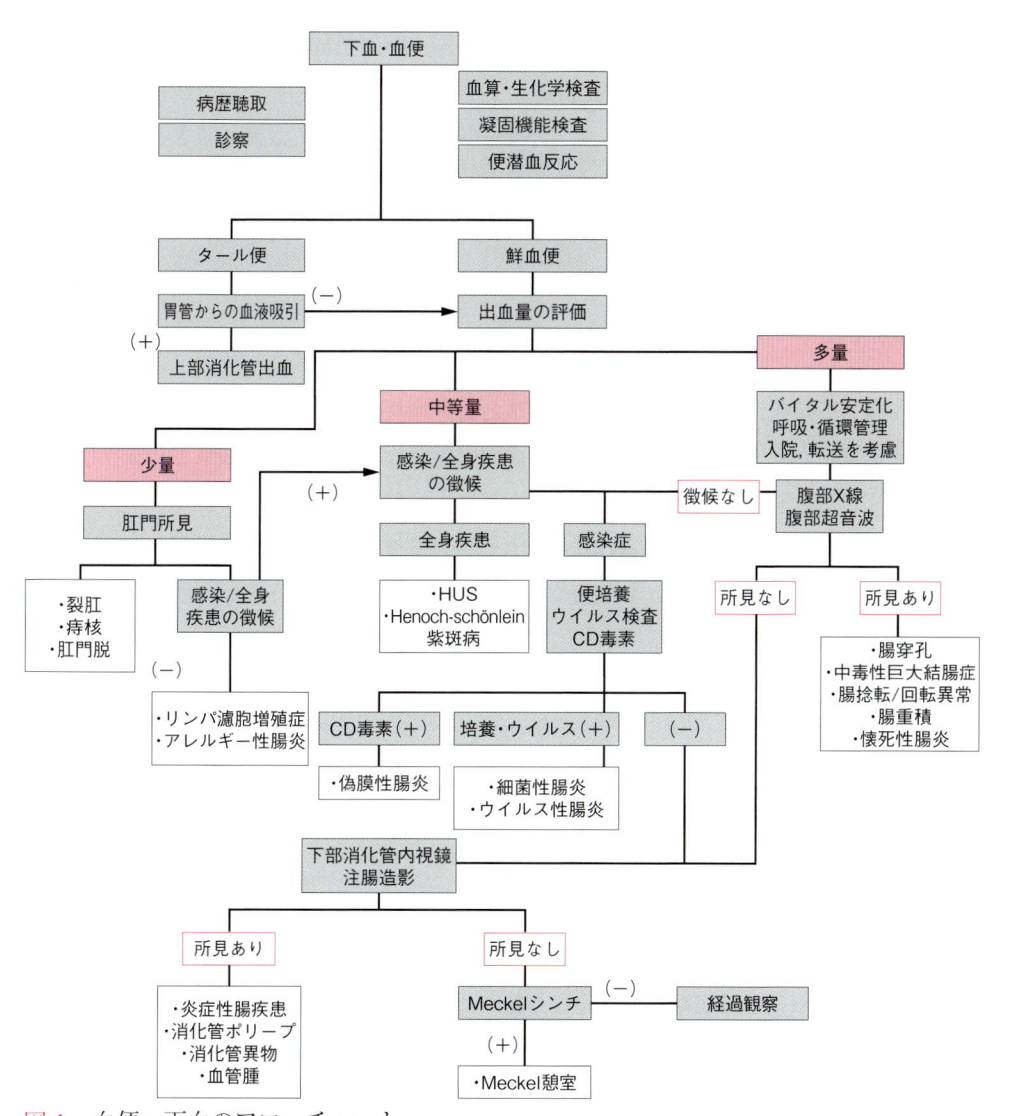

図1 血便・下血のフローチャート
(箕輪圭,新井勝大:吐血・下血. 小児科診療 2013;76:205-209 より)

を認めます．治療は肛門鏡や下部消化管内視鏡によるポリープ摘出です．小児のポリープは若年性ポリープが圧倒的に多く，再発や悪性化はまれです．

③リンパ濾胞増殖症

大腸にびまん性に数mm大のポリープを認め，便に少量の血液が付着します．原因は不明ですが，感染説やアレルギー説があります．乳幼児期に特有の疾患で，短期間に自然軽快することが多いとされます．

4 検査

侵襲の少ない検査として，血液検査（血算，生化学，凝固系，血液ガス，赤沈など），尿

一般検査，便潜血検査，便培養検査，腹部単純 X 線，腹部超音波などが有用であり，必要に応じて腹部 CT，シンチグラム，注腸造影，内視鏡検査，選択的血管造影検査などを考慮します．超音波検査は非侵襲的であり，カラードプラーで血流の評価もできるため有用ですが，腸管ガスや宿便が多い場合には診断精度が低下します．また実施者の技術により診断精度が変わることも問題とされます．

5 方針

　診察や検査の結果，軽症例は外来経過観察とし，症状が強い症例や，経口摂取不能な症例，経過観察を有する症例，保護者の心配が強い場合などは入院経過観察とします．重症例ではまず全身状態の安定化を図ります．大量に出血している場合はショック時の対応として，酸素投与，生理食塩水の 20 mL/kg ボーラス投与を行い，輸血の準備を進めます．また，小児の下血・血便をきたす疾患の中には，小児消化器専門医や小児外科医に早急なコンサルトが必要な症例もあるため，迅速な対応が必要となります．

2. 症例提示

患児：4 歳 5 カ月，男児

主訴：間欠的腹痛

現病歴：受診 5〜6 日前から排便がなくなった．受診日朝より周期的に腹痛が出現した．傾眠傾向であり，水分摂取が少なくなったため救急外来を受診した．

身体所見：体温 37.2℃，心拍数 108 回/分，呼吸数 24 回/分，SpO$_2$ 99％（ambient air）

　全身状態：活気不良

　頭頸部：顔色不良，眼瞼結膜貧血なし

　胸部：正常肺胞呼吸音

　腹部：平坦軟，腸蠕動音正常，圧痛なし，筋性防御なし，反跳痛なし，右上腹部に腫瘤を触知する，鼠径ヘルニアなし

　陰部：両側睾丸腫脹なし

　四肢：関節痛なし，紫斑なし

経過：浣腸を行い血液の付着した硬便を大量に認めた．診察中に胆汁性嘔吐を認め，腸重積が考えられたため腹部超音波検査を実施した．右上腹部の腫瘤は超音波で target sign，trapped fluid を認めた．発症は 24 時間内と考えられ，腸管の血流も認められたため，非観血的整復を実施した．高さ 100 cm でカニ爪陰影を下行結腸に認めたが，高さを 150 cm まで上げて 2 回実施し，整復されなかった．超音波上 target sign が残存していたが，腸管血流は受診時より増加していたため，delayed repeat enema を行う方針とした．2 時間後に高さ 150 cm で 2 回整復を試みたが，整復されなかった．超音波では盲腸内に脱出回腸が浮遊しており，回盲部屈曲のため整復困難と考えられ観血的整復を行った．回腸は 20

cm迷入しており色調が不良であったが，Hutchinson手技にて整復を完了し，その後色調の改善を認めたため温存可能と判断し，手術を終了した．

〈症例の解説〉

　嘔吐，間欠的腹痛，浣腸で血便を認めたことから比較的容易に腸重積と診断できた症例です．この児は，全身状態は不良ですが，バイタルサインではショックの徴候はなく，腹膜炎症状も認めませんでした．超音波では腸管の血流が低下しており，腸管重積部に液体貯留が認められました．日本小児救急学会が作成したガイドライン（試案）に基づき，重症度は中等症と判断しました．小児外科にもコンサルトし，非観血整復術を選択しました．

　腸管重積部に液体貯留が見られると非観血的整復の整復率が低下することが知られ[7]，本症例も高さを150 cmまで上げたが整復できませんでした．非観血的整復が不成功であった場合には手術を行うのが標準的な治療法ですが，初回の非観血的整復が成功しなくても一定の時間をおいて再度観血的整復を行うことをdelayed repeat enema（DRE）と言います．今回の症例では1回目のDREで先進部の移動が見られなかったことから，手術を行いました．

おわりに

　小児の消化器症状は成人に比較して客観的な評価が難しいため，詳細な問診と丁寧な診察が基本となります．消化器症状のみではなく，全身状態や他の随伴症状を評価していくことで，軽症例のなかの重症例を見逃さないようにすることが重要です．ショックを伴うような重症例においては気道，呼吸を安定化させつつ迅速に鑑別診断を行っていく必要があります．軽症である場合でも，多くの保護者は大変心配しているため，丁寧に説明して安心させる努力は必要です．

参考文献

1) Kato S, Nishino Y, Ozawa K et al：The prevalence of Helicobacter pylori in Japanese children with gastritis or peptic ulcer disease. *J Gastroenterol* 2004；**39**：734-738
2) 伊藤泰雄：腸重積症，小児科診療 2013；**76**：239-245
3) Sinha CK, Pallewatte A, Easty M et al：Meckel's scan in children：a review of 183 cases referred to paediatric surgery specialist centers over 18 years. *Pediatric Surgical International* 2013；**29**：511-517
4) Tarr PI, Gordon CA, Chandler WL：Shiga-toxin-producing Escherichia coli and haemolytic uraemic syndrome. *Lancet* 2005；**365**：1073-1086
5) 新生児乳児消化管アレルギー疾患研究会ホームページ〈http://www.nch.go.jp/imal/FPIES/icho/index.html〉
6) 余田　篤：子どもの血便，日小医会報 2010；**39**：103-106
7) del Pozo G, Gonzalez-Spinola J, Gomez-Anson B et al：Intussusception：trapped peritoneal fluid detected with US-relationship to reducibility and ischemia. *Radiology* 1996；**201**：379-383

MEMO

II. 外因系

II. 外因系

1 異物総論（鼻，耳，誤飲）
子どもは何でも穴に入れたがる

後藤匡啓 ［福井大学医学部附属病院 救急部］
Tadahiro Goto

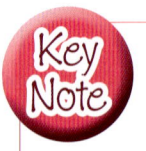

> **Key Note**
> - どんな子どもも，まずは PAT アプローチとバイタルサイン．
> - 異物誤飲（嚥）は「物」と「場所」がわかるまでは緊急と心得よ！
> - ボタン電池と鋭利な異物は常に緊急の場合が多いため要注意．
> - 診断・摘出困難な場合は他科と相談するのをためらわない．

はじめに

　子どもがいろいろな物に興味をもつのは自然なこと．異物は入る場所によっては致死的になり得るため，「患児の状態はどうか」・「何が危険か」をまず把握し，難しい場合は，1人で深追いしてはいけません．

〈症例〉
　2歳女児，「ペットボトルのプラスチックのラベルフィルムを齧っていたが，その後から咳をするようになった」と来院．児は咳き込んでいるが酸素化は保たれており，口腔内に異常を認めず，X線写真を撮像したが明らかな異常を認めなかったため経過観察とした．しかし，その数日後に小児科から「気管支に異物があった」と連絡が入った．

今回のテーマ

1. とにかく危険な異物を知ろう！
2. 鼻腔異物にチャレンジ

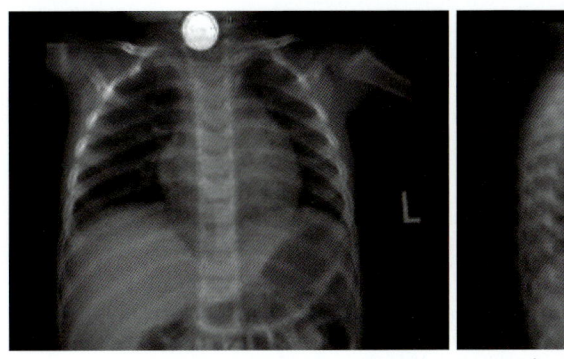

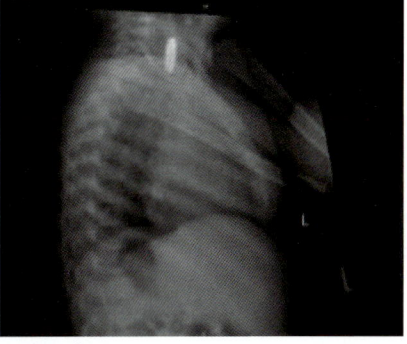

図1　ボタン電池のHalo signと側面像での段差[1]

3 外耳道異物にチャレンジ
4 異物を飲んじゃった！
　（1）異物誤嚥
　（2）異物誤飲
5 その他の異物

1 とにかく危険な異物を知ろう！

①ボタン電池　〜コインか否か〜

　ボタン電池は横隔膜から上，つまり鼻・耳・気管・咽頭・食道のどこにあっても危険です．状況を確認するのはもちろんですが，画像所見でのポイントは下記になります．

> ● 必ず2方向撮影する．
> ● ボタン電池はX線写真で円形に見える場合は，二重リング(Halo/Double ring)のように見える(図1)[1]．
> ● ボタン電池は横から見ると段差があるように見える．

　コインとの鑑別ですが，同じ大きさの1円玉は，はっきりとはX線写真に写りません．10円玉などコインとの鑑別がつかない場合はボタン電池と考えて対応しましょう(医療法人保善会　田上病院HPに各コインの透過性を示した画像があります http://www.tagami-hp.com/fs_back_20130201.html)．

　ボタン電池は2時間程度で組織にダメージを与え，穿孔までのタイムリミットは5〜7時間しかありません！[1,2]

　唯一，ボタン電池が横隔膜より下の胃〜腸管にまで到達している場合は自然排泄を期待することができますが，米国のガイドラインでは，下記の場合は摘出を勧めています[3]．無理矢理嘔吐させてはいけません！

> ★ボタン電池誤飲時の摘出基準
> - 食道にある．
> - 磁石を一緒に飲んでいる．
> - 腹痛，嘔吐などの症状を有する．
> - 電池の破損や腐食が疑われる．
> - 48時間以上経過しているか時間経過が不明．
> - 6歳以下の児が直径15 mm以上の電池を誤飲．
> - 食道疾患や先天奇形，開腹手術の既往など基礎疾患がある．
> - 自宅に帰っても保護者がしっかり観察できない環境にある．

ボタン電池が胃にある場合は飲んでから48時間内に再度X線フォローが必要です．その間に症状が出たら摘出が必要になります．

摘出する場合，遅発性に食道穿孔，瘻孔形成，縦隔炎，肺炎，気胸などのさまざまな合併症を生じる可能性があるため，内視鏡で直視下に摘出し，そのまま粘膜を内視鏡で評価して経過観察するのが望ましいでしょう[3]．

②鋭利・尖った異物[4]

これらによる食道異物は当然ながら穿孔のリスクが高く，大動脈瘤，咽後膿瘍，縦隔炎を起こすこともあります．鼻や耳の場合は取り出すときに注意が必要です．

画像検査では，鋭い・尖った異物はX線写真には写りにくいことを念頭におくこと！ 病歴から穿孔性の異物が疑われる場合はCTもしくは内視鏡を施行します．魚骨は64列MDCTならばほぼ確実に写ります[5]．食道異物の場合はすぐに摘出する必要がありますが，胃まで入ってしまえば自然排泄を期待できます．鋭利な異物を胃内に認めた場合は，腹痛や嘔吐，下血などの症状が出現したとき，もしくはX線撮影で3日以上動いていなければ摘出を考慮します．

③細長い異物

歯ブラシ，割り箸，フォークなどの細長い異物は危険とされています．誤飲した場合の合併症の発生率が高く，圧による粘膜壊死，消化管閉塞・穿孔をきたします[6]．

異物の長さですが，体格の良い児童であれば6 cm以上が取り出す基準になります．また卵形の場合は5 cm×2 cmを超えるようなら十二指腸を通過しないので取り出します．乳幼児〜小児では3 cm×1 cmを超えるようなら摘出が必要です[7]．

2 鼻腔異物にチャレンジ

鼻に異物を詰める子どもの多くは2歳〜5歳です．

> ★鼻腔異物で危険な異物
> ●ボタン電池，鋭利な異物，棒状の異物，磁石[8]
> ●ナッツなどの有機物(後鼻腔から誤嚥する可能性がある)
>
> ★やってはいけない！Don't！
> ●後方への押し込みは誤嚥する可能性があるのでダメ
> ●有機物は水を吸うと膨らむので，水で押し出すのはダメ
>
> ★耳鼻科にコンサルト
> ●出血を伴う，あるいは鼻中隔，鼻骨の損傷が疑われるとき
> ●長期の異物により肉芽を形成している場合
> ●頑張っても取れない場合(翌日でもよいが親と揉めないように)

長時間あった異物等で感染を併発している場合は，取り出した後にアモキシシリン50 mg/kgを7日間で処方します[9]．

(1) 圧をかける

①反対の鼻腔を押さえて，鼻をかんでもらう

「鼻をすってはいけない」ことをしっかり説明しましょう．

②Parent's kiss

保護者に子どもの健側の鼻孔を塞いだ状態でキスをし，勢いよく息を吹き込んでもらいます．成功率は60〜80％と報告されています[10]．

③反対の鼻腔から生食もしくは高流量酸素を投与する

誤嚥しないように患児を座位にして生食をシリンジで注入するか，高圧酸素(酸素を10 L/min程度)で健側にチューブで吹き込み押し出す(口は閉じる)．

④吸引器と吸引カテーテルを用いる

吸引カテーテル先端を異物にくっつきやすいようにカットし，吸引してくっつけます．

(2) 機械的除去

①鑷子，鰐口鉗子，吸引器，フック(事務用クリップの先を変えて使っても可)などで取る

②異物が金属なら磁石で取り出す

③バルーンカテーテル法

バルーンカテーテルを隙間から奥に入れて，異物の向こう側で膨らませ，そのまま引き出します．

④接着法

アロンアルファやダーマボンドを咽頭用スワブなどの柄の部分に少量をつけて，くっつけて取り出す．

3 外耳道異物にチャレンジ[11]

鼻よりは平均年齢が高く7歳前後にピークがあります．

> ★ 外耳道異物で危険な異物
> ● ボタン電池，鋭利な異物，棒状の異物（鼓膜まで達していないか）
>
> ★ やってはいけない！ Don't！
> ● 鼓膜損傷が疑われる場合，水で押し出すのはダメ
> ● ボタン電池と有機物は水を使ってはダメ
> ● 虫の場合，光を当てたり，生きたまま取り出したりするのはダメ
>
> ★ 耳鼻科にコンサルト
> ● 先端が鋭い異物で先が見えない
> ● 24時間以上入ったままの異物

耳腔内は敏感なため，キシロカインスプレーなどで麻酔してから，シリンジに18-20Gの外筒をつけて異物の隙間から挿入し，後方から人肌に温めた生食で押し出す方法が良いと報告されています．

虫の場合，アルコール，リドカイン，オイル（オリーブオイルなど）で殺してから除去することが勧められています（水は大暴れするので不可）．

4 異物を飲んじゃった！

常に窒息による急変の可能性を念頭におくこと!!必ず「いつ」「どんなものを」「飲んでからの症状」と既往歴などを聴取しましょう．

> ★ ER医が念頭におくべき3つの事項
> ① 常に気道緊急の可能性があること
> ② 緊急摘出の適応を判断できること
> ③ 的確なコンサルト・フォローを指示できること
>
> ★ 異物を飲んだときの緊急のサイン
> ● チアノーゼ，stridor，努力様呼吸など気道・呼吸切迫のサインがある．
> ● 唾液を全く飲めないなど，食道閉塞が疑われるとき．
> ● ボタン電池の誤飲疑い．
> ● 鋭利な異物，強力な磁石，5cm以上（乳幼児は3cm）の物を飲み込んだとき．
> ● 腹痛，嘔吐，発熱などの消化管の炎症・穿孔が疑われるとき．
> ● 飲んでから24時間以上，もしくはいつ飲んだのかはっきりしないとき．

症状は異物の種類や大きさ・異物の位置に影響されますが，何より最初に気道・呼吸器

症状に最も気をつけること．腹部の所見も気をつけましょう．

X線写真は必ず口から肛門までが写るように正面・側面両方撮影します[12]．もし飲み込んだ物と同じ物を持ってきたらX線の撮影時に隣に置いて透過性を確認しましょう．

病歴から誤飲が疑わしく，X線でわからなければCTを撮像します．目の前で気道閉塞などが起きた場合には已むなくハイムリッヒ法を行う方法もありますが，通常の誤嚥では推奨されておらず[9]さまざまな合併症が報告されているので注意が必要です[13]．

（1）異物誤嚥[14]

4歳以下の大きな死因の一つです．80％近くがナッツなどの有機物であるためX線写真に写りにくいことを念頭におく必要があります．異物は気管支に90％近くが存在し（右側に52％，左側に33％），残り10％程度が喉頭や気管に存在します．

> ★誤嚥で危険な異物
> ●呼吸状態に関わるため基本的にすべての異物が緊急！
>
> ★やってはいけない！Don't！
> ●病歴や症状から疑われる場合はX線撮影だけで除外してはダメ
> ●急性の咳嗽や原因不明の咳嗽の鑑別で異物を挙げられないのはダメ

X線の感度が低いため病歴や所見も大切になりますが，親の目撃の感度は多くの報告で70〜90％程度ですが特異度は30〜90％とばらつきがあります．身体所見では，感度が高いのは突然発症の咳嗽，特異度が高いのは局所の呼吸音減弱，喘鳴・チアノーゼです．

気管異物の患者において異物は10〜15％しかX線に写らず，17％は正常です．特徴的な所見はエアトラッピング（68％），無気肺（14〜53％），浸潤影（11％），縦隔偏位が主な所見です．側臥位による写真撮影はcontroversialなので[15]，迷ったらCTを撮像しますが分泌物による偽陽性に注意[16]．

（2）異物誤飲

6ヵ月から6歳に多いですが，異物の多くは胃まで達してしまえば自然排泄を期待できるため，特に問題になるのは食道異物です．

生理的狭窄部位として食道入口部，気管分岐部，食道裂孔部があり，異物の70〜80％は食道入口部に認めます（X線で両鎖骨の間）．症状は半数程度にしか認めず，その詳細も非特異的ですが上部食道だと嚥下困難，流涎，嘔吐で，下部だと疼痛が強い傾向にあります[17,18]．

> ★誤飲で危険な異物
> - ボタン電池，鋭利な異物，細長い異物，強力な磁石（特に複数！）
> - 24時間以上食道にある異物
>
> ★やってはいけない！Don't！
> - 症状が無いからといって異物の存在を否定してはダメ
> - 全身が写っていない，あるいは一方向だけのX線写真で判断してはダメ
> - 安全な異物でも症状がある場合は簡単に帰してはダメ

摘出方法に関しては，危険な異物はすべてコンサルトして内視鏡下で取り出すのが最も安全です．食道入口部のコインであれば挿管をして大きめのブレードで食道内を展開し，マギール鉗子を用いて摘出することも可能です．

①内視鏡的に除去する
　確実で安全性も高く基本は第一選択になります．
②胃内に押し込んで落とし，自然排泄を待つ
　専用のブジー等で押し込む方法です[19]．
③フォーリーカテーテルを用いる
　透視下でフォーリーカテーテルを用いて異物を引っ掛けて摘出します．
④Penny pincher technique[20]
　透視下でNGチューブなどの中に内視鏡用の把持鉗子を入れて摘出します．
⑤マグネットカテーテルによる抜去
　金属製品かつ鋭利な物でなければ，磁石のついたカテーテルで摘出することも可能です．

　コインなどの安全な異物が胃内にある場合，2週間おきにX線でフォローし，便を確認してもらいます．磁石は複数を飲んでいることが多く[21]，腸管壁を挟んで磁石同士がくっついた場合，8時間で潰瘍形成を引き起こすため，2つ以上の磁石を飲んだ場合は摘出します[22]．

5 その他の異物

　さすがにこれらの異物は専門科に任せたほうが良いと思われますが，鼻や耳などに異物を入れる子どもはその他の場所にも入れる可能性があるため注意が必要です．どこかに異物があった場合，他の場所の異物も注意すること．年齢が増すに従い自慰行為・性的行為に伴う例を認めます．

おわりに

　異物は個々で違うため非常に難しいです．甘く見ると痛い思いをするだけに，ER医の腕の見せ所の一つです．また，小児の異物は予防が大事であるため，両親には子どもの口の大きさに近い「トイレットペーパーの芯」に入るような物は子どもの手が届かない所に置くよう伝えましょう．

文献

1) Thabet MH, Basha WM, Askar S：Button battery foreign bodies in children：hazards, management, and recommendations. *Biomed Res Int* 2013；**2013**：846091
2) Loh WS, Leong JL, Tan HK：Hazardous foreign bodies：complications and management of button batteries in nose. *Ann Otol Rhinol Laryngol* 2003；**112**：379-383
3) Center, N. C. P. NBIH Button Battery Ingestion Triage and Treatment Guideline. 2013 2009；Available from：http://www.poison.org/battery/guideline.asp
4) Wright CC, Closson FT：Updates in pediatric gastrointestinal foreign bodies. *Pediatr Clin North Am* 2013；**60**：1221-1239
5) Park S, Choi DS, Shin HS et al：Fish bone foreign bodies in the pharynx and upper esophagus：evaluation with 64-slice MDCT. *Acta Radiol* 2014；**55**：8-13
6) Kay M, Wyllie R：Pediatric foreign bodies and their management. *Curr Gastroenterol Rep* 2005；**7**：212-218
7) Wyllie R：Foreign bodies in the gastrointestinal tract. *Curr Opin Pediatr* 2006；**18**：563-564
8) Kiger JR, Brenkert TE, Losek JD：Nasal foreign body removal in children. *Pediatr Emerg Care* 2008；**24**：785-792
9) Gary R. Fleisher, S. L. M., ed. Textbook of Pediatric Emergency Medicine, 6th ed. 2010, Lippincott Williams & Wilkins
10) Purohit N, Ray S, Wilson T et al：The 'parent's kiss'：an effective way to remove paediatric nasal foreign bodies. *Ann R Coll Surg Engl* 2008；**90**：420-422
11) Stoner MJ, Dulaurier M：Pediatric ENT emergencies. *Emerg Med Clin North Am* 2013；**31**：795-808
12) Hesham A-Kader H：Foreign body ingestion：children like to put objects in their mouth. *World J Pediatr* 2010；**6**：301-310
13) Lee SL, Kim SS, Shekherdimian S et al：Complications as a result of the Heimlich maneuver. *J Trauma* 2009；**66**：E34-E35
14) Fidkowski CW, Zheng H, Firth PG：The anesthetic considerations of tracheobronchial foreign bodies in children：a literature review of 12,979 cases. *Anesth Analg* 2010；**111**：1016-1025
15) Assefa D, Amin N, Stringel G et al：Use of decubitus radiographs in the diagnosis of foreign body aspiration in young children. *Pediatr Emerg Care* 2007；**23**：154-157
16) Hong SJ, Goo HW, Roh JL：Utility of spiral and cine CT scans in pediatric patients suspected of aspirating radiolucent foreign bodies. *Otolaryngol Head Neck Surg* 2008；**138**：576-580
17) Rybojad B, Niedzielska G, Niedzielski A et al：Esophageal foreign bodies in pediatric patients：a thirteen-year retrospective study. *ScientificWorldJournal* 2012；**2012**：102642
18) Arana A, Hauser B, Hachimi-Idrissi S et al：Management of ingested foreign bodies in childhood and review of the literature. *Eur J Pediatr* 2001；**160**：468-472
19) Arms JL, Mackenberg-Mohn MD, Bowen MV et al：Safety and efficacy of a protocol using bougienage or endoscopy for the management of coins acutely lodged in the esophagus：a large case series. *Ann Emerg Med* 2008；**51**：367-372
20) Gauderer MW, DeCou JM, Abrams RS et al：The 'penny pincher'：a new technique for fast and safe removal of esophageal coins. *J Pediatr Surg* 2000；**35**：276-278
21) Liu S, Li J, Lv Y：Gastrointestinal damage caused by swallowing multiple magnets. *Front Med* 2012；**6**：280-287
22) Hussain SZ, Bousvaros A, Gilger M et al：Management of ingested magnets in children. *J Pediatr Gastroenterol Nutr* 2012；**55**：239-242

II. 外因系

2 軽症頭部外傷
頭部CTは撮るべき？ 撮らないべき？

伊藤太一 ［ハワイ大学医学部 小児科］
Taichi Itoh

> **Key Note**
> - 小児外傷の中で頭部外傷は最も多い．
> - 受傷機転，中枢神経症状，身体所見から重症頭部外傷のリスクを評価する．
> - NICE頭部外傷ガイドラインを参考に頭部CTの適応を見極める．
> - 頭部CTに伴う被曝と発癌リスクの関連性を理解する．
> - 受傷機転が不明瞭な症例では虐待も念頭に診療を進める．

はじめに

　頭部外傷は小児救急において最も頻度の高い外傷の一つです．2004年の北米からのある報告では，14歳未満の頭部外傷患者の救急医療機関の受診件数は毎年約50万件．そのうち，頭部外傷を契機に死に至る症例が毎年約2,000件にのぼるとされます[1]．この背景には，小児の解剖学的な特徴が挙げられます．小児は低年齢になればなるほど，成人に比較し頭部が占める割合が相対的に大きく，乳児では全体重の約20％を占めます（図1）．重心が高く不安定な体型であることに加え，成長発達過程にある乳幼児では防御行動が未熟です．そのために，転倒や転落などにより頭部を受傷する頻度が高いと考えられています．幸い，小児の頭部外傷の多くは軽症であり，神経学的および生命予後は良好です．しかし，まれではあるものの初期段階で一見すると軽症にみえる症例の中に，不慮な転帰をたどる重症頭部外傷が潜んでいるのも事実です．頭部外傷診療でCT検査が有用であることは言うまでもありませんが，近年，頭部CT検査に伴う放射線被曝による小児患者の発癌リスクが高くなることが報告されています[2〜4]．したがって，小児の頭部外傷診療では，重症頭部外傷症例を見逃すことなく一刻も早く診断し，軽症頭部外傷症例に対する過剰な頭部CT検査を回避することが要求されます．それには，受傷機転，中枢神経症状，身体所見か

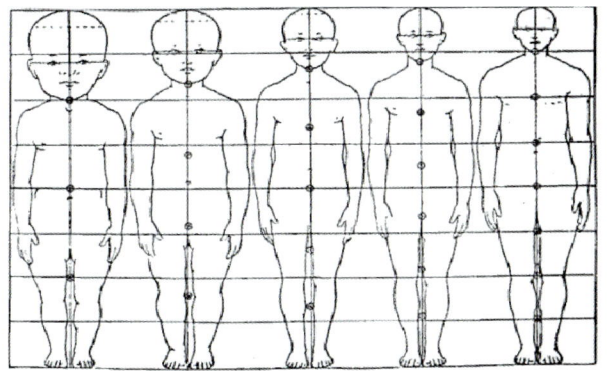

図1　頭部が占める割合の小児と成人での比較
（http://en.wikipedia.org/wiki/Neoteny より）

ら重症頭部外傷のリスクを的確に評価し，頭部CT検査の適応を見極める必要があります．これを達成するための一助となるのが，2014年1月に更新されたNICE(National Institute for Health and Care Excellence)の頭部外傷の診療指針です[5]．本稿では，この診療指針を取り入れながら，実際の小児の軽症頭部外傷診療の要点を解説します．

1. 定義と概念

　小児の軽症頭部外傷の定義は，その年齢によって受傷機転や臨床症状が異なることから，2歳未満と2歳以上の2つの患者群に分けて考えるのが一般的です．2歳未満の群の軽症頭部外傷は，意識が清明，もしくは，軽い声かけや触れることで正常な反応を示す鈍的な頭部外傷症例と定義されます．そして，2歳以上の群では，GCS(Glasgow Coma Scale) 14点以上で神経学的異常所見がなく，頭蓋底骨折を示唆する身体所見がない症例と定義されます．

2. 受傷機転

　小児における頭部外傷の受傷機転は，上述したようにその年齢によって異なります．乳幼児では，ベッドや階段からの転落など自宅内での転落事故や虐待が多く，学童児から中学生では交通事故や運動中の事故が多いとされています．受傷機転を聴取するときには，いつ？　どこで？　だれが？　どのように？　と，受傷した状況およびその前後の状況がそっくりそのまま再現できるように，一貫性のある詳細な情報を聴取することを心がけます．これにより，受傷部位および外傷のエネルギーを推測することが可能となります．特に高エネルギー外傷（表1）に一致するときには，重症頭部外傷はもちろん他の臓器損傷を合併している可能性を念頭に迅速に診療を進める必要があります．また，情報が一貫性に乏しい，受傷機転が外傷部位や形態に一致しない，受傷機転が児の成長発達段階に一致し

・1メートル以上の高さからの墜落
・5段以上の階段からの転落
・水深が浅いプールなどへの頭からの飛び込み
・車に追突された歩行者
・自転車での衝突
・高速で走行する自転車の衝突
・自動車の横転事故
・自動車事故での車外放出

表1 小児の高エネルギー頭部外傷の例
（NICEの頭部外傷ガイドラインより）

・意識消失	・激しく増悪する頭痛
・意識障害	・特に2歳未満では保護者の観察で普段と
・けいれん	児の様子が違う
・嘔吐	

表2 重症頭部外傷を示唆する主な症状の例

・意識障害	・頭部の陥没
・神経学的巣症状	・大泉門の膨隆
・頭部の皮下血腫	・頭蓋底骨折所見
・頭皮の裂傷	パンダ眼，バトル徴候（図2），鼓室内血腫（図3），
・頭部の圧痛	髄液漏

表3 重症頭部外傷を示唆する主な神経学的および身体所見の例

ないときには，積極的に虐待の可能性を考える必要があります．

3. 主な中枢神経症状と診察所見

　繰り返しになりますが，小児の軽症頭部外傷診療で最も優先されるべきことは，重症頭部外傷をいち早く診断し，迅速に適切な治療を導入することです．重症頭部外傷に特異的な症状は存在しませんが，表2の症状を認めるときには，重症頭部外傷のリスクが高いと考えられます．

　そして，重症頭部外傷を示唆する主な神経学的および身体所見としては，表3のようなものが挙げられます[6]．

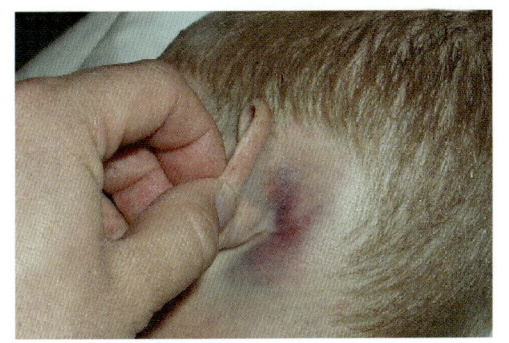

図2　バトル徴候
(http://www.pharmacology2000.com/822_1/Battle'_sign2.jpg より)

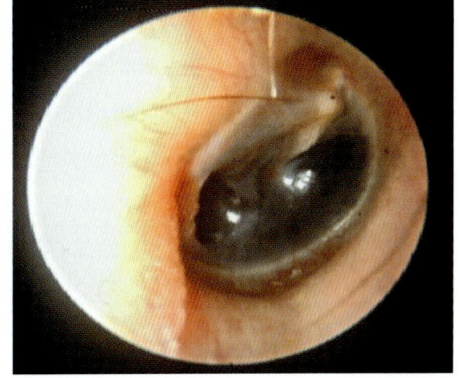

図3　鼓室内血腫
(UpToDate Evaluation and management of middle ear trauma Picture1 より)

- 虐待を疑う症例
- 受傷後のけいれん(てんかんの既往がない)
- 救急室での初期評価で GCS＜14
- 受傷後2時間経過した時点の評価で GCS＜15
- 1歳未満の乳児で救急室での初期評価で GCS＜15
- 開放性頭蓋骨骨折もしくは陥没骨折が疑われる
- 頭蓋底骨折を示唆する身体所見
- 大泉門の膨隆
- 1歳未満の乳児で頭部の皮下血腫，腫脹，5 cm 以上の裂傷
- 神経学的巣症状

表4　頭部 CT 検査の適応評価項目
(NICE の頭部外傷ガイドラインより)

4. 頭部 CT の適応

　NICE の頭部外傷診療指針では，表4の項目の1つでも当てはまれば1時間以内に頭部 CT 検査を行うことが推奨されています．

　また，NICE の頭部外傷診療指針では，表5の項目の2つ以上に当てはまれば1時間以内に頭部 CT 検査を行うことが推奨されています．

　表4の適応基準には1つも当てはまらず，表5の適応基準には1つしか当てはまらない症例は，少なくとも4時間の慎重な経過観察が推奨されています．経過観察中に意識障害（GCS＜15），さらなる嘔吐，さらなる異常なぐったり感を1つでも認めるときには，1時間以内の頭部 CT 検査を行うことが推奨されています．一方で上記の症状のいずれも認められないとき，さらなる経過観察を行うかは臨床的な判断になります．

- 目撃がある 5 分以上の意識消失
- 異常なぐったり感
- 3 回以上の嘔吐
- 5 分以上持続する逆行性および前方性健忘
- 高エネルギー外傷

表 5 頭部 CT 検査の適応評価項目
（NICE の頭部外傷ガイドラインより）

5. CT 検査に伴う被曝と発癌リスク

　過去 30 年で CT は急速に臨床現場に普及しました．テクノロジーの発達に伴い，さらに解像度は上がり検査時間は短縮され，その適応は今もなお拡大しつつあります．頭部外傷診療においても，頭部 CT 検査の診断的な有用性はすでに確立された概念となっています．しかし，成人と異なり小児は発育過程にあり，細胞分裂が活発であるために，放射線障害への感受性が高くなります．それに加え，体が小さいために，CT 検査の対象臓器以外の隣接する臓器も被曝するリスクが高く，使用する放射線量も撮影部位だけでなく年齢にも従い調整を必要とします．2012 年に『Lancet』に掲載された約 1 万 7 千人の癌既往のない 22 歳未満の患者を対象とした観察研究[3]では，30 mGy 以上（平均 51.13 mGy）の放射線被曝を受けた患者群は，5 mGy 未満の放射線被曝を受けた患者群に比較し，白血病を発症する相対危険度 relative risk 3.18（95% 信頼区間 1.46-6.94）．そして，50 mGy 以上（平均 60.42 mGy）の放射線被曝を受けた患者群は，脳腫瘍を発症する相対危険度 relative risk 2.82（95% 信頼区間 1.33-6.03）と報告されています．このデータをより日常臨床に照らし合わせて解釈すると，15 歳未満の患者では 2〜3 回の頭部 CT 検査で脳腫瘍を発症するリスクが約 3 倍となり，5〜10 回の頭部 CT 検査で白血病を発症するリスクが約 3 倍となります．これを読み驚いた読者も多いことと想像しますが（筆者もその一人でした），そもそも小児における白血病および脳腫瘍は発症率が非常に低い疾患です．北米のデータでは，小児の白血病で最も多い急性リンパ性白血病の発症率は 2.8/100,000 と報告[7]されており，脳腫瘍は良性腫瘍も含め 4.5/1000,000 と報告[8]されております．この 3 倍の数字をどのように考えるかは，議論が分かれるところであります．小児の軽症頭部外傷診療に携わる医師は，頭部 CT 検査のリスクとベネフィットを過去のエビデンスを踏まえ明確に理解しておく必要があります．「放射線被曝」や「発癌リスク」という言葉は，時に患者およびその保護者へ大きな不安感と恐怖心を与えうることは容易に想像できると思います．頭部 CT 検査の必要性，もしくは，必要性が低いことを患者および保護者へ説明するときには，臨床研究データのみを伝えるだけでなく，そのデータが目の前にいる患児一人ひとりにとって何を意味するのかを臨床医として解釈し，わかりやすい言葉で伝えるよう努力しなければなりません．

おわりに

　頭部外傷は，小児救急において最も頻度の高い外傷であるだけでなく，先進国では小児期の死亡原因としても第1位に君臨しております[9]．私たち医療従事者が知っておかなければならないのは，頭部外傷に限らず子どもの事故の多くは，保護者の意識や適切な養育環境をつくることで予防が可能であるということです．階段への侵入を防ぐ柵の設置，壁のコンセントの挿入口のカバーの使用，浴槽の蓋の使用，電気湯沸かし器などの設置場所の工夫などで，転落，溺水，熱傷などの致死的な事故を未然に防ぐことが可能となります．また，虐待症例を早期に見出すことにより，その患児だけでなく加害者へも救いの手を差し伸べることができ，最悪の事態を未然に防ぐことが可能となります．忙しい救急外来ではどうしても時間の制限があり軽視されがちにはなりますが，小児救急診療に携わる医療従事者は，事故予防の重要性を理解しそれに努めていかなければなりません．この地道な努力こそが，より明るい子どもたちの未来を切り開いていくのではないでしょうか．

参考文献

1) Langlois JA, Rutland-Brown W, Thomas KE：Brain Injury in the United States：Emergency Department Visits, Hospitalization, and Deaths, Center for Disease Control and Prevention, National Center for Injury Prevention and Control, Atlanta 2004
2) Brenner DJ, Hall EJ：Computed tomography-an increasing source of radiation exposure. *New Engl J Med* 2007；**357**：2277
3) Mark SP, Jane AS, Mark PL：Radiation exposure from CT scans in childhood and subsequent risk of leukemia and brain tumors：retrospective cohort study. *Lancet* 2012；**380**：9840
4) Mathews JD, Forsythe AV, Brady Z：Cancer risk in 680 000 people exposed to computed tomography scans in childhood and adolescence：data linkage study of 11 million Australians. *BMJ* 2013；**346**：f2360
5) NICE clinical guideline 176 Head Injury. January 2014
6) Dunning J, Batchelor J, Stratford-Smith P：A meta-analysis of variables that predict significant intracranial injury in minor head trauma. *Arch Dis Child* 2004；**89**：653
7) McNiel DE, Cote TR, Clegg L：SEER update of incidence and trends in pediatrics malignancies：acute lymphoblastic leukemia. *Med Pediatr Oncol* 2002；**39**：554
8) Central brain tumor registry of the United States. 2007-2008 primary brain tumors in the United States statistical report, 2000-2004
9) Luerssen TG, Klauber MR, Marshall LF：Outcome from head injury related patients age. A longitudinal prospective study of adult and pediatric head injury. *J Neurosurg* 1988；**68**：409

Ⅱ．外因系

3 顔面外傷
顔面軟部組織損傷と顔面骨折の診療

玉田一敬 ［東京都立小児総合医療センター 形成外科］
Ikkei Tamada

> **Key Note**
> - 顔面軟部組織損傷の診断では，局所麻酔を使用する前に臨床所見の確認を行う必要がある．
> - 受傷機転と部位に応じて，顔面神経をはじめとする重要臓器の損傷を確認する必要がある．
> - 眉毛部，眼瞼，口唇などでは部位特殊性を考慮した処置が必要である．
> - 顔面骨骨折は専門診療科の診察を必要とするが，その中でも高度眼球運動制限を伴う眼窩骨折は速やかなコンサルトが必要である．

はじめに

　顔面は比較的小範囲に多数の重要構造物を有しており，ERでの限られた時間で診断・治療を行うことに苦手意識を感じる先生方も多いかもしれません．初期治療終了後にコンサルトされた際，われわれ専門診療科の医師でも時に診断や治療方針決定に困難を要することもあります．これは小児が診療に応じることができない場合が多く，また，特に骨折において特殊な形態をとることが多いことによるものと思われます．

　本稿では，顔面外傷の診察についてまず簡単に述べた後，顔面外傷を軟部組織損傷と骨折の2つに大別し，それぞれの中で比較的頻度の高い外傷や，見逃さないために注意が必要な外傷について各論的に述べるという体裁を取りたいと思います．

　診断を行うにあたってバイタルサインの把握やABCの確保など，ER診療を行うにあたって必要不可欠な事項は顔面外傷の診断・治療においてももちろん重要であることは言うまでもありませんが，他稿との重複を避けるため，いわゆる primary survey は終了したという前提で解説を行いたいと思います．

1. 顔面外傷の診察

1 問診

　顔面外傷を有する児が ER を受診した際にまず行うことは，同伴者に受傷時の状況を聞くことです．例えば，オトガイ部に挫創のある児が入室してきて，横にいたお母さんが，「子どもを自転車の後ろに乗せたまま転倒してしまって，地面に顎をぶつけてしまったんです」と言ったとしましょう．そのような場合，オトガイ部の挫創は骨膜に達していることが珍しくありません．地面と下顎骨に挟まれるようにして皮膚皮下組織が損傷されるからです．意識して深さを調べる必要があります．また，このような受傷機転では歯牙による口腔粘膜損傷も念頭に置く必要があります．時に皮膚側の挫創とつながっている場合もありますので，生理食塩水を注入するなどして確認したほうがよいかもしれません．さらに，下顎骨を介した外力の伝達により下顎関節突起骨折を生じている可能性も考え，開口制限をチェックしたいところです．

　このように受傷時の状況を意識しながら問診を行うことで診断の質を上げることができるため，想像力を働かせながら病歴を聴取します．また，虐待の可能性が否定できない場合もあるため，後のために正確にカルテに記載を残すようにしましょう．もちろん，現病歴に加えて既往歴やアレルギーの有無，ワクチン歴なども聴取して記載します．

2 診察

　診察にあたっては可能な限り患児の痛みや恐怖心の少ない項目から始めていきましょう．年齢によって自覚症状のはっきりしない場合はもちろんありますが，自覚症状が大事な検査や，患児の協力が必要な検査をなるべく先に行うことが重要です．例えば，目が見えているのかどうか，眼球運動はどうかといった所見を先に取りましょう．

　また，専門診療科に診察を依頼する前に"簡単な"創処置を終えるということに関しても注意が必要です．例えば，こめかみに出血を伴う汚染創があるからといって先に局所麻酔下に創処置を行ってしまっては，その後数時間，顔面神経側頭枝の評価ができなくなってしまいます．

2. 軟部組織損傷の診断

　顔面軟部組織損傷を診察するにあたって重要となる臓器について記載します．以下に述べるようなことに注意して問診や視診・触診を行うようにしてください．なお，基本的にこれらの構造物に損傷が見られた場合には速やかに専門診療科に連絡を取ることが望ましいでしょう．

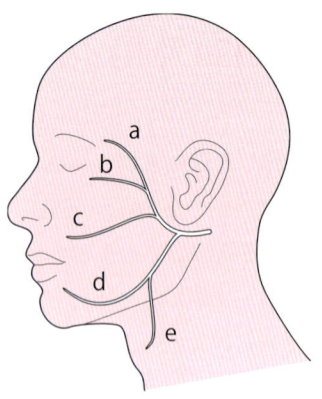

図1 顔面神経の走行
a：側頭枝，b：頬骨枝，c：頬筋枝，
d：下顎縁枝，e：頚枝

1 顔面神経

　顔面神経は表情筋の運動を司る神経です．耳の後ろの顔面神経孔から出た後，耳下腺の中を通り，分岐して最終的に5本の終枝となります．おおよその走行は顔面に手を広げたような形（図1）となります．それぞれの枝がどのような顔面の動きを司っているか覚えておく必要があるでしょう．

a．側頭枝

　耳垂から眉毛外側を結ぶラインを走行します．作用としては眉毛を上げる作用がありますので，努力開瞼をさせて左右差をチェックするようにします．眼窩外側はぶつけたりしたときに比較的よく損傷を受ける場所ですが，側頭枝の損傷を受けるような外傷はめったにありません．しかしながら，この枝は顔面神経の中でも他の枝との吻合がないために重要度が高く，もし切れていたら吻合を試みるべき枝ですので，局所麻酔を使用する前に注意して診察しておきましょう．

b・c．頬骨枝・頬筋枝

　頬骨枝は閉瞼を，頬筋枝は口を突き出すような動き（ウーという動き）に与します．これらの枝は互いに吻合があり，わずかの損傷でははっきりとした症状が出ない場合もありますが，頬の深い外傷の際にはチェックしておく必要があるでしょう．
　また，これらの枝が切れるような深い外傷の場合には耳下腺や耳下腺管の損傷を併せて確認しておく必要があります．

d．下顎縁枝

　口角を引き下げる動き（イーという動き）に与しており，顔面動脈が下顎と交わるあたり

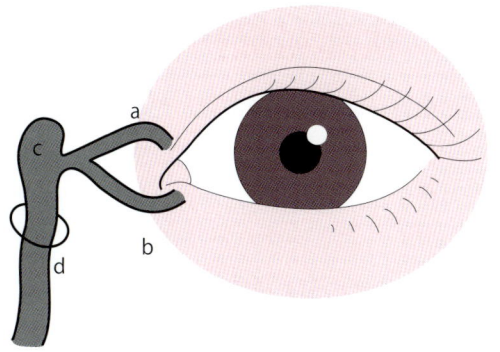

図2 涙小管・鼻涙管の走行
a：上涙小管，b：下涙小管，c：涙嚢，d：骨性鼻涙管への移行

をメルクマールにして損傷の可能性を考えます．他の枝との吻合が少なく，側頭枝と並び重要性の高い枝です．

e．頸枝

基本的に治療の対象とはなりません．

2 内眼角靱帯

　内眼角靱帯は上下眼瞼の瞼板を内側の骨に固定する働きを担っています．正常では内眼角部の皮膚を触診した際に硬く触れる構造物として認識されます．眼瞼内側の深い挫創で，顔の中心線から左右の内眼角までの距離が異なる，あるいは内眼角皮膚の形態に左右差があるような場合に疑います．

3 涙小管

　涙小管は内眼角靱帯の深部に存在する構造です（図2）．涙小管断裂も眼瞼内側部の受傷の際に気にかけておきたい外傷であり，特に下涙小管の断裂は緊急手術の対象となりますので，この部位の皮膚損傷を診療する場合には安易に皮膚縫合を行わず，下涙点から生理食塩水を注入して創内に漏れがないかどうか確認するようにしましょう．確認が難しければその時点で専門診療科へのコンサルトが必要です．"初期治療"として皮膚縫合を行った後可及的速やかに専門診療科に紹介するという方針は，涙小管の断端確認が困難となるためこの場合適切でないと考えます．

3. 軟部組織損傷の治療

　上記のような重要臓器の損傷がないことを確認したら，創処置を行います．創処置ではまず汚染の程度に応じて十分な洗浄，異物除去を行いますが，必要に応じて局所麻酔下に行います．繰り返しになりますが，局所麻酔は神経学的所見をはじめとする診察が終了した後に行ってください．

　局所麻酔注射は ER での創傷処置の最も重要なパートと言っても過言ではありません．針を患児に見せない，「ちっくんするよ」などの言葉を不用意に用いない，創の汚染の程度を考えて可能であるなら創内真皮下に注射する，などの配慮を行って恐怖心と痛みをなるべく与えないように行いましょう．26 G 程度のなるべく細い注射針を用い，ゆっくりと局所麻酔薬を注入することも注射に伴う痛みを最小限にするうえで重要です．年少児の場合は急に顔を振ったりすることがありますので，そのような場合でも眼球損傷など重大な合併症を起こさないように針先の位置・向きに気を配るようにしましょう．局所麻酔の成否によって後の創処置の難易度が全く変わってきますので，多少時間がかかっても丁寧に行うのが良いと思われます．もちろん個人差はありますが，上記の配慮を行って局所麻酔を行うことによりおよそ3歳以上であれば最小限の身体抑制でその後の創処置を行うことができると筆者は考えています．

　局所麻酔後にデブリードマンを行う場合には，十分量の生理食塩水で洗浄を行うことはもちろん重要ですが，何 mL という数字にこだわることなく，目で見てまだ細かい砂粒が残っているなら摂子・ガーゼ・歯ブラシなどを使って完全に除去するようにしましょう．顔面の組織は血行が豊富であり，一見壊死に陥りそうに見えても問題なく治癒する場合も多いため，組織切除を伴うデブリードマンはなるべく行わないようにしたほうが良いです．また，損傷部位に関連した tips としては，

- 眉毛は縫合の際の重要なメルクマールになるため剃毛しない．
- 眼瞼皮膚は非常に薄く，挫創に伴って縮こまってしまうために一見皮膚欠損が生じているように見えるが，多くの場合丁寧に引っぱり伸ばせばきっちりと縫合できるのでそのつもりで確認する．
- 挫創が口唇を横切る場合には，エピネフリン入りの局所麻酔薬注射によって赤唇が蒼白となり，赤唇縁がわかりづらくなるため，あらかじめ目印をつけておいたほうが良い．

などがあります．

　以上のことが終わったら挫創の場合は閉創を行います．前頭筋など深い部分の縫合を行う場合は 5-0 程度の吸収糸を使って縫合し，皮膚表面は 6-0 ナイロンで縫合するかテープ固定，皮膚接着剤などを用いて閉鎖します．習熟度と好みに応じて使い分けてください．縫合した場合は 4〜7 日で抜糸を行います[1]．擦過傷の場合には，適度な湿潤環境が得られるように創傷被覆材や軟膏を使用して創保護を行います．

4. 顔面骨骨折の診断

　小児の頭蓋顔面外傷，特に骨性の外傷は「Pediatric Craniofacial Trauma」として，独立した一分野として扱われることも多いです．「子どもは小さな大人ではない」というのは小児を扱われる先生方にはなじみの深い言葉だと思いますが，これは顔面外傷にも当てはまります．小児の頭蓋顔面骨は次のような点で大人とは異なっているからです[2,3]．

- 骨自体が柔軟性に富んでおり，若木骨折が起こりやすい．
- 副鼻腔が未発達なために衝撃の伝わり方が大人とは異なる．
- 安定した咬合状態が未完成である．
- 骨成長の途上であるため，self-remodeling が期待できる一方，外傷の程度や部位によっては変形の増悪が起こりうるため経時的な評価が必要である．

　骨折が確認された場合は専門診療科での診療が必要になりますが，あらかじめコンサルトのタイミングについて話し合っておいたほうが良いでしょう．

1 眼窩上壁骨折

　眼窩の上壁は脳の視点で見れば頭蓋底ということになります．小児，特に乳幼児は顔面に対して前額部の占める割合が大きく，眼窩骨折の中でもこの眼窩上壁骨折を受傷する割合が高くなります[4,5]．前額部を打撲してCTを撮影し，前頭骨に骨折線を確認できた場合には必ず冠状断で眼窩上壁の状態を確認しておくようにしましょう．前額部に骨折があり，眼窩にも骨折がある，ということで形成外科にコンサルトされることが多いですが，両者を合わせた"Orbital Roof Fracture"という疾患概念でとらえたほうが良いかと思います．

　骨偏位の程度によって治療方針は異なります．よほど大きな外力でない限り，多くは骨片の偏位を伴いませんが，頭蓋内の病変の確認と合わせて，眼球運動の制限がないかどうかを確認することが重要です（図3）．

2 眼窩内側壁，下壁骨折

　学童期ぐらいになってくると，眼窩内側壁・下壁の骨折を受傷するようになってきます．特に眼窩下壁の blow-out 骨折は大人と違う骨折様式をとる代表例としてよく知られており，大人よりも骨の柔軟性が高いため，眼球を圧迫するような力が加わったときに（眼窩縁を介した応力によって骨折が生じる場合もあります），打ち抜き型と呼ばれる床が完全に抜けてしまうような骨折様式でなく，いったん抜けかかった床がドアのように戻ってきて，外眼筋や軟部組織を挟んでしまう trapdoor fracture と呼ばれる骨折様式をとる割合が比較的高く，そのような場合には強い臨床症状を呈することが知られています（類似の状況の呼称として white eyed blow-out fracture がある）[4,6]．

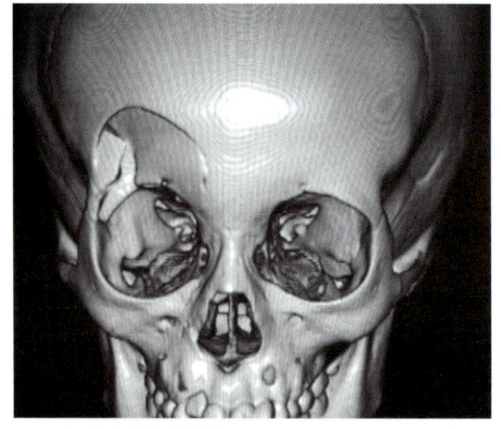

図3　眼窩上縁骨折
本症例では前頭骨および眼窩上縁の陥凹が強く，外科的修復を要した．

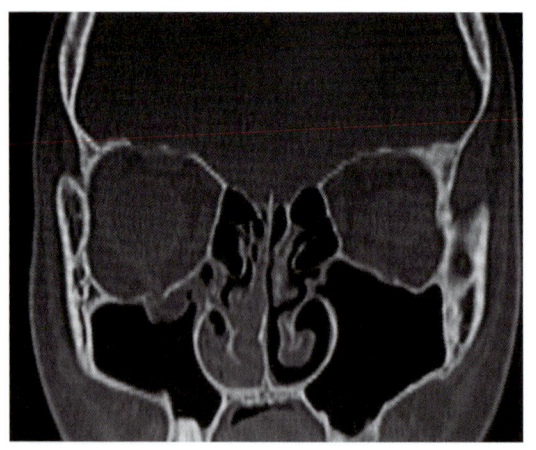

図4　CT冠状断による眼窩下壁骨折の確認
骨の不連続に加え，右下直筋の変形と陥頓が確認できる．可及的早期に整復することが望ましい．

　眼窩周囲を含む前額あたりを打撲して初療室で嘔吐している児を診た際に，頭蓋内病変を疑って頭部CTを撮影することはもちろん正しいpracticeだと思いますが，同時に眼窩壁骨折に伴って外眼筋の拘扼が起こり，高度な複視のためあるいは眼迷走神経反射のために嘔吐している可能性も想起して，眼窩下縁までCTを撮影することは有用です．眼瞼の腫脹のために眼球運動制限が確認しづらい場合も多いからです．CTでは冠状断での確認が有効で，骨条件で骨折を確認することに加えて，条件を変更して外眼筋の変形をチェックするようにすると診断に自信が持てます(図4)．

　外眼筋の拘扼が生じている場合には早期の外科的介入が必要とされていますので，早めの専門診療科コンサルトが必要です(図5)．理学所見としては，眼球運動制限・複視の確認，眼窩下神経の圧迫による知覚低下などを診察しますが，それに加えて眼球自体の創傷の可能性についても診察しておくことが必要です．なお，強く鼻をかむことは眼窩内気腫の原因となりますので，少なくとも専門診療科受診までは強く鼻をかまないように指導し

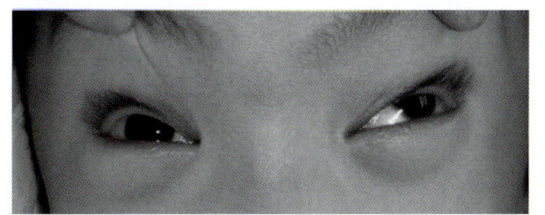

図5　右眼窩下壁骨折の臨床像
図4とは別の症例であるが，右眼球の上転制限が明らかである．

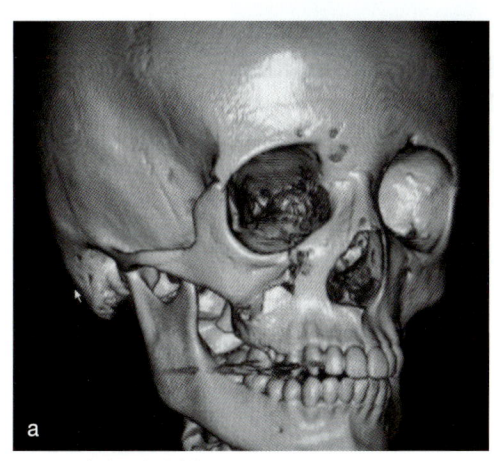

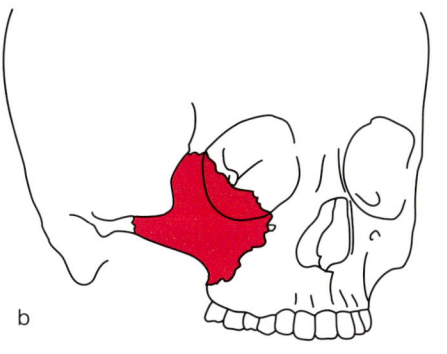

図6　右頬骨骨折
a：3DCT画像を示す．
b：aの画像をトレースして骨折線と転位骨片を明らかにしたもの．

ておくと良いでしょう．

3 頬骨骨折

　成人では非常に一般的な骨折形態ですが，年少児にみられることは少なく，上顎洞が発達してくる中学生頃より頻度の増える骨折です[7]．典型的な骨折線を図6に示します．専門診療科の立場からは，「上顎が折れていて眼窩底も折れています」という電話でのコンサルトを受けることが時にありますが，この典型的な頬骨骨折の骨折線を覚えておいていただくと，よりスムーズなコミュニケーションがとれるかと思います．

a. 眼窩底の骨折線に伴う眼球運動制限
b. 眼窩下神経の圧迫による口唇や鼻翼部のしびれ
c. 頬骨弓の骨折による側頭筋圧迫のための開口制限

などに注意して診察し，所見を記載するようにしてください．逆にこれらの症状は骨折の存在を示唆し，CTによる積極的な検索を行うことが望ましいとも言えますし，手術適応もこれらの症状の強さと変形の程度によって決まってきます．有症状の場合は早めの専門診療科コンサルトが望ましいです．

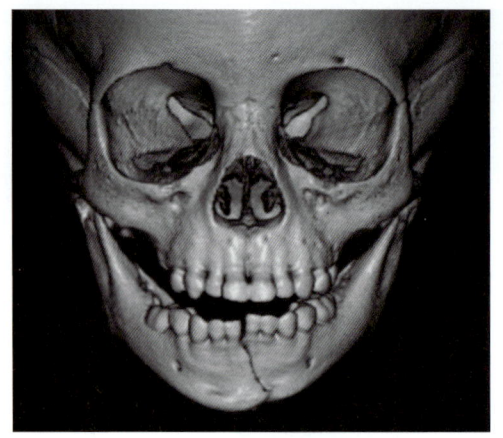

図7 下顎骨体部骨折(5歳男児)
自転車からの転落で受傷．本症例では徒手整復のみを行った．

4 鼻骨骨折

　小児でも比較的多くみられる骨折です．外鼻への打撲や転倒などで受傷します．鼻骨の変形を伴う場合には整容的改善を目的とした治療適応があります．本人や周囲の人間が受傷直後の変形を確認している場合がありますので，問診時によく聴取するようにするとその後の診察の助けとなります．受傷直後であればER受診時に鼻骨偏位を確認することができる場合もありますが，受診までにそれなりの時間が経ってしまうと軟部組織の腫脹のために骨偏位を確認することが困難となり，画像診断を併用して診断します．

　画像診断には単純X線やCTが用いられることが多いですが，単純X線の診断精度はさほど高くないことが指摘されており[8]，確定診断のためにはCTが有効です．最近では超音波による鼻骨骨折の診断に関する報告も見られるようになってきており[9,10]，習熟度に応じて利用することも有効と考えます．

　小児では成人と比較して骨癒合が速いとされていますが，鼻骨骨折の整復のタイミングが1週間を超えても治療成績は変わらないとする報告もあり[11,12]，コンサルトのタイミングは各施設の診療連携体制に応じて決めるのが良いでしょう．

5 下顎骨折

　転倒や打撲によって受傷し，骨折部位によってさらに体部・頸部・関節突起骨折に分けられます．子どもの下顎骨折に対する治療方針に関しては，特に議論の分かれるところも多いため，早めに専門診療科に任せるのが良いでしょう(図7)．

6 上顎骨折

　大人ではLe Fort型の顔面骨折を診療することはさほど珍しくはないですが，小児ではまれであり，そもそもairwayに危険があり，primary surveyで問題となるような骨折で

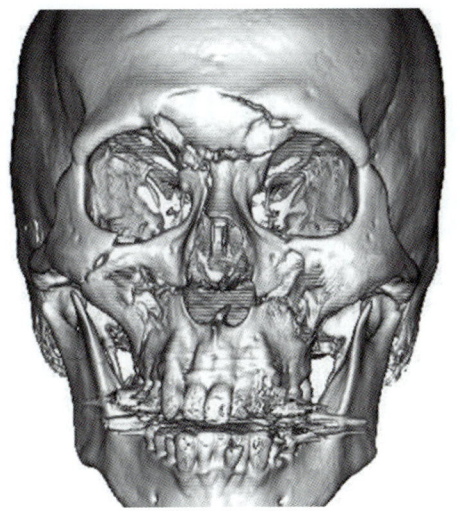

図8 Le Fort 1＋2 および前頭骨骨折
本画像は成人の症例である．

すので症例を提示するのみにとどめます(図8)．

参考文献

1) Surgical Techniques and Wound Management, David L. Brown and Gregory H. Borschel Ed., Michigan Manual of Plastic surgery, Lippincott Williams and Wilkins, Philadelphia PA, 2004
2) Roeder RA, Thaller S：Unique features of the pediatric craniofacial anatomy. *J Craniofac Surg* 2011；**22**：392-394
3) Wheeler J, Phillips J：Pediatric facial fractures and potential long-term growth disturbances. *Trauma Reconstr* 2011；**4**：43-52
4) Joshi S, Kassira W, Thaller SR：Overview of pediatric orbital fractures. *J Craniofac Surg* 2011；**22**：1330-1332
5) Ryan ML, Thorson CM, Otero CA et al：Pediatric facial trauma：a review of guidelines for assessment, evaluation, and management in the emergency department. *J Craniofac Surg* 2011；**22**：1183-1189
6) Stotland MA, Do NK：Pediatric orbital fractures. *J Craniofac Surg* 2011；**22**：1230-1235
7) DeFazio MV, Fan KL, Avashia YJ et al：Fractures of the pediatric zygoma：a review of the clinical trends, management strategies, and outcomes associated with zygomatic fractures in children. *J Craniofac Surg* 2013；**24**：1891-1897
8) Lee MH, Cha JG, Hong HS et al：Comparison of high-resolution ultrasonography and computed tomography in the diagnosis of nasalfractures. *J Ultrasound Med* 2009；**28**：717-723
9) Lou YT, Lin HL, Lee SS et al：Conductor-assisted nasal sonography：an innovative technique for rapid and accurate detection of nasal bone fracture. *J Trauma Acute Care Surg* 2012；**72**：306-311
10) Mohammadi A, Ghasemi-Rad M：Nasal bone fracture—ultrasonography or computed tomography? *Med Ultrason* 2011；**13**：292-295
11) Yabe T, Tsuda T, Hirose S et al：Comparison of pediatric and adult nasal fractures. *J Craniofac Surg* 2012；**23**：1364-1366
12) Lee DH, Jang YJ：Pediatric nasal bone fractures：does delayed treatment really lead to adverse outcomes? *Int J Pediatr Otorhinolaryngol* 2013；**77**：726-731
13) 渡辺克益，吉沢直樹：軟部組織損傷 b．涙道損傷，形成外科の治療指針 update．形成外科 2003；46 増刊号

II. 外因系

4 子どもの歯牙損傷と歯性感染症
ERでどう対応するか

小方清和 ［東京都立小児総合医療センター 小児歯科］
Kiyokazu Ogata

> **Key Note**
> - 乳歯の外傷は永久歯への影響を考える．
> - 脱落乳歯の対応は経過観察が第一選択．
> - 陥入した乳歯は再萌出が期待できる．
> - 完全脱臼の永久歯は再植が可能．

はじめに

　救急外来を受診する口腔疾患で多いのが，口腔外傷と歯性感染症に伴う顔面腫脹です．口腔外傷には，歯の損傷以外にも，歯の周囲組織，つまり口腔粘膜や歯槽骨の外傷を伴うことが一般的です．今回は歯の損傷時の対応に焦点を当ててお話をします．乳歯外傷時に気をつけることは永久歯の発育に影響する可能性があることです．おおまかな歯の形成時期（図1）を理解しておくと，外傷による後継永久歯への影響を，ご家族に対し適切に説明ができます．そのことを考慮したうえで，1)乳歯の完全脱臼，2)歯の陥入，3)口腔粘膜の損傷，4)永久歯の完全脱臼　の対応法について説明をします．

　後半では歯性感染症について症例を挙げながら簡単に説明します．顔面が腫脹した場合，それが歯性であるかどうかを判断することは今後の治療法に大きく影響します．診断基準を示しながら，説明します．

1. 口腔外傷

1 乳歯の完全脱臼

　完全脱臼した乳歯の再植は原則禁忌と言われています[2]．再植が可能なケースを挙げて

無歯期		乳歯列期			
出生時 IA		9カ月（±2カ月） IC		18カ月（±2カ月） IC	

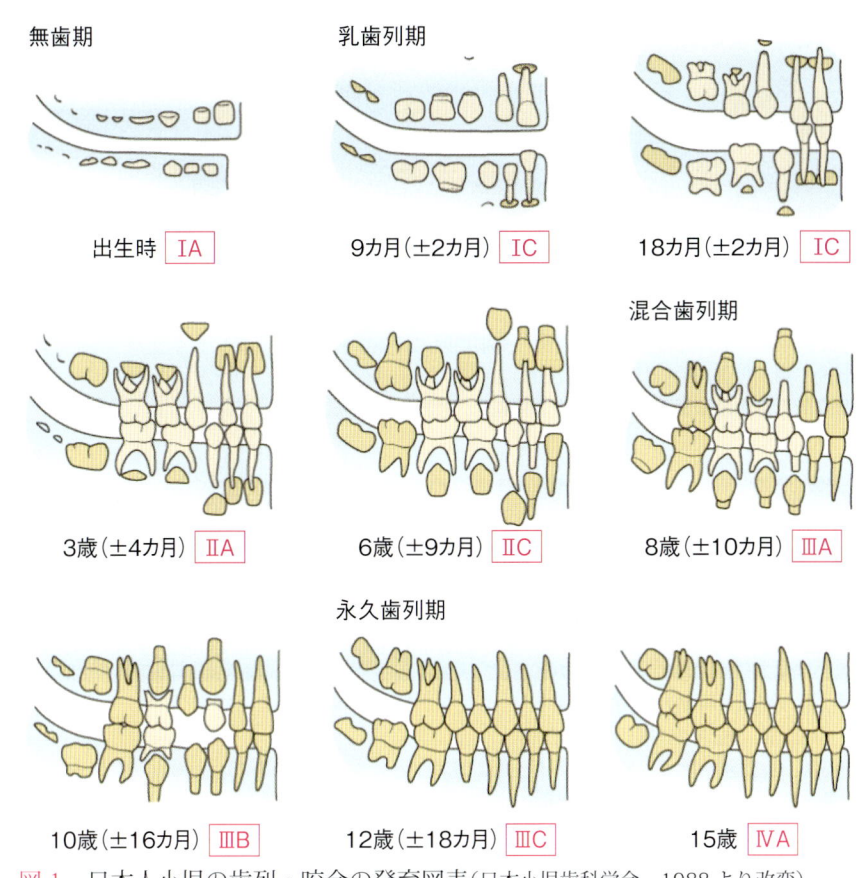

3歳（±4カ月） ⅡA　　6歳（±9カ月） ⅡC　　混合歯列期　8歳（±10カ月） ⅢA

永久歯列期
10歳（±16カ月） ⅢB　　12歳（±18カ月） ⅢC　　15歳 ⅣA

図1　日本人小児の歯列・咬合の発育図表（日本小児歯科学会，1988より改変）

みると，
・受傷後の経過時間が30分以内
・脱落歯の保存状態がきわめて良い（脱落歯を歯の保存液や，牛乳に漬けて持参した）
・患児が長時間開口状態を保持できる
・固定源となる歯がある
・術後の安静を保つことができる

などであり，以上の項目を満たすのは，3歳後半～4歳後半で通常の診療が可能な小児ということになります．好発部位である上顎乳前歯部は，5～6歳時では永久歯との交換のため歯根吸収が開始しており，再植の対象となりません．また，乳歯外傷の好発年齢は2歳前後であることを考えると，乳歯の再植が可能な症例はきわめてまれであることがわかります．また，再植歯は歯根膜の損傷程度で歯槽骨と骨性癒着が生じ，その結果癒着部の歯槽骨に成長抑制が生じることも，乳歯の再植を禁忌とする要因にもなっています．

　以上の点を総合的に考えると，脱落乳歯の対応は経過観察を選択する（図2）ことになります．ただし，受傷時のご家族の多くは何らかの処置を希望することが多く，説明には注意が必要です．経過観察とは，何もしないということではなく，注意深く今後の成長発達を見守るということを強調したうえで，以下のように説明すると良いでしょう．
・乳歯の再植は，骨性癒着による骨の成長抑制の可能性がある

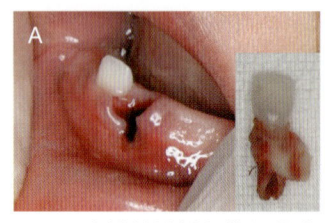

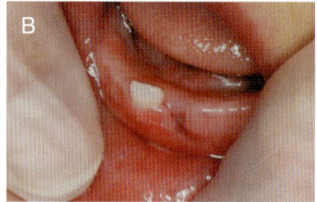

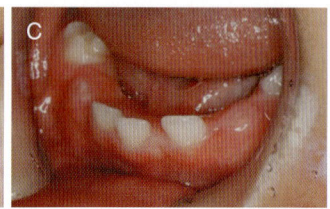

図2　歯槽骨骨折を伴う乳歯の完全脱臼
1歳1カ月の女児．つかまり立ちから後ろに転倒し受傷．
A：受傷直後の口腔内写真と受傷歯．できるだけ局部の安静を保つよう指導し経過観察とした．感染予防として抗菌薬の処方を行った．受傷歯の歯根周囲には歯槽骨が付着している．
B：受傷後1週．損傷部粘膜は治癒し閉鎖している．
C：受傷後7カ月．隣接歯が受傷側方向に移動し，萌出している．

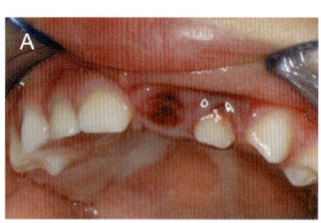

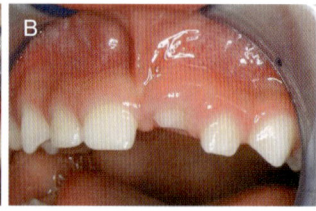

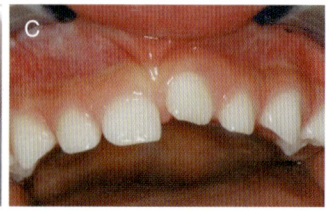

図3　乳歯の陥入-再萌出した症例
2歳2カ月の女児．階段で転倒し受傷．
A：受傷直後．経過観察にて再萌出を期待した．局部はできるだけ安静を保つよう指導し経過観察とし，抗菌薬と鎮痛剤の処方を行った（X線にて陥入歯の確認が必要）．
B：受傷後13日．陥入した歯が再萌出し，しっかりと確認できる．今後も再萌出が期待できる．
C：受傷後7週．陥入した受傷歯はまだ高位にはあるが，完全に萌出し，周囲組織にも異常がない．

- 固定と術後の安静を保つことはきわめて困難で，無理な処置は周囲の健康な組織を傷つけることになる
- 受傷歯を保存することよりも，永久歯に影響しない対応が大切である
- 欠損部への対応法がある（可撤保隙装置：小児義歯）
- かかりつけ歯科医にて，永久歯が萌出するまで経過観察するよう指導する

　脱落歯がどこに行ったか不明な場合，軟組織内に迷入した可能性があります．周囲軟組織の触診，必要であればX線診査が必要ですが単純撮影で十分です．顎骨骨折が疑われる場合には，歯科用パノラマX線写真やCTにて骨折位置を確認します．

2 歯の陥入

　歯が本来の位置より歯槽骨方向へ陥入することは，歯槽骨の柔らかい小児ではよくあることです．乳歯および歯根未完成の永久歯において，対応法の第一選択は経過観察し再萌出を待つことです．本来，歯は歯根周囲の歯根膜により生理的な範囲で動揺があります．陥入直後は顎骨内に入り込んでしまうため，受傷歯に動揺がありませんが，1～2週間後に動揺が生じてくれば，自然萌出が期待できます（図3）．脱落歯の場合と同様に，受傷時のご家族は元の位置に戻してほしいという気持ちが強く，経過観察を行う正当な理由を説明

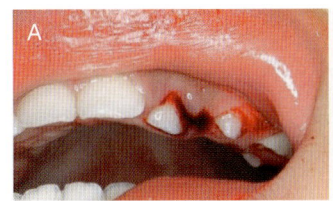

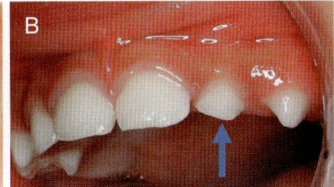

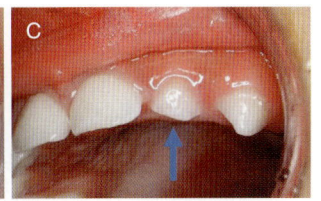

図4 乳歯の陥入−骨性癒着を起こした症例
1歳7カ月の男児．自宅の窓枠から転落し受傷．
A：受傷直後．経過観察にて再萌出を期待した．局部はできるだけ安静を保つよう指導し経過観察とし，抗菌薬と鎮痛剤の処方を行った．
B：受傷後1カ月．受傷歯周囲歯肉は経過良好であるが，受傷歯の移動(↑)が乏しい．
C：受傷後2カ月．受傷歯の位置は1カ月前とほぼ同等であり，骨性癒着を起こしている可能性が高い．

する必要があります．経過観察とは，何もしないということではなく，注意深く今後の成長発達を見守るということを強調したうえで，以下のように説明すると良いでしょう．
・再萌出が期待できるため，不要な侵襲を子どもに与えるべきでない
・低年齢児では，整復固定後の安静を保つことがきわめて困難で，受傷歯が脱落したり，周囲の健康な組織を傷つけたりする可能性が高い
・受傷歯の保存を優先するのではなく，永久歯に影響しない対応が大切である
・かかりつけ歯科医にて，永久歯が萌出するまで経過観察するよう指導する

　自然萌出がなければ歯根膜がダメージを受け，骨性癒着を起こしたということです(図4)．乳歯では抜歯するなどの検討が後日必要となります．
　陥入した歯が，まったく見えない場合，脱落歯の場合と同様，触診や，X線診査が必要です．

3 口腔粘膜の損傷

　歯に外傷がなく，軟組織のみに損傷がみられる症例で，縫合すべきかどうか悩むときがあると思います．縫合した創面(図5)と比較して縫合をせず経過観察を行った創面は治癒にやや時間が必要で，潰瘍を形成しながら治癒していきます(図6)．口腔粘膜の治癒力は高く，歯槽骨が露出した開放創であっても比較的予後は良好です．治癒様式の違いをご家族に説明したうえで患児の全身状態や，創面の状態に合わせ，選択をすると良いでしょう．

4 永久歯の完全脱臼

　永久歯が外傷で脱落した場合，受傷部の状態が良好であれば再植が可能です．脱落歯や受傷部の感染がなく，歯根周囲の歯根膜が保存されていることが必要です．受傷後間もない場合には，再植固定を行うことで歯根膜の治癒・回復が期待できます(図7)．受傷後30分以内が理想的で，脱落歯の保存状態にも再植の予後は左右されます．歯の保存液(図8)があれば一番良いのですが，ない場合には牛乳に漬けておくのが良いでしょう．できるだ

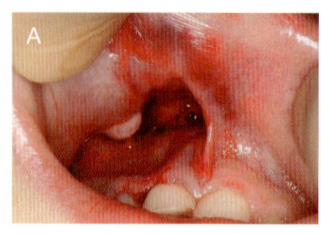

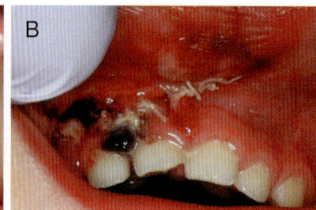

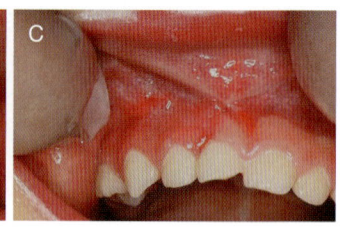

図5 小児の歯肉裂傷−縫合症例
2歳5カ月の男児．母が停車させていた自転車の前かごに乗車中，自転車ごと転倒し受傷．
A：受傷直後．歯の損傷は認めないが，歯肉頬移行部から歯槽骨に達する，粘膜損傷を認めた．鎮静下にて縫合し，局部の安静，刺激の少ない食事をとるよう指導した．抗菌薬と鎮痛剤の処方を行った．
B：受傷後1日．粘膜損傷部は封鎖されており，術後の感染も認めない．
C：受傷後1カ月．吸収性縫合糸はすべて脱落し，受傷部歯肉はほぼ治癒している．歯頸部歯肉の退縮は認めない．

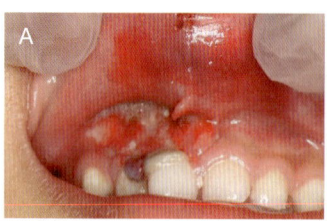

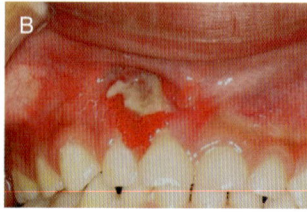

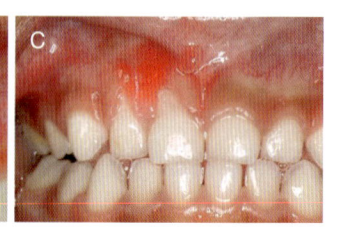

図6 小児の歯肉裂傷−経過観察症例
3歳9カ月の女児．自宅で転倒し受傷．
A：受傷後2日．歯の損傷は認めないが，歯頸部から粘膜が剝離し，歯槽骨に達している．受傷直後から局部の安静を心掛け，刺激の少ない食事をとるよう指導し経過観察を行うことにした．抗菌薬と鎮痛剤の処方を行った．
B：受傷後2週．歯肉裂傷部は治癒経過をたどっているが，潰瘍を形成している．
C：受傷後2カ月．受傷部に発赤は残るもののほぼ治癒している．ただし，歯頸部の歯肉が退縮し，歯根が露出している．

け早めに歯科受診を勧めてください．再植までの時間経過が長かったり，歯根膜の損傷程度が著しかったりした場合には，炎症性吸収による歯根の吸収や歯槽骨と骨性癒着を引き起こす頻度が高くなり，予後不良となります（図9）．

5 まとめ

受傷時の対応と専門医へのコンサルトのタイミングをまとめました．出血を伴う外傷ではサワシリン®やケフレックス®などの抗菌薬の投与を行います．歯や歯の破折片が発見されていない場合，軟組織内への迷入や，誤飲・誤嚥した可能性があります．口腔周囲の軟組織や胸部，腹部のX線診査が必要です（図10）．

①打撲
- 患部の安静
- 動揺がわずかなら固定の必要なし

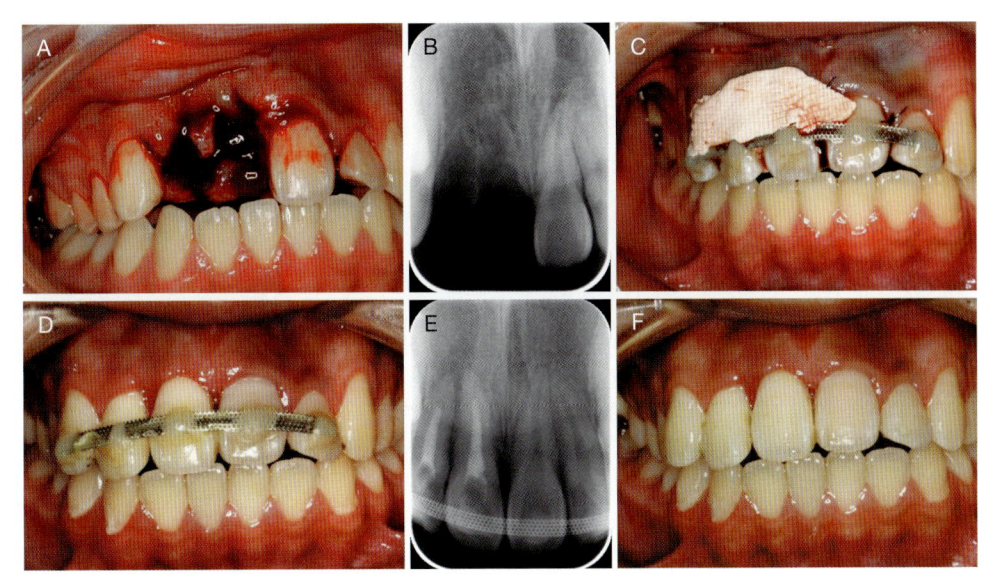

図7 永久歯の完全脱臼と歯槽骨骨折
15歳3カ月の男児．自転車乗車中に転倒し受傷．

受傷直後の口腔内写真(A)とX線写真(B)：上顎右側中切歯および側切歯が完全脱落している．脱臼歯周囲の歯槽骨には骨折があり，歯肉の損傷が著しかった．

C：再植固定後の口腔内写真．脱臼歯の再植と強固な固定を行い，粘膜縫合を行った．歯周組織の被覆・保護のため歯周パック(コーパック®)を行い，局部の安静，術後の出血防止，機械的刺激による疼痛緩和を図った．抗菌薬，鎮痛剤を投薬し，患部は安静を保つよう指導した．

受傷後6週の口腔内写真(D)，X線写真(E)，固定除去後の口腔内写真(F)：脱落歯の病的歯根吸収を防ぐ目的で，歯髄は除去し根管治療を行った．固定除去後も病的な歯の動揺もなく，予後良好であった．

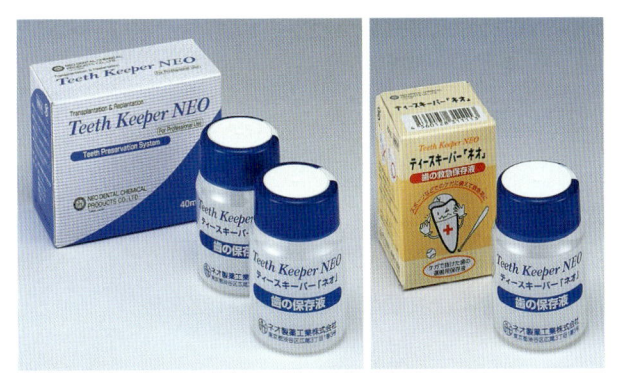

図8 歯の保存液　ティースキーパー「ネオ®」
(ネオ製薬工業株式会社)

- 出血時は感染予防で抗菌薬を投与
- 近日中に歯科受診を指導

② 陥入
- 経過観察
- 翌日以降に歯科受診を指導

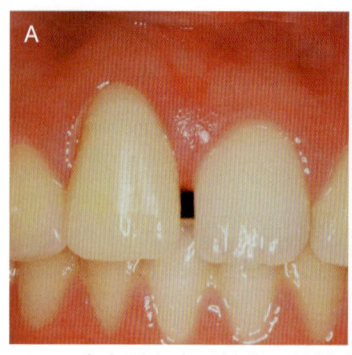

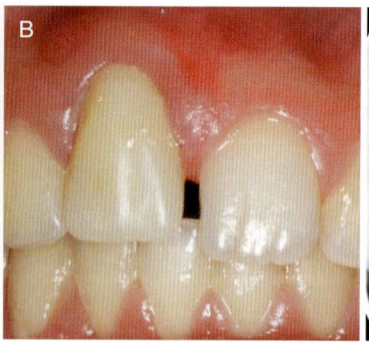

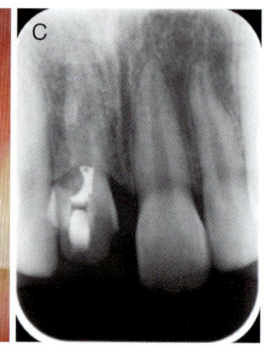

図9　完全脱臼歯再植後の骨性癒着
13歳7カ月の男子．2年4カ月前に交通外傷にて右上中切歯が脱臼し，他医院にて再植固定を行った．
A：初診時の口腔内写真．再植歯は骨性癒着のため縦方向の成長が抑制され，他の歯より鼻側に留まっている（再植歯には歯冠修復処置が行われている）．
B：1年後の口腔内写真．1年前と比べ，縦方向の成長抑制は顕著になっている．
C：1年後のX線写真．歯根は歯槽骨と置換性吸収を起こし下方への成長が抑制されていることが確認できる．

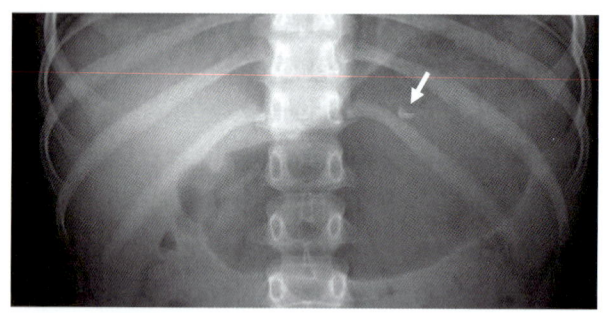

図10　歯の破折片の誤飲
交通外傷により生じた歯の破折片が胃内に確認できる．

③歯冠破折
- 当日の歯科受診が望ましいが疼痛管理ができれば翌日の受診でもOK
- 歯髄が露出している場合には可能なら当日の歯科受診を

④歯の変位
- 疼痛管理が可能なら翌日の歯科受診でも可
- 噛めないなど，変位が大きい場合は整復固定もしくは抜歯が必要

⑤歯の脱落
- 乳歯（〜6歳）は経過観察，翌日以降に歯科受診を指導
- 永久歯（6歳〜）は再植，当日の歯科受診が望ましい

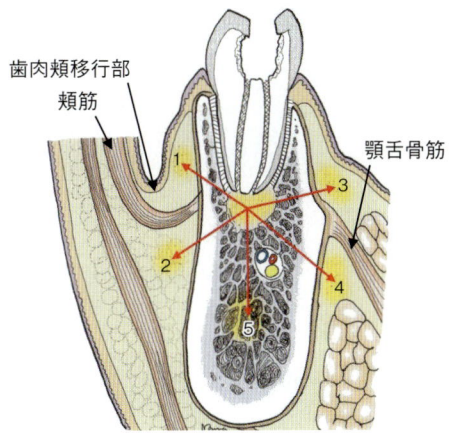

図11 下顎臼歯部の病巣から歯性感染症が波及する方向
1．歯肉膿瘍
2．頰部膿瘍
3．舌下隙蜂巣炎（膿瘍）
4．顎下隙蜂巣炎（膿瘍）
5．骨髄炎

（参考文献3）より引用）

2. 歯性感染症

1 根尖部の病巣から歯性感染症が波及する方向

　齲蝕などによる感染が歯の中だけに留まらず，根尖から歯周組織に波及した場合，根尖性歯周炎を引き起こします（図11）．根尖部の炎症は波及しやすい方向に拡がります．前歯部では骨壁が薄い唇側方向に波及し，口唇や頰部が腫脹します（図12）．臼歯部では炎症が波及した方向によって図11のように病態が現れます．上顎は表層の緻密骨が薄く，多孔性であるため，容易に骨壁を破って歯肉膿瘍や頰部膿瘍を形成します（図11-1，2）．緻密な皮質骨で囲まれた下顎骨の場合，骨髄炎を生じる可能性もありますが，小児患者の場合，成人と比較して骨は低密度で，炎症反応が頰側または舌側（口蓋側）に逃げる場合が多いため，骨髄炎はほとんど発症しません．

2 歯性感染症の診査診断

　感染が歯槽骨にまで炎症が波及することで，歯槽骨の吸収，膿瘍形成が起こります．瘻孔を形成するような慢性の炎症であれば咬合痛や咀嚼時痛など自覚症状は軽度ですが，急性症状となると外頰部や下顎角部などに広範囲で著明な腫脹が生じます（図12，13）．顔面の腫脹が歯性である場合，以下のような所見が確認できます．

・齲蝕の存在：未処置歯の場合には齲蝕を確認（図13-B）
　処置歯の場合には健全歯との区別が困難（図12）なため，以下に述べる所見にて判断し

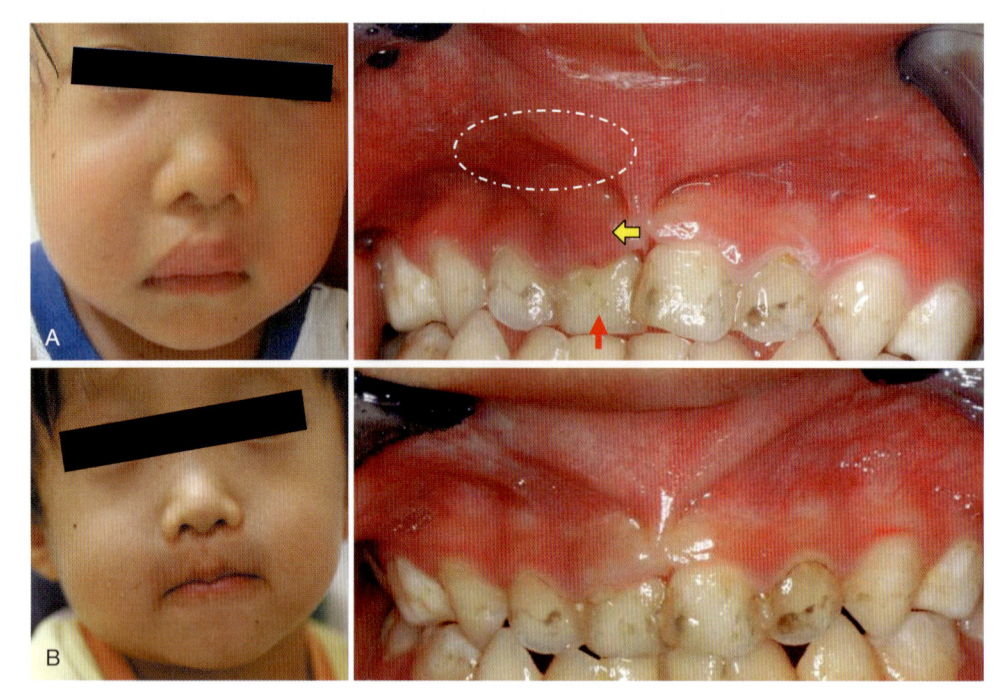

図12 コンポジットレジン修復後の頬部膿瘍
A：来院時の顔貌（左写真）と口腔内写真（右写真）
　右側頬部と口唇に著しい腫脹を認める．多数歯齲蝕のため，コンポジットレジン修復が行われた症例である．上顎の10歯の乳歯はすべてコンポジットレジン修復が行われている．腫脹の原因歯は上顎右側乳中切歯（⬆）で唇側の歯肉（⬅）および歯肉頬移行部の腫脹（⬚）が触知できる．
B：5日後の顔貌と口腔内写真
　抗菌薬投与で腫脹，圧痛は消退する．原因歯の治療は急性炎症が消失してから行う．

ます．

・原因歯の動揺，打診痛（図13-D）
・原因歯を中心とした歯肉頬移行部の腫脹（図12-A，図13-D）
・原因歯周囲の歯肉膿瘍（図12-A）

　これらの所見から診断が可能です．CT撮影では歯性感染症の診断はできません．疑われる原因歯の歯科用X線撮影にて診査します（図13-C）．急性期には外科処置は行いませんので，まず抗菌薬の経口投与，もしくは点滴静注にて消炎を図ってください．その後，専門医へコンサルトしてください．

参考文献

1) 苅部洋行編著：歯科国試パーフェクトマスター小児歯科学　第2版．医歯薬出版，東京，2012，p.29
2) 日本外傷歯学会：歯の外傷治療ガイドライン2012（http://www.ja-dt.org/guidline.html）
3) 日本口腔外科学会編：イラストでみる口腔外科手術　第1巻．クインテッセンス出版，東京，2010，p.48

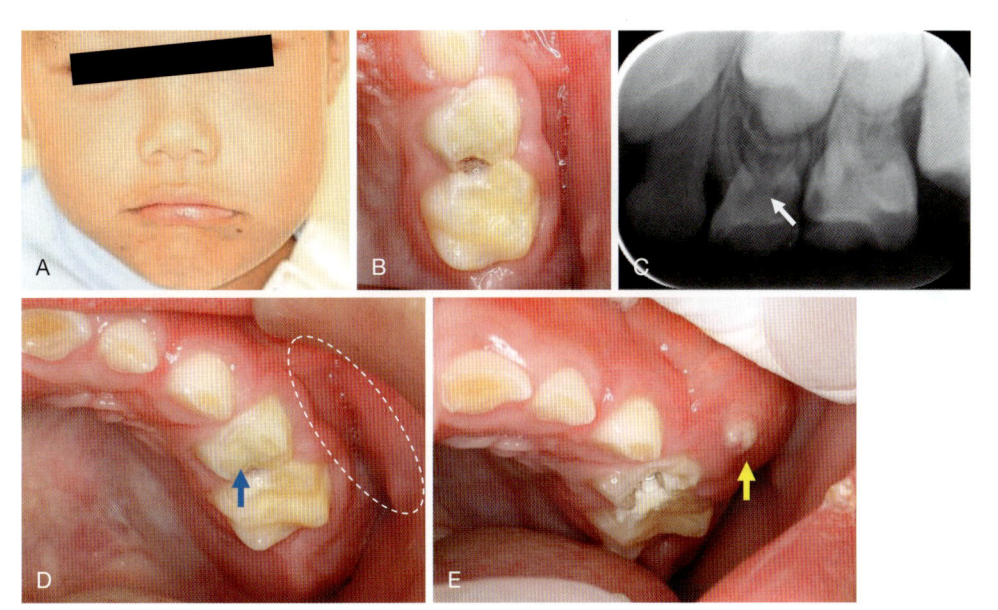

図13 上顎左側第一乳臼歯が原因の左側頰部膿瘍
　5カ月前に行った学校歯科健診で齲蝕の指摘を受けており，時々歯痛を自覚していたが放置していたところ，受診前夜から軽度の腫脹が現れ，翌朝には左頰部が著しく腫脹したため，近医を受診後，当院紹介となった．また，咬合痛による摂食障害があった．

A：正面顔貌
B：咬合面観　上顎の歯が原因歯の場合，頰部だけでなく，眼下部まで腫脹が及ぶことも多い．咬合面観からは，上顎左側第一乳臼歯と第二乳臼歯の間に齲窩を認める．
C：それほど大きくない齲蝕のようにも見えるが，X線写真からは齲蝕が歯髄にまで達し(⇦)，感染を引き起こしたことが確認できる．
D：頰側の歯肉頰移行部に腫脹が触知できる(◌)ことと，上顎左側第一乳臼歯(⬆)の著しい動揺から原因歯が確定できる．点滴静注による抗菌薬の投与と，感染の拡張予防のため，原因歯(⬆)の齲窩の開拡を行った．
E：来院から5日目の口腔内写真
　原因歯の頰側に歯肉膿瘍(⬆)が確認できる．局所麻酔下にて切開排膿を行い，翌日には腫脹はほとんど消退した．

II. 外因系

5 子どもの四肢骨折
骨折の特性とその診断手順

江口佳孝 [国立成育医療研究センター 整形外科]
Yoshitaka Eguchi

> **Key Note**
> - 子どもの骨と大人の骨の構造上（骨端線の存在）骨折治癒経過上（自家矯正・過成長）異なる．
> - 子どもの骨折の原因は転倒・転落，器質的疾患，および虐待などがある．
> - 子ども骨折の診断は，臨床所見，関連痛の健側比較と時差比較を行う．

1. はじめに

　初療室で子ども四肢外傷を診る場合，訴えがはっきりしないことが多く，困惑することがあります．子どもの骨格は大人と比べて解剖学的，生体力学的，生理的に異なり，大人と違った骨折パターンを生じ，診断治療を難しくします．この項では子ども骨折の特性，ならびに初期治療室での診察のコツなど自験例を交えて述べます．子どもの骨折は難しく感じられると思いますが，焦らず患児本人を注意深く診ることで，正確な診断を導くことができます．紙面の関係上詳細については成書に譲りますが，今回の内容がERを目指す若手医師にとって，子どもの四肢骨折診断学の助けになれば幸いです．

2. 子どもの骨折の特徴

○骨端部骨折は転位が少ない

　子どもの関節をX線撮影すると，大人と違ってその間隙の広さに気づかれたことがあるでしょう．これは骨端部が成人に比べ豊富な軟骨があり，それによりX線透過性が高いためです．骨端部ではまず骨化中心が出現し，年齢とともに骨化部分が増大していきます．

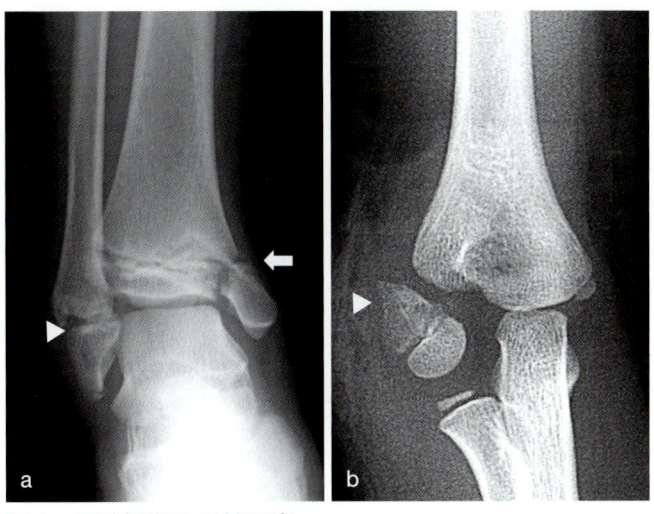

図1　骨端損傷のX線写真
　a：8歳男児，右足関節骨端線損傷
　b：5歳女児，右上腕骨外顆骨折
　a，白矢頭：Salter-Harris 2
　a，白矢印：Salter-Harris 3
　b，白矢頭：Salter-Harris 4

骨化中心は部位によって出現年齢が明らかとなっていますので，発現の遅れがある場合は内分泌学的に異常がないか精査することがあります．軟骨は骨よりも「軟らかい」うえに，軟骨周囲にある軟骨骨膜が大人よりも強靭ですので，子どもの関節内骨折は転位が少なく，見逃されやすくなります[1]．

○骨端線（成長板）損傷は成長障害をきたす恐れがある

　骨端線（成長板）は子どもの骨構造に特徴的で，長管骨の長軸方向への成長する部位です．成長終了まで軟骨組織が存在します．骨端線は構造上弱く，捻転力，剪断力・引っ張り力により破断をきたします[2]．骨端線損傷の病態を十分に理解しないまま治療をすると，成長障害や進行性の変形を起こすので，注意深い診断と正確な整復固定を行う必要があります[2]．また，一部の骨端早期閉鎖により変形が進行してきた場合は，骨長調整術や変形矯正術などを行いますが，治療に難渋する場合が多いです．

　骨端線損傷はSalter-Harrisによる分類法が広く用いられています[2]．

　1型：骨折線が骨端線に認めます．治癒すれば成長障害は残しません．

　2型：骨折線が骨端線を部分的に認め，その後骨幹端へ至ります．最も頻度が多く，成長障害を起こすことは少ないとされています（図1a 白矢頭）．

　3型：骨折線が骨端線を部分的に認め，その後骨端部へ至ります．2型に比べてまれな損傷で関節面の正確な整復を必要とします（図1a 白矢印）．

　4型：骨折線が骨端線を横断し，骨端部，骨幹端部に至ります．関節面および骨端線の正確な整復固定を要します．完全な整復が得られない場合の予後は不良です（図1b 白矢

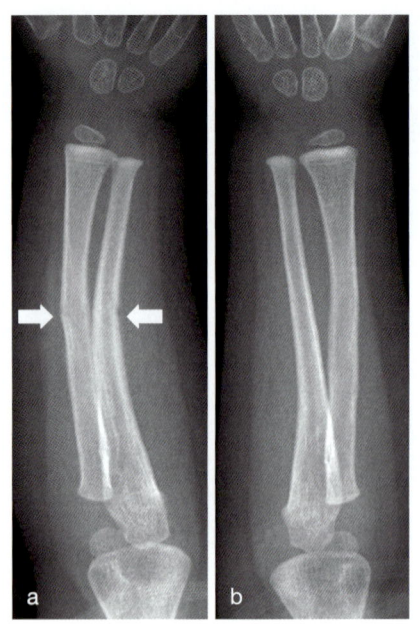

図2　2歳，女児．右前腕若木骨折例．
a：患側（白矢印），b：健側

頭）．
　5型：骨端部での部分的に圧迫を生じた損傷です．転位を起こさないため初期診断が難しく，骨端線早期閉鎖による成長障害や変形が生じる可能性があります．

○強靭な骨膜や可塑性に富んだ骨質により骨幹部の不全骨折を生じる

　子どもの長幹骨骨幹部は大人に比べて強靭で厚い骨膜と，皮質骨は大人よりも多くの栄養血管が侵入しているので断面が多孔体構造であることが特徴的です[2]．この特徴は子どもの長幹骨骨折時に「折れずに曲がる」こととなります[3]．例えば，若木骨折（Greenstick Fracture）や急性塑性変形などです．きわめて軽微な外力でも骨折になる場合もありますので，注意深いX線読影が必要です（図2）．

○靱帯断裂よりも靱帯付着部での剝離骨折を生じる

　靱帯は子どもの場合骨膜に付着しています．子どもの場合関節周囲へ外力がかかると，剝離骨折が生じやすく，靱帯断裂や関節脱臼単独は生じにくいです[2]．例えば，足関節の内かえし強制により，「腓骨遠位端での剝離骨折」を生じやすくなります．小さな骨片ですので注意深い診察とX線読影でようやく診断することができます．剝離骨片が骨構造と重複しているため，X線読影を困難にする場合があります（図3）．常に臨床症状とX線などを駆使して診断しなければなりません．

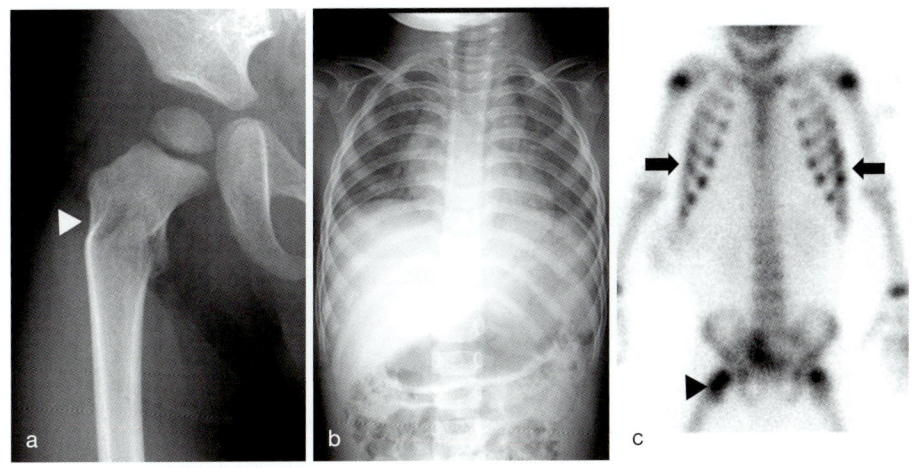

図6　1歳11カ月，男児．虐待疑い例．
　　歩容異常を保育士に指摘されるも両親は歩容異常を認めなかった．その後跛行が目立つようになり当院受診した．身長体重ともにマイナス1.5 SDの成長であった．精神発育遅滞なし．左大腿部皮下血腫認めた．
a：右大腿骨単純X線；右大腿骨転子部骨折を認めた．
b：胸部X線所見；明らかな骨折は認めなかった．
c：骨シンチ像；右大転子骨折部および右6，7肋骨，および左6〜8肋骨に集積像を認めた．

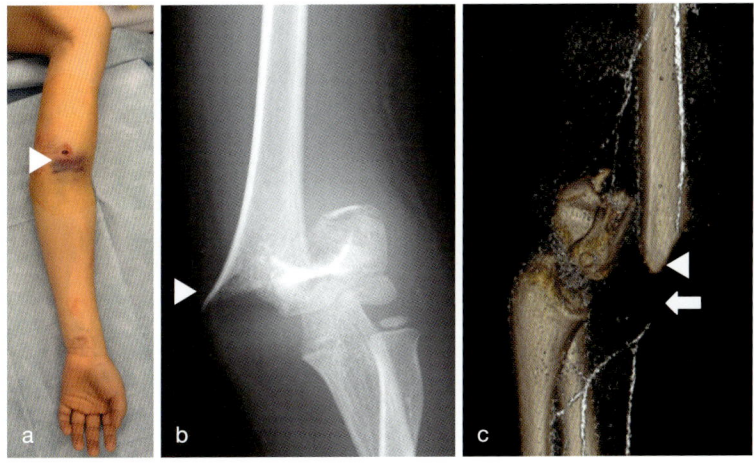

図7　8歳，男児．左上腕骨顆上骨折神経血管損傷例．
a：来院時皮膚所見．骨折部からの突き上げによる皮下血腫（Pucker sign；白矢頭）を認める．
b：単純X線正面像；Pucker signに一致して骨折部の突出を認める．
c：造影CT像：骨折部（白矢頭）および同部位での上腕動脈の途絶（白矢印）をみる．

伴う骨折が社会問題となっています．詳細は他稿に譲りますが，受傷機転に疑問が生じた場合は，骨折部以外に骨折がないか（図7）詳細な臨床所見と画像診断を駆使する必要があります[8]．

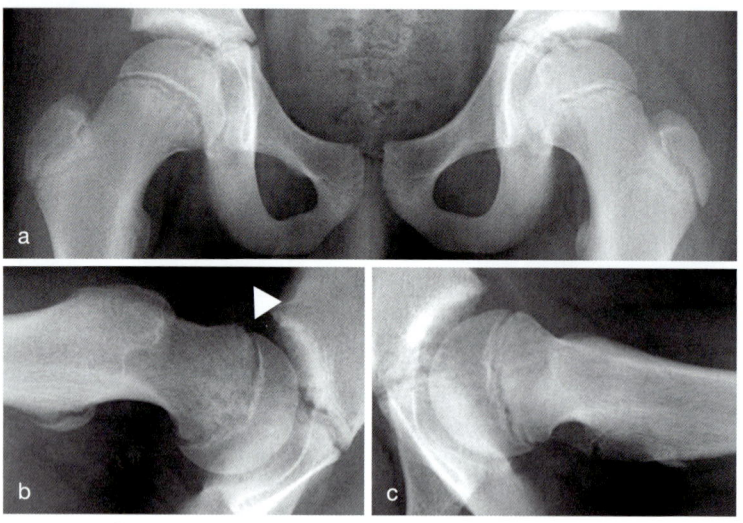

図5　12歳，男児．右大腿骨頭すべり症単純X線所見．
右大腿部から膝痛を主訴に来院．
　a：股関節正面単純X線像
　b：股関節ラウエンシュタイン位（患側）
　c：股関節ラウエンシュタイン位（健側）
　　aでは左右差を著しく認めないが精読すると右骨端不整像や骨端部の下方転位を認めた．
　　b，cのように，別方向から撮影することで骨端部の後方（白矢頭）への転位がより明らかとなった．

「痛がっている」ので，どうしてもその部分のみに注目しますが，関連痛の可能性もあり疼痛の部位と一致しない場合があります．また骨折の原因としては，①先天性，②感染，③外傷，④腫瘍，⑤代謝性疾患，⑥被虐児などさまざまな病態が隠されています．病歴聴取はポイントを押さえて手早く，痛がらせずに診断を進めることが大切です[2]．

○最大圧痛点を探せ，関連痛を疑え

　子どもの骨折の多くは両親あるいは第三者とER室に訪れることが多いので，病歴聴取は，本人よりも両親などの第三者から聴き出すことが多くなります．また，両親の目の届かないところで受傷してくることもあるので，あらゆる状況を想定しつつ診断を進めなければならない点が難しく感じられます．さらに主訴が関連痛である場合もあります．例えば，小児整形外科で研修すると「子どもの膝痛をみたら股関節を疑え」とまず教えられます（図6）．四肢関節圧痛点や関節可動時痛などと併せて骨折診断を行うことが大切です[3]．

○合併症は本当にないのか─病的骨折・虐待の可能性を常に念頭に

　子どもの骨折から原因疾患が明らかになることがあります．良性骨腫瘍の場合はある日突然骨折することで明らかになることがあります．また，頻回の骨折の既往歴がある場合は骨形成不全症などの骨系統疾患も疑って診察を進めなければなりません．近年は虐待に

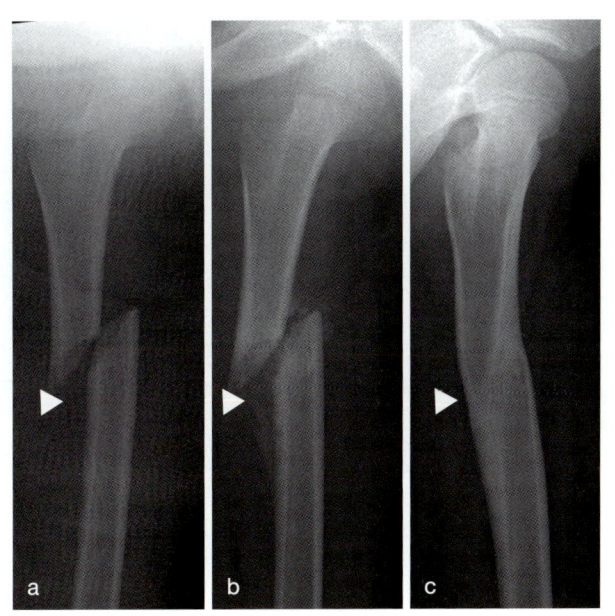

図4　5歳10カ月．左大腿骨骨幹部骨折側面X線像経過（白矢頭は骨折部）
a：受傷直後に全身麻酔下徒手整復ギプス固定後の単純X線側面像．回旋はほぼ改善するが骨折部の短縮認める．
b：受傷後4週経過X線側面像．仮骨形成認めたが軽度伸展変形を併発した．さらにギプスシャーレに変更し3週間追加固定し，歩行許可とした．
c：受傷後1年側面像経過．自家矯正を認める．

年齢	内反/外反	屈曲/伸展
＜2歳	30°	30°
2〜5歳	15°	20°
6〜10歳	10°	15°
11歳＜	5°	10°

表1　小児大腿骨骨幹部骨折の自家矯正能

等により将来的な変形性関節症の原因となったりします．過成長に対しては成長終了まで経過観察を続けることがあり，まれですが装具療法や骨端での成長を調節したり，骨延長術を行ったりすることもあります．

4. 子どもの骨折の診察：外傷以外の要因と関連痛の存在

　子どもの骨折の背後に隠れた基礎疾患を疑うことは重要です．骨折をした子どもは当然

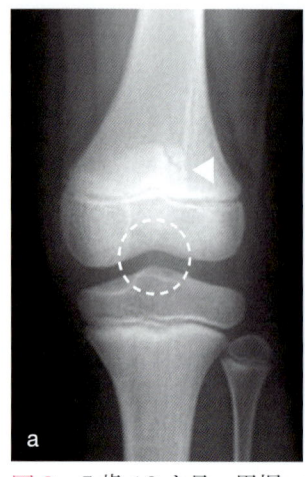

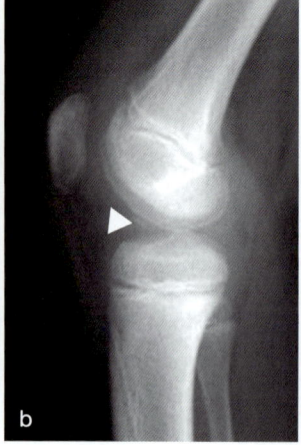

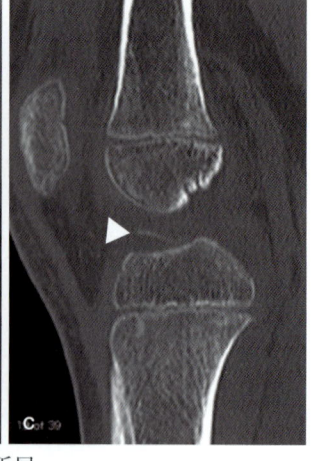

図3 5歳10カ月，男児．左脛骨顆間隆起骨折の画像所見
a：正面単純X線，分裂膝蓋骨（白矢頭）認めるが，顆間隆起には骨片を認めない（丸破線部）
b：側面単純X線：大腿骨顆部に重複する顆間隆起剥離骨片（白矢頭）を認める
c：CT像：顆間隆起剥離骨片（白矢頭）を認める

3. 治療経過における特殊性

○自家矯正（Remodeling）はある程度生じる

　子どもの骨折の治癒機転で自家矯正（リモデリング：remodeling）を理解しておくことは重要です．リモデリングとは，骨折治癒過程である程度の変形が自己修復される現象です．詳しくは，骨癒合が進行して力学的に安定した後，歩行などの力学的刺激が加わると，骨折部角状変形の凹側の成長促進が生じる結果，機能軸に沿った骨改変とそれによる自家矯正が起こります[4]．自家矯正の75％は骨端線で起こります．大腿骨骨折は年齢に依るのですが非常によく自家矯正されます（図6および表1）．ただし注意していただきたいのは，これらは折れ曲がった「角状変形」に対する矯正能であり，捻れた「回旋変形」の自家矯正はほとんど認めません．子ども大腿骨骨折の場合25°までの回旋変形は許容されるとありますが[5]，大幅な自家矯正は期待できないことから整復は必要と考えられます[2]．

　このように子どもの骨折後の変形はある程度自家矯正され，ギプス固定などの保存療法で良好な結果を認めますが，年齢部位による違いなどを十分考慮して治療法を選択していかなければなりません[6]．

○骨折治癒後過成長を生じる

　骨幹部骨折後は過成長を生じる可能性があります．過成長は骨折部位により異なり，大腿骨骨折後の過成長は13歳以下の児で受傷後半年から3年の間で平均0.92 cm（0.4～2.7）生じるとされ，年齢や整復状態に依ります．一方，下腿骨については3～5歳の子どもの骨折で最大0.42 cmと報告されています[5]（表1）．子ども骨折後の過成長により下肢長差が生じると，体幹バランス変化による側弯の原因になったり，下肢への荷重バランス不均

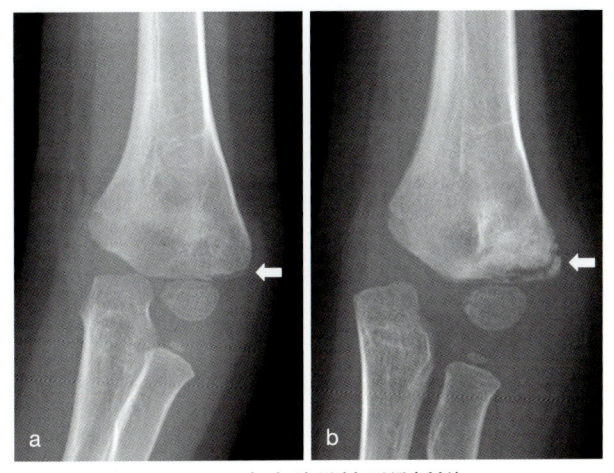

図8 3歳，6カ月．左上腕骨外顆骨折例．
　他院では肘捻挫と診断されていた．左上腕骨顆上骨折治療後の内反肘を併発している．
a：来院時X線上軽微ではあるが骨折を認める（白矢印）
b：1週間後X線精査にて骨折部が明瞭になった．

○子どもの骨折の多くは保存療法だが，循環障害あれば緊急処置

　子どもの骨折治療はギプス加療などの保存療法が原則です．しかし，骨折に伴う循環障害がある場合は手術を含めた加療を緊急で行う必要があります．例えば，開放骨折，関節脱臼や転位の著しい骨折，大腿骨頸部骨折，大腿骨果上骨折，上腕骨顆上骨折や前腕骨折などで循環障害を伴っている場合などは緊急手術の対象となります[9]（図8）．また，被虐児症候群に伴う骨折も親子分離が必要なため[8]，入院措置をとります．

5. 子ども四肢骨折X線のキモは"健側比較"と"時差比較"

　子ども四肢骨折を診断するうえでのキーポイントはX線です．X線撮影はほぼあらゆる施設にあり骨折診断に欠かせない機器です．子ども四肢骨折のX線診断の重要な点は「2方向から撮影」「健側比較」と「時差比較」です．

○少なくとも2方向撮影

　四肢骨折は常に2方向から評価するようにしてください．X線診断では正面ではわからない場合でも側面で診断がつくことがあります（図7）．また，斜位像を撮ることで骨折線が明らかとなることがあります．臨床症状と十分照らし合わせてX線検査を進めることで十分な骨折診断が行えるはずです．

○撮影範囲は大きく健側比較

　撮影範囲はなるべく大きくし，健側と比較することで診断を確実に行いましょう．子どもの愁訴が即診断部位でない場合があります．例えば，歩行開始後の股関節疾患が膝痛から明らかになったり，肘痛のはずが前腕骨骨折であったりすることなどです．よほどの自信がある場合を除き，X線撮像範囲はできる限り広く行うほうが，見逃しが少ないでしょう．そして異常所見がないか確認することで診断精度は向上します．比較することでわずかな変形，骨梁・骨端の不整がより明らかになります(図2)．

○時差比較

　子ども骨折は明らかな骨折は除いて，初診の1回だけで診断をつけずに，翌日などに再度診察して診断をつけましょう．子ども骨折診断治療では初期診断治療後24～48時間以内に再度診察し診断治療続行か診断治療方針変更かを考慮することが大切です．これは子ども骨折の骨癒合が大人に比べて早いからです．子どもの骨折は転位が軽微な場合ベテラン医師でさえも初回X線画像の骨折診断に苦慮する場合があります．その場合は焦らず1～2日後に再診させて再度X線検査を行い，骨膜反応などにより骨折部がより明らかになっていないか確認すればいいのです(図9)．子どもの骨折で診断にあたって，現状X線では確認できない「不顕性骨折」の可能性があることをご両親に説明し，シーネなどで保存療法を行うことと，再診を勧めることがとても大切です．それでも診断に苦慮する場合は，CT撮影や，MRI検査なども骨折診断に有用ですが，被曝対効果および費用対効果を十分考慮し検査を進めてください[2]．

参考文献

1) 江口佳孝，高山真一郎ほか：小児上腕骨遠位端粉砕骨折(T骨折)の治療経験骨折．骨折 2008；**29**：699-701
2) Rockwood and Wilkins："Rockwood Fractures in children" seventh edition LWW. Philadelphia, 2010
3) Swischuk LE：The limping infant：imaging and clinical evaluation of trauma. *Emerg Radiol* 2007；**14**：219-226
4) 須田立雄ほか：新骨の科学 第1版．医歯薬出版，東京，2007
5) Wilkins KE：Principles of fracture remodeling in children. *Injury* 2005；**36**：A3-A11
6) Wright JG, Wang EE, Owen JL et al：Treatments for paediatric femoral fractures：a randomised trial. *Lancet* 2005；**365**：1153-1158
7) Kocher MS, Sink EL, Blasier RD et al：Treatment of pediatric diaphyseal femur fractures. *J Am Acad Orthop Surg* 2009；**17**：718-725
8) Flaherty EG, Perez-Rossello JM, Levine MA et al：Evaluating children with fractures for child physical abuse. *Pediatrics* 2014；**133**：e477-e489
9) Mulpuri K, Wilkins K：The treatment of displaced supracondylar humerus fractures：evidence-based guideline. *J Pediatr Orthop* 2012；**32**：S143-S152

MEMO

II. 外因系

6 子どもの鈍的腹部外傷
全身CTよりABC

吉元和彦 [熊本赤十字病院 小児外科]
Kazuhiko Yoshimoto

> **Key Note**
> - 相手がだれであろうとABCアプローチで始めよう．
> - 外傷患者だからこそ身体所見と病歴は重要．
> - 小児では，まずCTではなく，診断の確定のためにCT．
> - 小児が得意な小児科と救急が得意な救急医が力を合わせよう．
> - 外科医も仲間に入れてみんなで治療しよう．

はじめに

　子どもがお腹をぶつけることは日常茶飯事です．しかし，お腹をぶつけた子どもたちのすべてが「腹部外傷患者」として病院を受診するわけではありません．また重症の腹部外傷の子どもが，必ず救急搬送されるわけではなく，重症の臓器損傷を負っている子どもが，嘔吐や腹痛，不機嫌などのありふれた症状を主訴に一次外来にくる場合もあります．来院時に高エネルギー外傷とわかっている場合には，成人同様にJATEC™などのガイドラインに従って対処することは難しくありませんが，そうでない場合に，忙しい救急外来で適切な対応をすることは，言葉で言うほど容易ではありません．
　今回は，どのようにして一次外来に紛れた外傷患者を見つけるのかも含めて，小児鈍的腹部外傷への対応方法の一例を提案したいと思います．
　では，まず私たちの経験した症例を提示します．

1. 症例提示

患児：6歳，女児．受傷当日朝，自宅内で転倒して腹部を打撲した．しばらく顔色不良

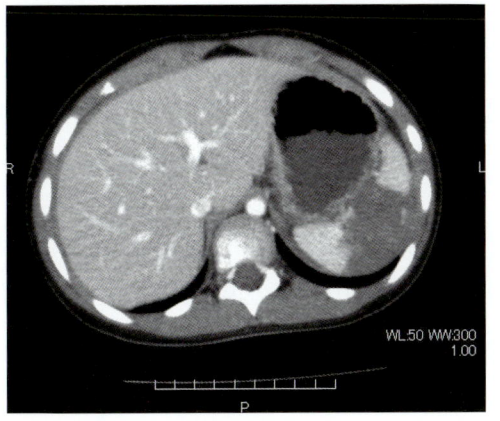

図1　来院時　造影CT

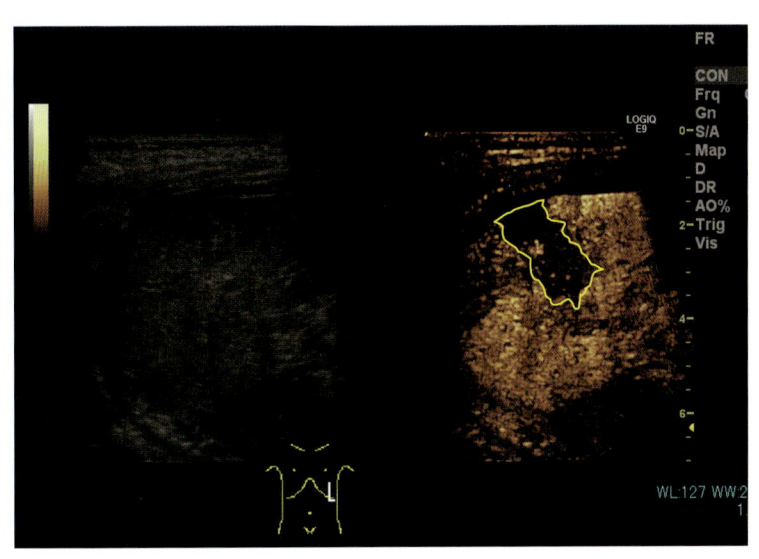

図2　来院時　造影超音波

となったが回復した．近医を受診し，超音波検査，単純X線を行われたが，特に異常は指摘されず帰宅した．昼頃になり嘔気を主訴に当院の救急外来を受診した．問診票には「今朝ソファーから落ち，顔色が悪くなった．吐き気がある．」と記されていた．小児科のレジデントが初期診療を担当．

　顔色も良く，全身状態は良好．受傷機転を再度確認すると，自宅の居間にある段差でお腹を打ったとのことであった．外傷を原因とする症状の可能性があるため腹部エコーをベッドサイドで行った．FAST(focused assessment with sonography for trauma)陽性を確認し小児外科医をコール，造影CTを撮影した(図1)．日本外傷学会脾損傷分類2008のⅢbにあたる損傷を認めた．さらに造影超音波検査を行い(図2)，造影剤の漏出がないことを確認したため保存的治療の方針となった．経時的に造影超音波検査を行いながら保存的な治療を継続し，問題なく退院となった．

2. 小児の鈍的腹部外傷患者へのアプローチ法

外傷に関しては小児も成人も大きな違いはないので，特別なアプローチ方法はありません．したがって，重症の小児外傷に対する基本的なアプローチは成人と同様に JATEC™ などに準じます．

また外傷診療というと外科系の医師でなければ対応が難しいと思われることもあるかと思いますが，内科系の医師や小児科医でも外傷の初期治療は十分可能であり，海外の外傷チームのメンバーには救命センターの小児科医も含まれています[1]．私たちの施設でも小児科のレジデントやスタッフが外傷の初期診療に参加していますが，十分な役割を果たしています．

1 いつでも基本は ABCD：primary survey

診察前にはできるだけ先入観をもたず，すべての救急患者に ABCD アプローチで臨むことが理想です．外傷の場合でいうと，救急搬送されてきた重症外傷患者に対して，まず primary survey でバイタルサインの評価と安定化を行っているかと思いますが，軽症と思われる外傷患者でもそれは同様です．冒頭の症例では，初期診療を担当した小児科のレジデントが，前医での所見を鵜呑みにせず，忙しい外来の最中に全身評価と FAST を再度行ったことにより次の検査へとつながり，適切に治療を行うことができました．

この例のように一次外来にきた腹痛や嘔吐の子どもが実は外傷患者だったという経験をした救急医は少なくないと思います．このような子どもたちをできるだけ多く見つけるためには，非常に大変なことですが，常日頃からすべての患者に同様のアプローチ（初期評価と安定化）を行い続けることが必要だと思います．

2 「とりあえず CT」ではなく

Primary survey でとりあえず生命の危機がないと判明した，状態が安定した外傷患者に対して次に行うべきは問診です．本人や保護者に受傷時の状況を聞きますが，外傷診療ではすべての段階を迅速に行う必要がありますので，効率よく情報を得なければなりません．受傷機転によって尋ねるべき項目の例を表 1 に示しますが，たいていの場合には本人，保護者とも，来院時には普通の状態ではありませんので，最初から真実を語るとは限りません．一度の問診で終わるのではなく，治療を続けながら，何回も受傷時の状況を尋ねることで意外な事実が判明することもあります．例えば，ヘルメットを被った子どもが車にはねられて救急搬送されてきた場合，通常は自転車走行中の事故と考えられますが，実は近くの火山活動が活発なために歩行中もヘルメットをかぶっていたのかもしれません．これほど特殊な例は少ないとしても，問診の際には，先入観を持ったり，決めつけたりしないことが重要だと思います．

また，虐待の場合は，さらに情報の聴取が困難です．虐待について述べるには紙面が足

	問診内容
転倒	周囲の状況,路面の材質,突起物の有無
スポーツ	種目,具体的状況(例:野球のバッター,右打ちなど),対物か対人か
歩行者×自動車	道路の状況(例:道幅,通行量),車との位置関係(例:左から衝突),車種,目撃の有無,事故後の状況(例:すぐ泣いた,5m飛ばされた),車両の損傷程度,位置
事故車同乗	乗車位置,シートベルト装着の有無,エアバッグ作動の有無,車内の状況(例:寝ていた,他に3人乗っていた,損傷の原因になりそうな荷物の有無)
墜落,転落	目撃の有無,高さ,路面の材質,受傷部位,事故後の状況(例:すぐ泣いた,動けなかった),現場の具体的な状況(写真や図)

表1 受傷機転によって尋ねるべき項目の例

りませんので,ここでは省きますが,虐待の場合には,本人,保護者からの情報が得られにくいため,正確な受傷機転がわからないままに診療せざるを得ない場合も少なくないかと思います.

主な受傷機転のうち,注意が必要だと思われがちなのは,交通事故(歩行中や自転車走行中)や高所からの墜落など,いわゆる「高エネルギー外傷」だと思います.しかし,海外の報告では,実はこれらの受傷機転では意外と重大な腹部損傷をきたすことは少なく,自転車のハンドル損傷,直接打撲,低所からの墜落などによる臓器損傷のほうが多いといわれています[2].実際に当院での腹部臓器損傷患者のほとんどは日常生活の中での転倒やスポーツによるもので,交通事故や墜落/転落によるものは10%程度と多くありません.このことから言えることは,外傷診療においても,漠然とした思い込みではなく,実際に目の前にいる患者さんから得られる診察所見やデータをもとに診療すべきだということ,そのために将来の診療の根拠とすべきデータを集めることが治療を行うことと同様に重要だということです.

次に行うのは日常診療で行うのと同様,身体所見をとること,JATEC™でいうところのsecondary surveyです.

鈍的腹部外傷患者の身体所見のうち,腹部臓器損傷を疑うべき所見は,血圧低下,意識レベルの低下,腹部の筋性防御/圧痛,シートベルト痕,持続する嘔吐などと言われています[2〜6].痛みの部位で特徴的なものは,脾損傷や肝損傷のときの肩の痛みがありますが,これは横隔膜下の血液貯留を示唆する関連痛です.その他の痛みの部位と原因臓器については成書に譲りますが,身体所見で重要なのは一度の診察で評価するのではなく,状態が変化するたびに経時的に繰り返し行うことです.もちろん身体所見で臓器損傷の診断はつきませんが,無駄な造影CTを回避したり,侵襲的な検査,処置を行ったりする根拠となりえます.

小児診療の目標は「後遺症なく治すこと」です.特に医療放射線被曝は,小児や若年者にとっては将来に影響を残します.海外ではすでに多くの報告や活動が行われていますが[7],

日本でも同様の活動が拡がることが望ましいと考えます．忙しい救急の場では難しいですが，少なくとも小児に対してはやみくもに検査を行うのではなく，一人一人について検査の適応を突き詰めることが必要と考えます．状態が安定している子どもに対して，身体所見もとらず，「外傷患者は全員全身CT」というような態度は厳に戒めるべきものと考えます．

③ どのような検査を行うべきか？　画像検査以外

前述のように，考えることなくやみくもに行う検査は避けるべきですが，必要な場合には躊躇なくさまざまな検査を行うべきです．

画像検査以外では，まず，初期診療中に行ったルート確保の際に採取した血液や尿を検査することで情報が得られます．このうち，血尿，ASTの上昇，アミラーゼの上昇，ヘマトクリットの低下などは，報告によって基準は異なりますが，臓器損傷との関連が示唆されています[2,5,6,8,9]．ただし，いずれの検査値も損傷を疑う根拠にはなりうるものの否定の根拠にはなり得ませんので，陰性所見の扱いには注意が必要です．

④ 画像検査（超音波，CT）を行うべきポイント

画像検査としては，超音波検査とCTを行います．

画像検査のうち超音波検査，なかでもFASTは初期診療中に行われているかと思います．FASTが腹腔内の出血の検出に有効であることは以前から認められており[10~12]，現在では腹腔洗浄に完全に取って代わっています．腹腔内に一定量以上の液体がないと陽性ととれないため，感度が低いとされたり，小児での有効性が疑問視されたりしましたが，現在では小児でも成人と同様有効とされています[13]．放射線被曝をはじめとする侵襲がなく，繰り返して何度でも行えること，ベッドサイドにおいて短時間で簡便にできる検査であることなど，小児外傷診療に非常に適した点が多い検査です．ただし，だれが行っても同様の結果が得られるわけではなく，検者が一定の技術を持っていることが必要ですし[14,15]，膀胱が収縮していると出血を見逃しやすいことなど，いくつかのpitfallが存在することがありますので，その結果解釈には注意が必要です[16]．

またFASTの陽性所見と臓器損傷との関連について，循環が安定している場合，あまり関連がないとの報告がありますが[17,18]，一方で，FAST陰性の場合に存在する臓器損傷は臨床的には問題にならないとの意見もあります[19,20]．FASTについての評価はさまざまですが，あくまでも腹腔内の出血の有無をみる検査であって，臓器損傷の有無は造影CTで論じるべきだと考えます．

またFASTが超音波検査の一つである以上，「誰が」「どの機器で」行うかは重要です．臨床の場での精度を高めるためには，各施設で一定水準の技術を習得するためのトレーニングシステムの確立や最低限の性能をもつ検査機器を整備すること，必ず画像をプリントするなどして記録を残すことが必要です．

FAST 以外の超音波検査で，実質臓器損傷を確認できることがありますが，造影剤を使わない超音波検査で実質臓器損傷を検出できることは多くありません．一方，造影剤を用いた超音波検査では，造影 CT に迫る精度で損傷を検出でき[21〜24]，また臓器からの出血を検出することができるという報告があります[25,26]．日本では保険適応がないため，各施設で臨床研究として行う必要がありますが，造影 CT のように放射線被曝を伴わないため，状態が安定している小児外傷患者の経時的な観察を行うには最も適していると考えます．当院での臨床研究でも 10 例程度に施行し，その簡便さ，安全性から，<u>将来的には外傷診療において有力な手段になりうる</u>と考えています．

　先に述べたように鈍的腹部外傷で多いのは，肝損傷，脾損傷，腎損傷などの実質臓器損傷で，これらは造影 CT で検出することが可能です．一方，膵臓，腸管などの損傷は多くありません[4]．実質臓器損傷の分類については，外傷学会や AAST の分類[27]などいくつかありますが，小児では細かい点でいくつか注意すべきことがあります．例えば肝損傷の分類（日本外傷学会肝損傷分類 2008）で，III 型は深さ 3 cm 以上の損傷とされていますが，臓器自体が小さい小児では，この数値はそのまま使えません．成人では 3 cm 以上の深さの損傷で主要なグリソン脈管系に損傷が起こる可能性が高いというのが要点ですので，小児でも主要な損傷の深さが脈管に及んでいるかどうかで分類すれば良いかと思います．

　前述のように腸管損傷はあまり多くはなく，腹部臓器損傷のなかでは 1 割未満です．画像診断を用いてもすべてを初期に診断することは容易ではありませんが，臨床的に問題のある腸間膜および腸管損傷を CT で高率に検出できるとされています．腸管損傷では遊離腹腔ガス，腸管壁の肥厚が，腸間膜損傷では限局した腸間膜血腫，出血，血管の途絶などが見られると言われています[28,29]．

　造影 CT が，現状において外傷診療で最も有力な画像検査であることは間違いありません．しかし最大の欠点は放射線被曝を伴うことであり，前述したように小児では適応を絞ることが求められます[30]．また実際に撮影する際にも小児外傷患者に対して CT 検査を行う際の放射線被曝量を軽減化すべきとの報告は多数あります[2,6,31]．そして将来的には放射線被曝のリスクについて説明し，造影剤の副作用だけでなく，放射線被曝の同意書をとらなくてはならない時代が来るかもしれません[30]．

3. 外科医にコンサルトすべき症例のポイント
―みんなは一人のために

　重症の小児外傷は少ないので，いわゆる non-responder で早い段階から外科医や小児外科医を招集することは多くはありませんが，このような場合にはコンサルトするかどうか迷うことはないかと思います．現実には，多くの小児外傷患者は状態が安定しており，明らかな損傷があることは少ないので，外科医，小児外科医を呼びにくい場合が多いかと思います．また，実際に臓器損傷がある場合にも，鈍的腹部外傷で多い肝損傷，脾損傷，腎損傷などで手術になることは少ないですし，手術を要する可能性のある膵臓，腸管などの

損傷はまれです[4,32]．さらに肝臓，脾臓については，海外で確立された保存的治療のガイドライン[33]もあるため，損傷の評価と全身状態の安定化さえできれば，その保存的治療に関しては外科医がいなくても施行可能です．しかし，このガイドラインを作成したもとになったデータを見てみると，AASTのgrade Ⅲ以上になると，手術や輸血が必要となる可能性があることがあるようですので[33]，一定以上の重症度の場合には，手術が不要で保存的に治療可能な場合でも外科医や小児外科医が関わる必要があると考えます．「コンサルト」して患者を引き継ぐのではなく，「共同で診療する」というつもりで外科医に協力を求めてはいかがでしょうか．

さいごに

　私たちの施設では，救急医や成人外科医は「外傷」に関わることは多いですが，「子ども」には慣れていません．一方，小児科医や小児外科医は，「子ども」には慣れていますが，「外傷」には慣れていません[32]．双方の欠点を補うためには，「外傷に慣れている救急医」と「小児に慣れている小児科医，小児外科医」が共同で診療することが必要です．共同で診療することで，救急医も小児科医，小児外科医も小児外傷診療に慣れていくことが，将来の小児外傷診療の発展のためには必要なことではないかと考えます．

文献

1) Nuss KE, Dietrich AM, Smith GA : Effectiveness of a pediatric trauma team protocol. *Pediatr Emerg Care* 2001 ; **17** : 96-100
2) Hynick NH, Brennan M, Schmit P et al : Identification of blunt abdominal injuries in children. *J Trauma Acute Care Surg* 2014 ; **76** : 95-100
3) Holmes JF, Lillis K, Monroe D et al : Identifying children at very low risk of clinically important blunt abdominal injuries. *Ann Emerg Med* 2013 ; **62** : 107-116
4) Taylor GA, Eichelberger MR, O'Donnell R et al : Indications for computed tomography in children with blunt abdominal trauma. *Annals of surgery* 1991 ; **213** : 212-218
5) Holmes JF, Mao A, Awasthi S et al : Validation of a prediction rule for the identification of children with intra-abdominal injuries after blunt torso trauma. *Ann Emerg Med* 2009 ; **54** : 528-533
6) Streck CJ, Jr., Jewett BM, Wahlquist AH et al : Evaluation for intra-abdominal injury in children after blunt torso trauma : can we reduce unnecessary abdominal computed tomography by utilizing a clinical prediction model? *J Trauma Acute Care Surg* 2012 ; **73** : 371-376 ; discussion 376
7) Goske MJ, Applegate KE, Boylan J et al : The 'Image Gently' campaign : increasing CT radiation dose awareness through a national education and awareness program. *Pediatric Radiology* 2008 ; **38** : 265-269
8) Lindberg DM, Shapiro RA, Blood EA et al : Utility of hepatic transaminases in children with concern for abuse. *Pediatrics* 2013 ; **131** : 268-275
9) Adamson WT, Hebra A, Thomas PB et al : Serum amylase and lipase alone are not cost-effective screening methods for pediatric pancreatic trauma. *J Pediatr Surg* 2003 ; **38** : 354-357 ; discussion 354-357
10) McKenney KL, Nunez DB, Jr., McKenney MG et al : Sonography as the primary screening technique for blunt abdominal trauma : experience with 899 patients. *AJR Am J Roentgenol* 1998 ; **170** : 979-985
11) Patel JC, Tepas JJ, 3rd : The efficacy of focused abdominal sonography for trauma (FAST) as a screening tool in the assessment of injured children. *J Pediatr Surg* 1999 ; **34** : 44-47 ; discussion 52-54

12) Scalea TM, Rodriguez A, Chiu WC et al：Focused Assessment with Sonography for Trauma(FAST)：results from an international consensus conference. *J Trauma* 1999；**46**：466-472
13) Soudack M, Epelman M, Maor R et al：Experience with focused abdominal sonography for trauma (FAST)in 313 pediatric patients. *J Clin Ultrasound* 2004；**32**：53-61
14) Smith J：Focused assessment with sonography in trauma(FAST)：should its role be reconsidered? *Postgrad Med J* 2010；**86**：285-291
15) Jang T, Kryder G, Sineff S et al：The technical errors of physicians learning to perform focused assessment with sonography in trauma. *Acad Emerg Med* 2012；**19**：98-101
16) Holmes G, Romero J, Waxman K et al：FAST enough? A validation study for focused assessment with sonography for trauma ultrasounds in a Level II trauma center. *Am Surg* 2012；**78**：1038-1040
17) Natarajan B, Gupta PK, Cemaj S et al：FAST scan：is it worth doing in hemodynamically stable blunt trauma patients? *Surgery* 2010；**148**：695-700；discussion 700-691
18) Miller MT, Pasquale MD, Bromberg WJ et al：Not so FAST. *J Trauma* 2003；**54**：52-59；discussion 59-60
19) Scaife ER, Rollins MD, Barnhart DC et al：The role of focused abdominal sonography for trauma (FAST)in pediatric trauma evaluation. *J Pediatr Surg* 2013；**48**：1377-1383
20) Laselle BT, Byyny RL, Haukoos JS et al：False-negative FAST examination：associations with injury characteristics and patient outcomes. *Ann Emerg Med* 2012；**60**：326-334 e323
21) Yekuo L, Shasha W, Xiansheng Z et al：Contrast-enhanced ultrasound for blunt hepatic trauma：an animal experiment. *Am J Emerg Med* 2010；**28**：828-833
22) Valentino M, Serra C, Zironi G et al：Blunt abdominal trauma：emergency contrast-enhanced sonography for detection of solid organ injuries. *AJR Am J Roentgenol* 2006；**186**：1361-1367
23) Nicolau C, Ripolles T：Contrast-enhanced ultrasound in abdominal imaging. *Abdom Imaging* 2012；**37**：1-19
24) You JS, Chung YE, Lee HJ et al：Liver trauma diagnosis with contrast-enhanced ultrasound：interobserver variability between radiologist and emergency physician in an animal study. *Am J Emerg Med* 2012；**30**：1229-1234
25) Kawamura H, Abe Y, Hasuo K et al：Diagnosis of hemorrhage from the gallbladder with the use of contrast-enhanced sonography. *J Ultrasound Med* 2005；**24**：1583-1586
26) Catalano O, Sandomenico F, Raso MM et al：Real-time, contrast-enhanced sonography：a new tool for detecting active bleeding. *J Trauma* 2005；**59**：933-939
27) Tinkoff G, Esposito TJ, Reed J et al：American Association for the Surgery of Trauma Organ Injury Scale I：spleen, liver, and kidney, validation based on the National Trauma Data Bank. *J Am Coll Surg* 2008；**207**：646-655
28) Atri M, Hanson JM, Grinblat L et al：Surgically Important Bowel and/or Mesenteric Injury in Blunt Trauma：Accuracy of Multidetector CT for Evaluation. *Radiology* 2008；**249**：524-533
29) Paris C, Brindamour M, Ouimet A et al：Predictive indicators for bowel injury in pediatric patients who present with a positive seat belt sign after motor vehicle collision. *J Pediatr Surg* 2010；**45**：921-924
30) Frush DP：CT dose and risk estimates in children. *Pediatric Radiology* 2011；**41**：Suppl 2：483-487
31) Naumann DN, Raven D, Pallan A et al：Radiation exposure during paediatric emergency CT：Time we took notice? *J Pediatr Surg* 2014；**49**：305-307
32) 吉元和彦，寺倉宏嗣，小山宏美：九州の小児外科施設における小児外傷診療の現状についての報告：第42回小児外科研究会アンケート調査結果より．日小外会誌 2013；**49**：909-915
33) Stylianos S：Evidence-based guidelines for resource utilization in children with isolated spleen or liver injury. The APSA Trauma Committee. *J Pediatr Surg* 2000；**35**：164-167；discussion 167-169

II. 外因系

7 子どもの熱傷
専門科につなげるために小児ERでできること

関谷恭介 ［ドクターゴン鎌倉診療所(執筆時:東京都立小児総合医療センター 救命救急科)］
Kyosuke Sekiya

> **Key Note**
> - 子どもの熱傷における特有の初期対応として、年齢に特異的なバイタルサインを認識し全身状態の評価を行う．また子どもの虐待は常に念頭に置き，詳細な病歴聴取に努める．
> - 開放性湿潤療法(OpWT)は，やり方によっては子どもの熱傷にも使用できる治療法である．その際には患者宅での創処置がしばしば治療成功の鍵となるため，患者家族への病態および治療概要の説明は，大変重要なポイントである．
> - 専門医に紹介すべき症例で明らかなものは，広範囲もしくは特殊な部分の熱傷で入院を要する症例や，小範囲であっても機能的もしくは審美的に問題となる部分の深い熱傷である．

はじめに

　混雑した小児ERのなかでも，子どもの熱傷症例は多く，かつ熱傷診療にかけられる時間は決して多いとは言えません．そのため，子どもに特有のバイタルサイン変動や考慮すべき事項を念頭に置き，系統立った初期評価，治療，さらには今後のフォローアップの指示を行う必要があります．

　局所治療として，開放性湿潤療法(OpWT)は，確実なフォローアップ，経時的な評価が行えるのであれば，子どもの熱傷においても安全に，かつ効果的に使用できる治療法です．私たちの施設では，トリアージナースによる緊急度の評価を行った後，ERでの評価，治療含めた初期対応を行い，翌日以降は，入院を要しないものであれば救命救急科の予約外来で熱傷患児のフォローアップを行っています．そのようななか，上記の治療法を用いてフォローアップし，専門科外来へつなげた子どもの熱傷のケースがあるので紹介します．

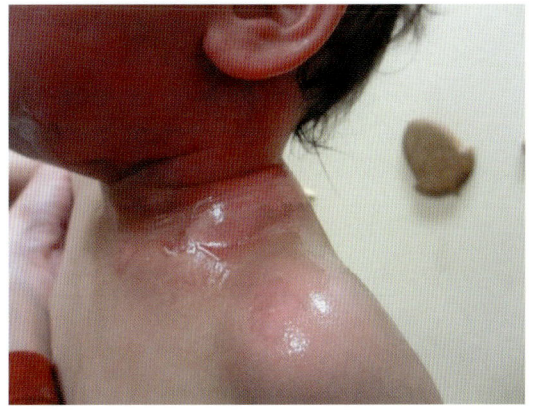

図1　初診時左側下顎・頸部〜肩部

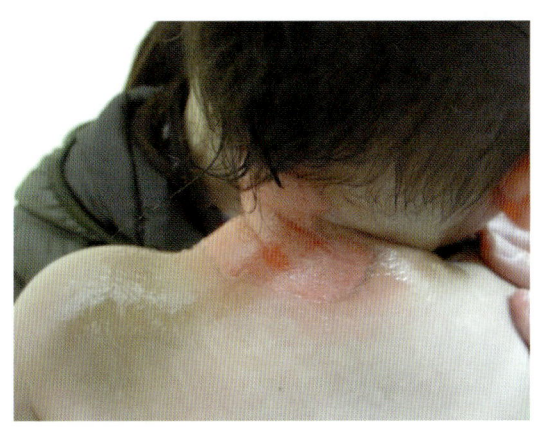

図2　初診時左後頸部

1. 症例提示

患児：1歳1カ月，女児．体重 7.78 kg

受傷機転：兄自身が持っていた味噌汁をこぼしてしまい，近くにいた児がそれをかぶり受傷．近くにいた親がすぐに服を脱がせ冷やし，同時に救急車要請にて当院 ER 受診した．

既往歴，発達歴：特記事項なく，それまでの定期健診での指摘なし．

初診時所見と評価：

　意識清明（視線・追視しっかり），脈拍 129 回/分，体温 36.0℃，SpO$_2$ 98%（room air）

　左頬部・下顎部〜左側頸部・耳介後部・後頸部にかけてII度熱傷，少し離れて左肩部にII度熱傷を確認（図1，2）

　I度を除いた総熱傷面積は約6%（手掌法），II度熱傷部の水疱はほとんど破れていたが水疱蓋は残存．

　気道熱傷はなく，明らかなIII度熱傷部位も認めなかった．

　受傷機転と熱傷部位に矛盾なく虐待は否定的であり，その他入院基準に当てはまらず，外来フォローの方針となった．

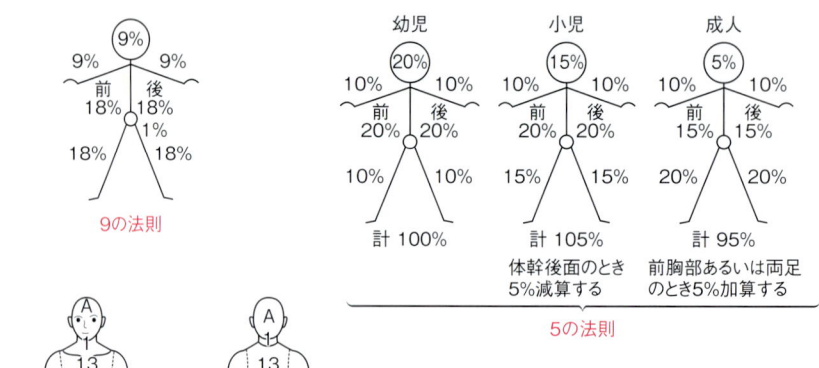

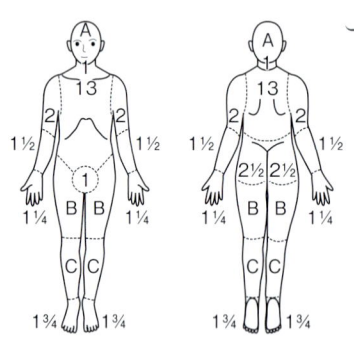

図3 熱傷面積算定法

2. ERで行う子どもの熱傷初期対応

　基本的には成人の熱傷診療と同様，まずは初期評価→一次評価→二次評価といった系統立てた全身状態の把握を行います．その際には，詳細は他稿に譲りますが，小児は年齢ごとに違ったバイタルサインを示すことに留意することが必要です．

　次に病歴聴取と身体診察（創評価）を行いますが，その際に留意すべき子ども特有の問題として，虐待の問題があります．こちらも詳細は他稿に譲りますが，詳細な病歴聴取（場合によっては繰り返しの聴取），注意深い創評価が必要になります．ただし一方で，親は児に熱傷を負わせた，という自責の念が強くなる側面もあり，初療の段階ですべてを判断することはきわめて難しく，また，詳細な説明を行うのは有効でないかもしれません．大事なことは，次につなげることと，何度も繰り返し説明することと考えます．

　熱傷面積の推定方法としては，子どもでは5の法則やLund & Browderの法則（図3）などが挙げられますが，混雑したERでのより簡便な方法として，患児本人の全指腹と手掌で約1%の熱傷面積を推定できる手掌法も良いでしょう．

　熱傷深達度の推定方法は，表1のように外見と疼痛の有無で評価しますが，子ども（特に乳幼児）では疼痛の評価は難しく，また以下にも述べますように初期の段階での治療方針には影響しないため，Ⅱ度熱傷の厳密な区別は必要ありません．

　以上を評価した後，外来通院加療可能なのかどうかを判断しますが，私たちの施設では表2のように入院基準を定めています．これは，重症度の指標であるArtzの基準をもとに作成されていますが，あくまで原則であり，オーバートリアージは許容されるべきと考えています．

分類	臨床症状
Ⅰ度熱傷(epidermal burn：EB)	紅斑，有痛性
浅達性Ⅱ度熱傷 (superficial dermal burn：SDB)	紅斑，水疱，有痛性 水疱は圧迫で発赤が消失
深達性Ⅱ度熱傷 (deep dermal burn：DDB)	紅斑，紫斑～白色，水疱，知覚鈍麻 水疱は圧迫しても発赤が消失しない
Ⅲ度熱傷 (deep burn：DB)	黒色，褐色または白色 水疱(−)，無痛性

表1　臨床症状による深達度分類　　　　　　　　(参考文献7)より)

```
一般病棟入院基準
・Ⅱ度熱傷が10％以上，Ⅲ度熱傷がある場合　→補液を開始して入院
・顔面，手足，会陰部のDDB以上の熱傷
・虐待が疑われ，患児の安全性を保護する必要がある場合
PICU入室基準
・Ⅱ度熱傷：15％を超える
・Ⅲ度熱傷：2％を超える
・気道熱傷の合併，CO中毒
・電撃症あるいは化学熱傷で全身への影響を認める場合
・軟部組織の損傷や骨折の合併
```

表2　当院の入院基準

3. 外来で行う子どもの熱傷治療

○湿潤療法/開放性湿潤療法

　湿潤療法とは，傷を乾燥させない，傷を消毒しないことを原則に，頻回な創観察・周囲の洗浄と適度な湿潤環境が，痛みを少なく早く皮膚損傷を治癒させるという理論を基にした創傷治療の方法です．

　褥瘡や創傷に対するドレッシング法には，表3に示す4つの方法があり，その中の一つに開放性の湿潤療法があります．これは，1996年に鳥谷部医師により考案された創への摩擦と圧迫を回避することを目的に，創面にラップフィルムを当てて治療する「ラップ療法」に変法を含んだものの総称で，2005年に開放性湿潤療法(OpWT：Open Wet-Dressing Therapy)と改称されました．熱傷の分野では2001年に夏井医師がホームページ「新しい創傷治癒」を開設した後広く認知されました[1]．

　従来のラップ療法では，多量の滲出液の際に汗疹の発生やラップが剥がれやすいなどの弱点がありましたが，穴あきポリエチレン袋(三角コーナーの水切り袋)に紙おむつもしく

	ウェットドレッシング	ドライドレッシング
開放性	開放性ウェットドレッシング 　ラップ療法 　穴あきポリエチレン/紙おむつ 　持続陰圧閉鎖療法(V. A. C.)	開放性ドライドレッシング 　乾燥ガーゼ
閉鎖性	閉鎖性ウェットドレッシング 　*ポリウレタンフォーム 　*ハイドロコロイド 　ガーゼ＋油性軟膏(ワセリン，ゲーベンクリーム® など)	閉鎖性ドライドレッシング 　ガーゼ＋吸水性外用剤(ユーパスタ®，カデックス®，ブロメライン軟膏® など)

＊褥創に使用した場合，創が体重で圧迫されるためドレッシングが創を閉鎖します．外傷に使用した場合は事実上の開放性ドレッシングになります．

表3　ドレッシングの4分類　　　　　　　　　　　　　　　　　　　（参考文献6)より）

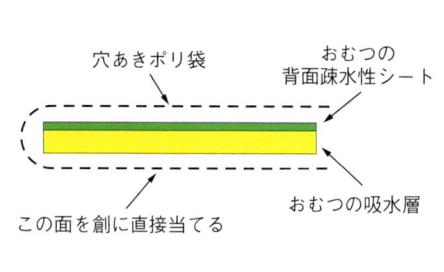

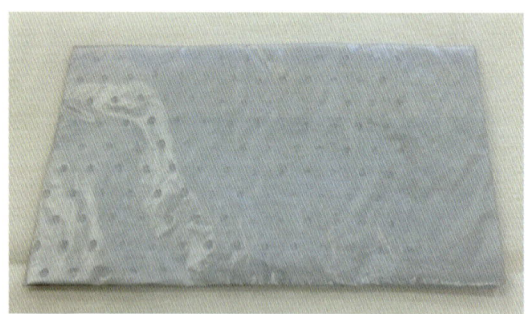

図4　穴あきビニールパッドの模式図とペットシーツを用いた実物(参考文献3)より)

はペットシーツなど吸水性に優れた素材を入れて作成した被覆材(穴あきビニールパッド：図4)を創面に当てることにより，ポリエチレン袋がラップフィルムと同様に摩擦と圧迫を回避させ，均一に空いている穴より滲出液の吸収量をコントロールし，適度の湿潤環境を形成することを可能にした方法が開放性湿潤療法です．医療用被覆材と異なり，穴あきビニールパッドは非常に安価で作成可能なため，長期間にわたる創面の治療には重宝します．一方で，医療機関や患者家族によって作成しなければいけないことや医療用材料でないため，導入当初は患者家族への充分な説明と理解が必要となります．当院ERでは，次項に述べる点に留意して患者家族への説明を行っております．

○子どもの熱傷における湿潤療法

　湿潤療法は子どもの熱傷治療にも応用可能と考えます．日本熱傷学会では，「日本の医療制度においては，熱傷の局所治療には優れた医療材料が使用できる状況にある．したがって，日本熱傷学会としては医師が熱傷治療において非医療材料を用いることは厳しく制限されるべき」とし，「とくに，感染に対する抵抗力が弱く，一部の細菌が産生する毒素に対

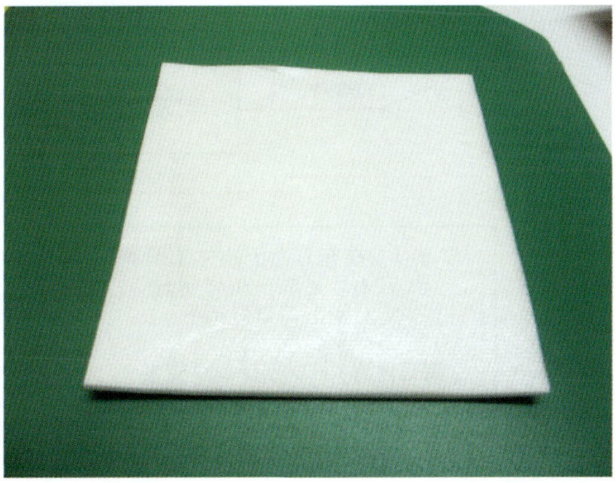

図5　高吸収コットンパッドの両面に，創に固着しにくいフィルムを使用した診療材料

する抗体を有しない乳幼児」に対しては行うべきでないと勧告しています[9)]．しかしながら湿潤療法は，軟膏治療を用いるよりも，患児の親に対する熱傷の病態と処置方法の説明も簡便であり，さらには洗浄の際に軟膏を落とす手間が省けるぶん疼痛刺激も緩和される印象があるため，疼痛に対して素直な反応を示す小児（とくに乳幼児）の包交の際の困難さを考慮すると効率的と考えます．当院ERでは図5のような，安価な診療材料（高吸収コットンパッド＋フィルム；院内売店で購入可）を用いていますが，これは穴あきビニールパッドと原理としては同様のものです．

　図6に具体的な開放性湿潤療法の手順を示します．
　受傷時点では創面の痛みが強いことから，明らかな汚染が確認されない限り，洗浄は行いません．創面にワセリンを塗布したほうが痛みの軽減が早いとされ，私たちの施設でもワセリンを塗布したうえで，範囲が狭い場合には前述の被覆材を，広範囲で前者の被覆材が使用できないときは，穴あきビニールパッドを用いています．また，確認される水疱に関しては可能な限り除去しています．感染は皮下血腫をはじめとして淀んだ閉鎖腔で起こることが多く，また子どもの場合水疱を破らないで保存するのはきわめて困難であり，あらかじめの除去をしています．
　翌日以降は毎日の洗浄（主に創周囲）とドレッシング交換を行うことになりますが，その際に（親が）慣れてくるようであれば，自宅での処置が中心となってくるため，病態・治癒過程や処置方法のお話をし，その内容を含んだパンフレット（図7）を用いながら，親にも理解実践してもらいながら治療しています．

○専門科コンサルトのタイミング

　専門医に紹介すべき症例で明らかなものは，広範囲もしくは特殊な部分の熱傷で入院を要する症例や，小範囲であっても機能的もしくは審美的に問題となる部分の深い熱傷です．また，小児とくに乳幼児や女児に関しては，将来起こりうる審美的な問題への親の不

熱傷治療：フローチャート

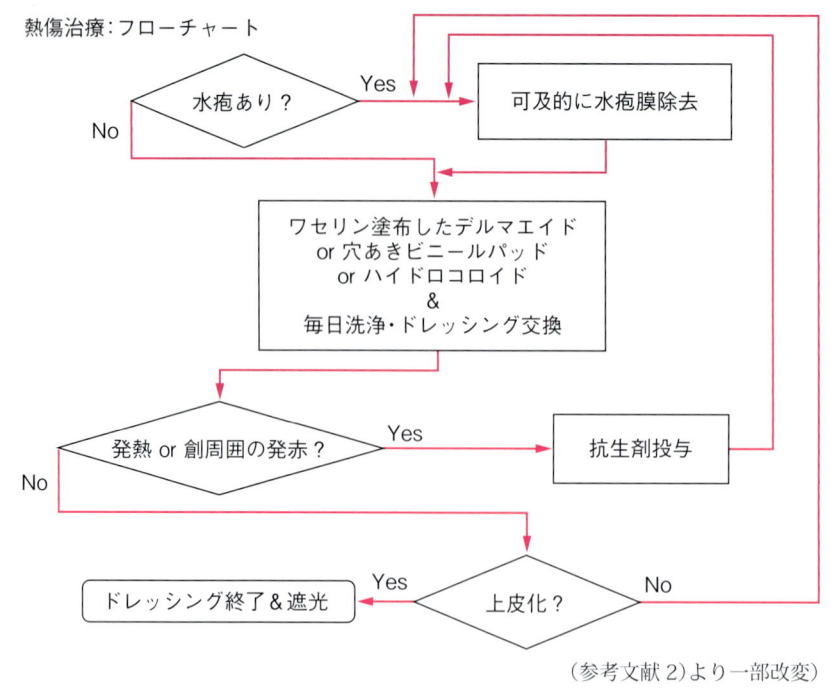

図6　熱傷治療フローチャート

（参考文献2）より一部改変）

安や医療者への期待が強いため，この傾向はさらに強まります．しかしながら，専門科外来は通常の予約患者でいっぱいであり，初診の外来予約が1〜2カ月先というところが多々あるのも現実でしょう．そういった現状を踏まえ，それまでのつなぎとしての開放性湿潤療法は混雑したERでも実践可能であり，かつ有効であると考えます．

4. 本症例における実際の処置内容

受傷当日：
　創の洗浄は行わず，残存する水疱蓋はすべて除去した．部位が可動域の部分でもあり，ドレッシングの困難さから既存の医療材料は用いず，ワセリンを塗布し，あらかじめ準備しておいた穴あきビニールパッドを当て湿潤環境を保つようにした．フォローは母親と相談し，週末であったことを考慮して，しばらく当院ERでの加療とした．

受傷2日目：（図8）
　さらに剥離してきた水疱蓋を切除した．raw surfaceが目立ってきた印象．疼痛のみならず，まだ医療者への恐怖から処置時の安静は困難であり，濡れガーゼにて創周囲の清拭の後，前日と同様の処置とした．部位的に覆えない頬部辺縁や耳介の付け根のあたりはワセリン塗布のみとし，母親には「乾いてしまうようであれば自宅での頻回塗布」を指示した．

受傷3〜10日：（図9, 10）
　連日の外来通院．raw surfaceが目立つと同時に周囲から上皮化を認めた．処置時の啼泣は変わらず．肩部の創は限局して滲出液の量も少なくなってきていたためハイドロコロイ

> やけどで治療を続けるご家族のみなさまへ
>
> ☆やけどの深さは最初の段階では判断が難しく，経過をみることが必要です．
> ・やけどがどれくらい重症であるかはタイプ（深さ）と広さによります．
> ・それによって行う処置，通院する間隔や期間が違ってきます．

＜ご自宅で行うケア＞

(1) 水ぶくれ以上のやけどの場合には，浸出液が出なくなるまではやけどにくっつきにくいガーゼや，特殊な絆創膏で覆っておきます
　　・ガーゼから浸出液が染み出してくる時は，ご自宅で1日に1～2回交換していただくことがあります．
　　・水ぶくれがある場合には針や指先でつぶすと感染を起こすことがありますので，無理につぶそうとせず，医師の処置を待ちましょう．
(2) 痛みがある場合は冷やすと和らぎます．
　　氷を直接やけどに当てず，ビニール袋に入れたり，さらにタオルで包んだりして，氷そのもので皮膚を傷めないようにしましょう．
(3) 手足のやけどの場合，むくみを予防するために，寝る時に枕などで高く挙げておきましょう．
(4) 最初の数日間は痛みが強いので，痛み止めを使って差し支えありません．

＜ケアの具体的な方法＞

(1) 洗浄
　　・洗浄は肌についた古い浸出液を落とすことにもなります．
　　・シャワーで毎日しっかり洗いましょう．
(2) やけどした皮膚の覆い方
　　・やけどした皮膚を保護し，湿った状態を保つことが重要です．
　　・湿った状態はやけどの治癒を促し，痛みを和らげます．
　　・やけどした皮膚を洗った後，軟膏を塗布し，絆創膏やガーゼで覆います．
　　・方法は下記の①～③の内，医師の指示に従ってください．

①軟膏は使わず，特殊な絆創膏で保護します　　〔　　〕
②軟膏を塗って，やけどにくっつきにくいガーゼで保護します　　〔　　〕
③軟膏を塗って，特製のガーゼで保護します　　〔　　〕
　　☆ガーゼは穴あきの水切りビニール袋をオムツや吸水シートに貼り付けて作ります．

図7　当院ERで用いている親への熱傷説明パンフレット（抜粋）

ドに変更し，10日目にもなると上皮化完了しドレッシング終了とした．経過中，発熱を認めたが，創の状態からは感染徴候とは思われなかったため解熱剤使用にて経過観察，自然解熱を得られた．

　また，今後フォローが長期にわたる可能性や頬部といった審美的に問題となる部位であ

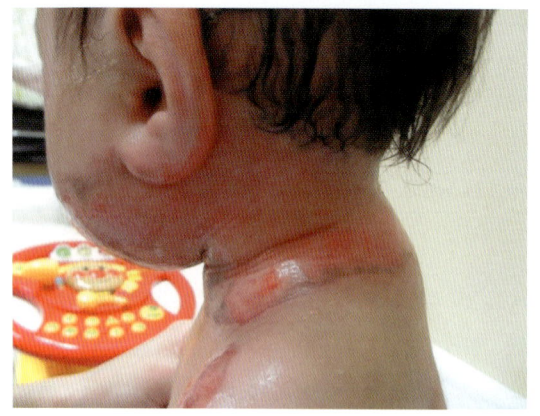

図8 受傷2日目

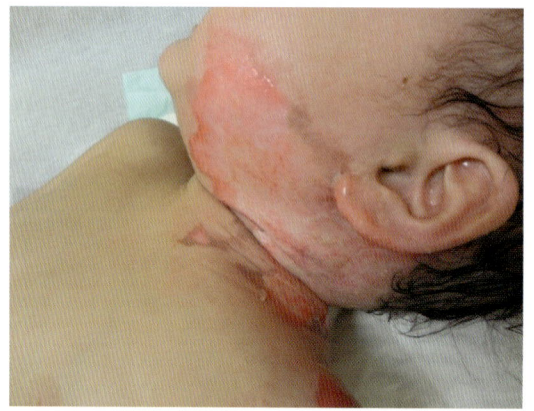

図9 受傷3日目

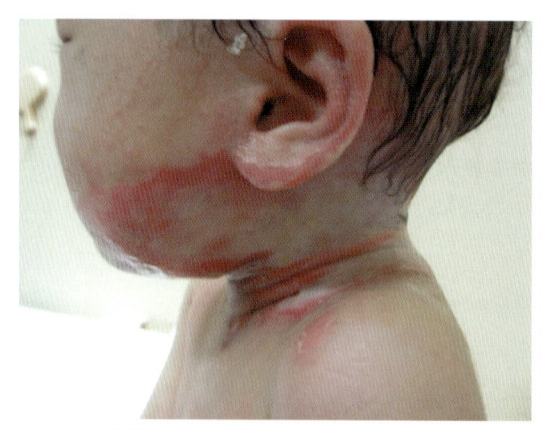

図10 受傷7日目側面
穴あきビニールパッドで覆えない部分は，大きさや形を加工できるハイドロコロイドや，院内売店で購入可能な被覆材（滲出液が多すぎる場合は不適）で補う．

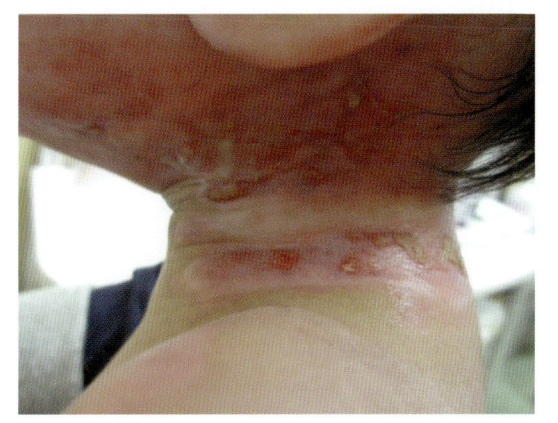

図11 受傷22日目

ることを踏まえて，1カ月先の形成外科外来予約とした．
受傷11～29日目：（図11）

　この頃になると自宅での処置を中心に，3～7日に1回の外来通院に変更した．自宅での被覆材は，外来と同様の物を推奨した．

　上皮化の部分は増えたが，raw surface 部も残存，過剰肉芽と思われる盛り上がりや周囲の汗疹に対しては，適宜リンデロンV軟膏塗布にて対処した．

　当初の予定どおり，受傷29日目には当科でのフォローを終了し，形成外科外来に紹介とした．

　以降は，自宅で同様の処置を継続し，当院形成外科外来にて月1回程度の外来フォローを受け，受傷後1年半を経て痕もほとんど残らないほどになっている．

5. 本症例の振り返り

　当院ERでは，穴あきビニールパッドによる処置だけではなく，高吸収コットンパッド＋フィルムやハイドロコロイドのような医療材料も用いて，創の部位，滲出液の量，自宅での処置のしやすさなど総合的に判断し使い分けています．

　今回の症例も，受傷当初は滲出液の量や範囲を考慮して非医療材料を用いましたが，自宅での処置に移行する頃には医療材料に切り替えて治療をしました．経過中発熱を認めましたが，注意深い連続した創観察により抗生剤投与は一切行わずにフォローすることができました．時間を追って親も交換手技を上達させ，最終的には医療者側よりも交換が上手になったように思います．開放性湿潤療法(OpWT)の最大の利点である，簡便性と経済性がそれを可能にしたと考えています．

さいごに

　乳幼児の熱傷を開放性湿潤療法でフォローし，専門科外来につなげたケースを紹介しました．

　専門科外来までのつなぎとして，混雑したERの中で，さらには非専門医でもできることがある，と知ってもらえる機会となれば幸いです．

　また，専門科外来があるにも関わらず，長期間にわたり私たちを信じて通い続け，このような貴重な経験をさせてくれた患児およびそのご家族に深謝いたします．

参考文献

1) 森　洋平：熱傷/診療所で行う開放性湿潤療法．ERマガジン 2013；**10**：492-499
2) 夏井　睦：新しい創傷治療「消毒とガーゼ」の撲滅を目指して＜http://http://www.wound-treatment.jp/＞
3) 夏井　睦：ドクター夏井の熱傷治療裏マニュアル　第1版第2刷．三輪書店，東京，2013
4) 夏井　睦：ドクター夏井の外傷治療「裏」マニュアル　第1版第2刷．三輪書店，東京，2007
5) 夏井　睦：創傷治療の常識非常識＜2＞熱傷と創感染　第1版第3刷．三輪書店，東京，2008
6) 鳥谷部俊一：これでわかった！褥創のラップ療法　第1版第3刷．三輪書店，東京，2013
7) 日本皮膚科学会編：熱傷・創傷ガイドライン．金原出版，東京，2012
8) 日本熱傷学会編：熱傷診療ガイドライン．春恒社，東京，2009
9) 日本熱傷学会：いわゆる「ラップ療法」に対する日本熱傷学会の見解＜http://www.jsbi-burn.org/pdf/information08.pdf＞

MEMO

II. 外因系

8 薬物誤用
うちの子どもが薬を飲んだかも…どうする？

佐藤信宏 [新潟市民病院 救急科]
Nobuhiro Sato

> **Key Note**
> - 中毒と言っても，やっぱり見た目の初期評価，そしてABC！
> - 怖い！たった1錠で致命的なものを知っておこう．
> - 自殺企図患児は身体治療だけで終わらない．

はじめに

　小児の薬物誤用は，乳児・幼児が誤って口に入れてしまうものと，学童期・思春期に入って自殺企図で飲むものとに分けられます．ここでは，ボタン電池などの異物誤飲は除き，小児の薬物中毒について説明します．小児の薬物中毒は，頻度は多くないかもしれませんが，たった1錠でも致死的になるものもあり，未来のある子どもたちを救うためにも，知っておきたいところです．

〈症例1〉
　患児：10カ月，女児．ぐったりしていて様子がおかしいとのことで，ER受診．遊びに行った祖父母の家で，祖父の薬箱をいじって遊んでいたらしい．祖父は，糖尿病，高血圧で近医通院中であった．デキスタ測定をすると「Low」であり，経口血糖降下薬の誤用が疑われた．

1. 誤って飲んだ小児患者へのアプローチ法

　薬物中毒というと，国家試験の勉強の影響か，すぐに胃洗浄や活性炭を考える人は多い

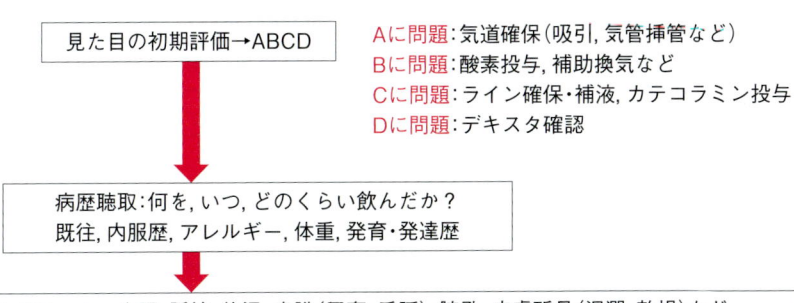

```
                    ┌──────────────────────┐    Aに問題:気道確保(吸引,気管挿管など)
                    │ 見た目の初期評価→ABCD │    Bに問題:酸素投与,補助換気など
                    └──────────┬───────────┘    Cに問題:ライン確保・補液,カテコラミン投与
                               ↓                Dに問題:デキスタ確認
              ┌────────────────────────────────────┐
              │ 病歴聴取:何を,いつ,どのくらい飲んだか?│
              │ 既往,内服歴,アレルギー,体重,発育・発達歴│
              └────────────────┬───────────────────┘
                               ↓
       ┌──────────────────────────────────────────────────────────┐
       │ 身体所見:トキシドローム→血圧,脈拍,体温,意識(興奮,昏睡),瞳孔,皮膚所見(湿潤,乾燥)など│
       └──────────────────────┬───────────────────────────────────┘
                               ↓
       ┌──────────────────────────────────────────────────────────┐
       │ 検査:血液ガス,電解質,血糖,心電図,X線やCTで誤嚥の確認・鑑別疾患の除外│
       └──────────────────────┬───────────────────────────────────┘
                               ↓
            ┌────────────────────────────────────────────┐
            │ 中毒治療の必要性を検討:吸収阻害,排泄促進,拮抗薬投与│
            └────────────────────────────────────────────┘
```

図1 小児薬物誤用患者に遭遇したら?

```
┌─────────────────────────────────┐
│ ・急性発症                        │
│ ・原因不明の多臓器障害             │
│ ・原因不明の意識障害・痙攣         │
│ ・疾患では説明できない臨床所見     │
│ ・同居家族に定期服薬者がいる       │
│ ・祖父母の家に遊びに行ってから様子がおかしい│
└─────────────────────────────────┘
```

表1 いつ中毒を疑うか?

と思います.でも,内因性疾患であれ,外傷であれ,中毒であっても,ERの鉄則は,まず見た目を重視した初期評価からABCDE(Airway, Breathing, Circulation, Disability, Exposure)を評価する一次評価を行うことです.啼泣が弱い,もしくはぐったりしている患児を見たら,すぐに気道,呼吸,循環動態に異常がないか確認しなければいけません.薬物は同定できたけど,患児を救命できませんでしたではダメですよね.原因が何にせよ,問題があれば,ABC(Airway, Breathing, Circulation)の安定化を図る必要があります.気道が不安定であれば,吸引や気管挿管,呼吸の異常に対しては酸素投与,換気補助,循環動態が不安定であれば,輸液負荷,カテコラミンの使用などが必要となります(図1).そして,ABCの安定化を図りつつ,病歴聴取,身体所見,検査所見を用いて薬物同定と,中毒治療(吸収阻害,排泄促進,拮抗薬投与)を行います.

病歴聴取では,いつ,何を,どのくらいがポイントになります.ただ,乳幼児の誤用の場合,大人の薬物中毒と違って,薬のカラがなく,何を飲んだかわからない,ましてや薬物中毒かもわからないことも多いです.急性発症なのか? 薬をいじっていた形跡がないかなど情報を集めます(表1).

兄弟や両親が内服している薬の確認,また祖父母の家に行っていれば,祖父母の内服歴を確認する必要があります.特に,One pill kill a child(表2)と呼ばれる,1錠で致死的と

循環器系薬剤	β-blocker	メインテート®, セロケン®
	Ca拮抗薬	アダラート®, ペルジピン®, ヘルベッサー®
経口血糖降下薬	スルフォニルウレア薬	アマリール®, オイグルコン®, グリミクロン®
テオフィリン	テオフィリン	テオドール®, ユニフィル®
麻薬	オキシコドン	オキシコンチン®
イソニアジド	イソニアジド	イスコチン®
	三環系抗うつ薬	トリプタノール®, アナフラニール®
洗濯洗剤	酸, アルカリ	
有機リン		
アルコール	エタノール, メタノール, エチレングリコール	
石油		
防虫剤	樟脳	

表2　1錠で致命的になる薬剤，少量で致命的となる物質

代表薬剤	交感神経作用 アンフェタミン	抗コリン 抗ヒスタミン薬	コリン 有機リン	オピオイド	鎮静薬 バルビツール	その他 サリチル酸	テオフィリン
中枢神経	興奮, せん妄, 痙攣	せん妄, 昏睡, 痙攣	昏睡	多幸感, 傾眠, 昏睡	傾眠, 昏睡	無関心, 痙攣	興奮, 振戦, 痙攣
脈拍	↑	↑	↓	↓	—	—	↑
血圧	↑	↑	—	↓	↓	—	↓
体温	↑	↑	—	↓	↓	↑	—
呼吸			↑	↓	↓	↑	↑
瞳孔	散瞳, 対光反射迅速	散瞳, 対光反射遅延	縮瞳	縮瞳	—		
腸蠕動	—	減弱	亢進				
皮膚	発汗	乾燥	発汗				
その他	—	—	嘔吐, 流涙, 唾液過多			嘔吐	嘔吐

表3　トキシドローム

なる薬剤を内服した可能性がある場合は，集中治療管理が必要となるため，保護者にそういった内服歴がないか，誤用した可能性がないか確認が必要です．

　身体所見では，トキシドロームを意識して，全身診察をする必要があります(表3)．すべての薬剤に生じるわけではなく，また多剤誤用の場合は参考にならないこともありますが，中毒物質がわからないときには有用です．

　検査は，誤用した物質がわかれば，それに応じた検査が必要となります．誤用したもの

- エチレングリコール
- アルコール
- 酸
- アルカリ
- 鉄
- カリウム製剤
- リチウム

表4 活性炭に吸着されない物質

C：Carbamazepine, caffeine	カルバマゼピン，カフェイン
A：Anticonvulsants	フェノバルビタール，フェニトイン
T：Theophyline	テオフィリン
M：Methanol	メタノール
E：Ethylene glycol	エチレングリコール
A：Aspirin	アスピリン
L：Lithium	リチウム

表5 血液灌流法・血液透析法の適応がある薬物・毒物

がわからない場合は，血糖，電解質などの生化学検査，アニオンギャップ，浸透圧ギャップ，中毒スクリーニング，心電図などを用いて，手掛かりを探します．最初に血清保存を採取しておくと，後で薬物が判明した場合に，血中濃度の測定などに利用できるので便利です．

中毒治療としては，吸収阻害，排泄促進，拮抗薬投与があります．以前は，胃洗浄が盛んに行われましたが，胃洗浄は，中毒物質が致死的な物質で，かつ60分以内でなければ適応にならないことは知っておく必要があります．また小児では胃洗浄自体難しく，合併症も起きやすいため，ほとんど行われません．活性炭についても同様で，誤用直後に来院し，活性炭が吸着する物質である必要があります(表4)．吐根シロップによる催吐や，下剤はもう推奨されていません．

排泄促進は，いったん吸収されてしまった中毒物質を，肝臓や腎臓の機能を利用して排泄することを言います．具体的には，尿アルカリ化，血液浄化療法があります(表5)．尿中アルカリ化は，血液透析の適応のない，中等症以上のアスピリン中毒が適応になります．

ほとんどの中毒は，全身管理のみで改善することが多いですが，特異的な拮抗薬については知っておく必要があります(表6)．

中毒それぞれの治療について，すべて覚えることは困難だと思いますが，頼りにすべき中毒の教科書や，日本中毒情報センター(http://www.j-poison-ic.or.jp/homepage.nsf)への相談方法など，どうやって調べるかを，中毒患者に出会う前に知っておくとよいと思い

中毒	拮抗薬
アセトアミノフェン	Nアセチルシステイン
ベンゾジアゼピン	フルマゼニル※
β-blocker	グルカゴン
Ca拮抗薬	カルシウム，高インスリン・正常血糖療法，脂肪乳剤持続療法
シアン	ヒドロコバラミン，亜硝酸ナトリウム，チオ硫酸ナトリウム
エチレングリコール	エタノール
メタノール	エタノール
オピオイド	ナロキソン※
有機リン	PAM，アトロピン
スルフォニルウレア	糖，ソマトスタチン
三環系抗うつ薬	炭酸水素ナトリウム，脂肪乳剤持続療法

表6 中毒と拮抗薬
※フルマゼニル，ナロキソンは半減期が短く，診断的意義はあるが，治療拮抗薬としては使えない．

ます．

　最後に，治療とは直接関係しませんが，保護者への丁寧な説明，子どもを不安がらせないことも，小児中毒診療の大切なポイントです．保護者は自分が注意していなかったことで，子どもに誤って薬剤を飲ませてしまったという強い後悔を感じていることも多く，サポートする必要があります．同時に，より危険な薬物誤飲を起こさないためにも，家庭環境への介入，つまり保護者への指導も，われわれ救急医療に従事する者にとって大切な仕事の1つです．子どもの目の前では薬を飲む姿を見せない，手の届く範囲に薬を保管しないことも指導しましょう．

2. 代表的な薬物誤飲への対応

①アセトアミノフェン

　アセトアミノフェンは，市販の解熱鎮痛薬としても流通しており，誤用，大量服薬されやすい薬の一つです．肝毒性が有名で，用量依存性であることが知られており，150 mg/kg以上摂取するとリスクがあります．つまり，10 kgの子どもであれば，カロナール® 200 mg錠を8錠内服しなければ，肝障害のリスクは低いと考えられます．現実的に，8錠も誤用することは難しく，自殺企図による大量服薬で問題になる薬剤と思われます．血中濃度を測定し，Rumack-Matthewノモグラムを使用することで，肝障害の可能性を評価できます．自院で血中濃度測定ができないところも多いと思われますので，その場合，内服量から肝障害のリスクを想定し，拮抗薬のNアセチルシステインの内服を開始して，血中濃度が判明したら継続・中止を判断します．

②タバコ

　日本中毒情報センターに寄せられる中毒事故で最も多いです．紙巻きタバコのニコチン含有量が10～30 mgで，乳幼児の致死量は10～20 mgと言われていますが，苦いうえに，催吐作用のために，初期に嘔吐し，実際に吸収されるニコチン量は少ないため，ほとんどが軽症で，致死的になることはまれです．親が喫煙者で，原因不明の嘔吐で来院した場合，タバコ中毒も鑑別に考えましょう．

③SSRI：Selective Serotonin reuptake inhibitor
　（ルボックス®，パキシル®，ジェイゾロフト®など）

　三環系抗うつ薬に比べ，副作用・毒性が少ないため，処方数が増加してきた薬剤です．それに伴い，大量服用も増えてきました．無症状で経過することが多く，死に至る可能性は少ないです．頻度は少ないですが，セロトニン症候群，けいれん，昏睡，興奮，血圧上昇，QTc延長を生じることがあります．

〈症例2〉

　患児：14歳，男児．市販のバファリンA®を大量服用し，救急搬送されてきた．患児は半年前から不登校となっている．両親は離婚しており，母はうつ病で通院中．

3. 自殺企図で薬剤を飲んだ小児患者へのアプローチ

　学童，思春期の児で，インターネットやドラッグストアで簡単に購入できることから，自殺目的に薬物を大量服用することが増えています．アプローチ法としては，前述した誤って薬物を飲んでしまった場合とほとんど同様で，見た目の初期評価→ABCの確認をしっかり行います．乳幼児の誤用と異なり，多種類の薬剤を複数内服することが多いため，意識があれば患児に種類，量，時間を確認し，薬のカラを家族に探してもらったりする必要があります．病歴聴取が鍵を握ります．

　身体的治療とともに大切なのは，治療後の環境整備です．家庭環境や社会的背景に問題を抱えている可能性があり，小児科医，精神科医，ソーシャルワーカー，児童相談所などと協力して，同じ過ちを繰り返さないように調整する必要があります．

まとめ

薬物誤用・中毒は，ついつい除染や拮抗薬など特異的治療に注目しがちですが，まずは気道・呼吸・循環の安定化が必須です．乳幼児の誤用でも，思春期の中毒でも，身体的治療に加え，家庭環境・社会的背景の整備が必要になることがあり，多職種との連携も大切になります．

文献

1) Calello DP, Henretig FM：Pediatric toxicology：specialized approach to the poisoned child. *Emerg Med Clin North Am* 2014；**32**：29-52
2) Barrueto F Jr, Gattu R, Mazer-Amirshahi M：Updates in the general approach to the pediatric poisoned patient. *Pediatr Clin North Am* 2013；**60**：1203-1220
3) Osterhoudt KC, Ewald M, Shannon M et al：Toxicologic emergencies, Textbook of Pediatric Emergency Medicine 6th edition. Lippincott Williams & Wilkins. Philadelphia, 2010, p.1176
4) 相馬一亥(監修)，上條吉人(執筆)：臨床中毒学．医学書院，東京，2009

III. 治療

III. 治療

1 外来で使用する抗菌薬について
その適応と適正使用

磯貝美穂子　堀越　裕歩 ［東京都立小児総合医療センター　感染症科］
Mihoko Isogai　　Yuho Horikoshi

> **Key Note**
> ● ERで本当に必要な検査，経口抗菌薬と抗ウイルス薬を知り，その適応を考える．

はじめに

　小児感染症の多くはウイルス感染です．不要な抗菌薬は耐性菌を増やし，これから先，未来の抗菌薬選択の幅を狭めることにつながります．また，薬の副作用によって児やご家族のストレスにもなりかねません．
　ERでよく使用する抗菌薬・抗ウイルス薬をまとめました．

1. アモキシシリン(AMPC)：商品名　サワシリン®
2. アモキシシリン・クラブラン酸(AMPC/CVA)：商品名　クラバモックス®
3. セファレキシン(CEX)：商品名　ケフレックス®
4. スルファメトキサゾール・トリメトプリム(ST合剤)：商品名　バクタ®
5. オセルタミビル：商品名　タミフル®
6. アシクロビル：商品名　ゾビラックス®

1. アモキシシリン

　ペニシリン系内服薬です．スペクトラムは，A群溶連菌，B群溶連菌，肺炎球菌，腸球菌の一部，感受性のインフルエンザ桿菌，一部の嫌気性菌です．A群溶連菌をカバーした

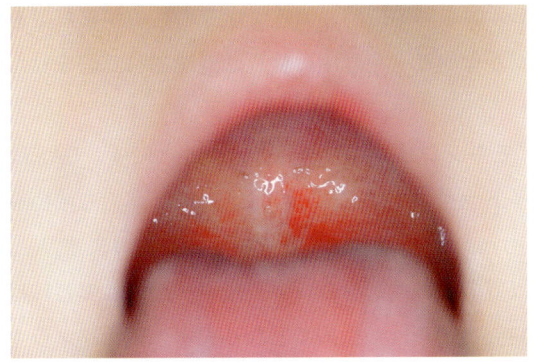

図1　溶連菌感染における軟口蓋の発赤
（こだま小児科　児玉和彦先生のご厚意により提供）

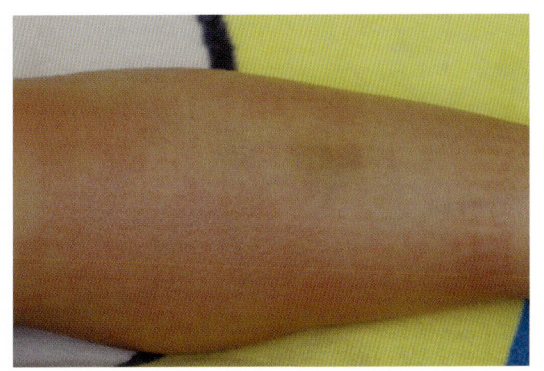

図2　溶連菌感染におけるサンドペーパー様の皮疹
（こだま小児科　児玉和彦先生のご厚意により提供）

い溶連菌感染症，肺炎球菌とインフルエンザ桿菌をカバーしたい中耳炎や肺炎に使用します．

○溶連菌感染

A群溶連菌（Group A *Streptococcus*；GAS）による感染症で，幼児から学童に多く，発熱や咽頭痛を引き起こします．前頸部リンパ節腫脹，腹痛や嘔吐を伴うこともあり，ときにその症状は多彩です．軟口蓋の発赤や水疱性丘疹（図1）を認め，扁桃に白苔を伴うこともあります．発熱2〜3日後に認める小紅斑は，頸部から体幹や四肢へ拡がり，紙やすりのような触り心地のためサンドペーパー様と表現されます（図2）．

〈検査・診断〉：溶連菌迅速検査は簡便で，感度と特異度ともに90％以上です．患者背景，臨床症状から検査前確率を上げることを意識し，盲目的にアデノウイルスと溶連菌の両方の検査を提出することがないようにしましょう．米国感染症学会ガイドラインでは，咳嗽，鼻汁，嗄声などウイルス感染が強く示唆されるときは溶連菌迅速検査を行うべきではない

としています．また，3歳未満では溶連菌感染症そのものがまれであること，急性リウマチ熱を合併するリスクが低いことを理由に検査は推奨されていません[1]．

〈治療〉：第一選択はアモキシシリン 40 mg/kg/day 分3 です．GAS はペニシリン 100％感受性です．米国のガイドラインでは，内服回数が1日1回でも治療成績に差を認めなかったため[2]，1日1回 50 mg/kg 内服の治療オプションもあります．

　アナフィラキシー以外の軽いペニシリンアレルギーがある場合には第一世代セフェム系のセファレキシン 40 mg/kg/day が選択肢となります．アナフィラキシーなど重篤なペニシリンアレルギーがある場合は，交叉性のあるセフェム系でもアレルギー症状が出現することがあるためその使用を避けます．培養と感受性検査を施行し，感受性があればクリンダマイシン，クラリスロマイシンが選択肢となります．いずれも治療期間は10日間です．熱や痛みに対してはアセトアミノフェン 10 mg/kg/dose を併用しても良いでしょう．解熱しても，リウマチ熱を予防するために10日間の抗菌薬治療が必要となることを家族へ伝えましょう．

「溶連菌感染症」ER診療のポイント

- 溶連菌検査は3歳から（濃厚な接触歴がある場合を除く）
- 治療の第一選択はアモキシシリン 40 mg/kg/day 分3

○急性中耳炎

　小児外来でしばしば出会う疾患であり，児が耳を気にする，痛がることが診断の契機となります．急性中耳炎の診断には耳鏡による診察が不可欠ですので普段から正常の鼓膜所見をみておきましょう．

〈検査・診断〉：米国小児科学会のガイドラインでは，急性中耳炎は化膿性中耳炎と滲出性中耳炎に分けられます．①中等度以上の鼓膜膨隆所見または外耳道炎によるものではない耳漏がある．②48時間以内に発症した耳痛および軽度の鼓膜膨隆，ないし鼓膜の発赤著明を認めた場合に化膿性中耳炎と診断し，抗菌薬開始を検討します．

　鼓膜穿孔している患者に抗菌薬投与を開始する場合には耳漏培養を提出しましょう．

〈治療〉：（表1参照）
　抗菌薬を開始すべき化膿性中耳炎は限られていることがわかります．中耳腔は抗菌薬の移行性が良くないため，アモキシシリン 90 mg/kg/day 分3 の高用量で治療します．抗菌薬に中耳炎を予防する効果はありません[3]．また，抗菌薬には痛みを軽減させる効果はなく，抗菌薬開始3〜7日後でも2歳未満の30％が痛みや発熱もしくはその両方が残存したという報告があります[4]．発熱や痛みに対してはアセトアミノフェン 10 mg/kg/dose を使

年齢	両側・片側	重症度	治療内容
6カ月未満	問わず	問わず	抗菌薬開始
6～23カ月	両側性	問わず	抗菌薬開始
	片側性	軽症	48～72時間経過観察　増悪した場合に抗菌薬開始
		重症	抗菌薬開始
24カ月以降	問わず	軽症	48～72時間経過観察　増悪した場合に抗菌薬開始
		重症	抗菌薬開始

重症：39℃以上の発熱，48時間以上続く耳痛．　軽症：重症に該当する症状を認めない．

表1　米国小児科学会のガイドラインで推奨されている年齢別の抗菌薬の適応

いましょう．

「中耳炎」ER診療のポイント

- 抗菌薬の適応を正しく判断しよう
- 治療の第一選択はアモキシシリン 90 mg/kg/day 分3

2. アモキシシリン・クラブラン酸

アモキシシリンに β ラクタマーゼ阻害剤を加えた抗菌薬で，スペクトラムはアモキシシリンでカバーする菌に，β ラクタマーゼ産生型インフルエンザ桿菌，大腸菌，クレブシエラ，黄色ブドウ球菌，嫌気性菌が加わります．

○頸部リンパ節炎

発熱，頸部の腫れを主訴に受診します．病変が深部の場合は，嚥下時違和感を自覚することもあります．起因菌は，生後2カ月未満は S. agalactiae（B群溶連菌）や S. aureus（黄色ブドウ球菌），1～4歳は S. aureus（黄色ブドウ球菌）や S. pyogenes（A群溶連菌）が多いです．2歳以降では齲歯などから口腔内嫌気性菌の関与も示唆されています．齲歯の治療歴や歯科健診の有無を家族へ確認しましょう．上記の細菌以外には，単純ヘルペスウイルス，風疹ウイルス，EBウイルス，パルボB19ウイルスなどのウイルス，BCG菌や結核菌によるリンパ節炎，ネコひっかき病などがあります．

〈検査・診断〉：臨床診断します．抗菌薬への反応が乏しく，超音波検査で内部の膿瘍化を認めた場合は穿刺ドレナージをします．穿刺液の培養検査は，一般細菌検査，嫌気性菌培養，抗酸菌培養とPCRにも提出します．

クラバモックス®		
体重(kg)	1日投与量	用法
6-10	2包	分2食前
11-23	4包	
17-23	6包	
24-30	8包	
31-36	10包	
37-39	12包	

表2 クラバモックス®の用法用量

〈治療〉：黄色ブドウ球菌と口腔内嫌気性菌をターゲットにする場合，アモキシシリン・クラブラン酸を開始します．学童期までは散剤でアモキシシリンの高用量で処方できるクラバモックス®を使います(表2)．嫌気性菌カバーが不要の場合は，セファレキシン 100 mg/kg/day 分3 が第一選択です．治療期間は局所所見の改善が得られるまでです．

「頸部リンパ節炎」ER 診療のポイント

- 齲歯の観察を忘れない
- 治療薬はアモキシシリン・クラブラン酸またはセファレキシン

3. セファレキシン，
4. スルファメトキサゾール・トリメトプリム

・セファレキシン：第一世代セファロスポリンで，スペクトラムはメチシリン感受性黄色ブドウ球菌(MSSA)，A 群溶連菌などのグラム陽性球菌，一部のグラム陰性桿菌で，主に皮膚軟部組織感染症で使用します．

・スルファメトキサゾール・トリメトプリム：スペクトラムは，MSSA，メチシリン耐性黄色ブドウ球菌(MRSA)，一部のグラム陰性桿菌です．A 群溶連菌には効きません．MRSA による皮膚軟部組織感染症の選択薬で，その他の内服の抗 MRSA 薬には，感受性があればクリンダマイシンが使用できます．

上記2つの薬剤の大きな違いは，「MRSA と A 群溶連菌をカバーするかどうか」です．MRSA は院内感染で問題となっていた菌ですが，近年は市中型メチシリン耐性黄色ブドウ球菌(Community-aquired methicillin-resistant *Staphylococcus aureus* ; CA-MRSA)といって，特に既往のない子どもが市中で MRSA に感染することが増えています[5]．伝染性膿痂疹で黄色ブドウ球菌が検出された人の約 25％が MRSA だったという報告もあるほどです[6]．

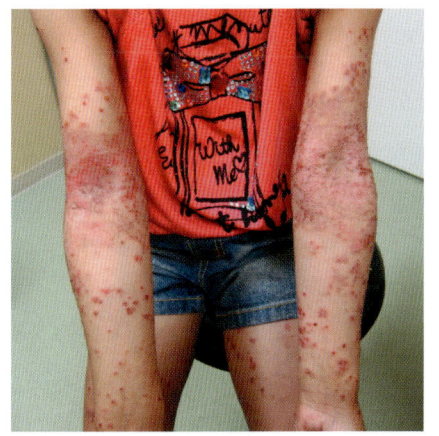

図3　アトピー性皮膚炎をもつ児の伝染性膿痂疹

○伝染性膿痂疹（とびひ）

　夏から秋にかけて多く，アトピー性皮膚炎や虫刺され部位を掻破した傷をきっかけに細菌感染を起こします（図3）．原因の多くは黄色ブドウ球菌（S. aureus），A群溶連菌（S. pyogenes）です．

〈検査・診断〉：排膿や湿潤部位があれば創部培養を考慮します．培養が採取できないときは鼻前庭培養でMRSA保菌を調べることで，臨床経過と合わせて伝染性膿痂疹への関与を推察することができます．しかし保菌と原因菌を厳密に鑑別するのは困難なため，菌が検出されたからといって原因菌とは限りません．

〈治療〉：セファレキシン50～100 mg/kg/dayが第一選択です．第三世代セフェム系は，第一世代と比較し，①グラム陰性菌カバーが広域で耐性菌を誘導する問題が大きい，②グラム陽性菌へのカバーは弱い，③腸管吸収率が第一世代セフェム系の90%に対し，第三世代セフェム系は15～20%と低いため[7]，選択肢になることはありません．

　MSSAの治療で改善が乏しい場合にMRSAを疑います．地域での流行状況に加えて，家族に医療従事者や老人介護サービス利用者がいる，アトピー性皮膚炎など皮膚疾患，集団保育などがMRSAのリスクファクターです．ST合剤を製剤として0.1 g/kg/day分2（トリメトプリムとして8 mg/kg/day分2）で治療を開始します※．感受性の結果によっては，クリンダマイシンも選択肢になります．治療期間は皮膚病変が良くなるまでです．

　※日本では，皮膚感染のST合剤は保険適応外使用となります．

「伝染性膿痂疹」ER診療のポイント

- まずはセファレキシン50～100 mg/kg/day分3
- MRSAは市中感染でも発症するため，そのリスクファクターを知ろう

5. オセルタミビル

○インフルエンザ

症状はさまざまで，発熱のほかに，幼児期は気道や消化器症状を伴うことが多いですが，学童期以降は頭痛や筋肉痛などの症状が目立ち，これらの症状は1日から1週間程度で改善します．筋肉痛は，発症1～3日後に下肢に多く，通常3～4日で軽快します[2]．

〈検査・診断〉：診断には迅速診断キットが用いられています．多くの健常児の場合，自然治癒し，呼吸器疾患や心疾患，免疫不全などの基礎疾患がなければ，重症化を防ぐ目的での抗インフルエンザ薬は必須ではありません．有熱期間を短縮するという観点で検査および治療が検討されます．ERという24時間体制での検査の必要性とその検査対象は，それぞれの施設の役割や医療資源を吟味して決めるべきです．また流行時は検査の陰性をもってインフルエンザを否定しきれないことがあり，特に重症の場合は検査結果に関わらず治療を開始します．耐性ウイルスが流行することがあり，国立感染症研究所などのホームページで情報収集をしましょう．

〈治療〉：治療対象は，幼児や基礎疾患があってインフルエンザの重症化リスクが高い患者，呼吸器症状が強い患者，入院を要する患者です[7]．抗インフルエンザ薬は，半日から1日程度の有熱期間を短くする効果がありますが，脳症などの重症化を防ぐ効果は証明されていません．

1歳以上10歳未満であればオセルタミビル4 mg/kg/day 分2（最大量75 mg/dose）を5日間内服します．10代患者における服用後の異常行動が報告されており，オセルタミビルそのものとの因果関係は証明されていませんが，添付文書上，原則，健常児や軽症者への使用は差し控えるよう記載されています．10歳以上の患者にはラニナミビル（イナビル®），ザナミビル（リレンザ®）が選択肢となります．喘鳴を伴う児については，吸入薬は増悪させることがあるので，説明し同意を得たうえでオセルタミビルも選択肢になります．投薬の有無や治療薬の種類に関わらず，インフルエンザ罹患時に高所から飛び降りなどの異常行動の報告があるため注意深い観察が必要であることを伝えます．

「インフルエンザ」ER診療のポイント

- 基礎疾患がある，もしくは合併症がある場合は抗インフルエンザ薬を処方する
- 10代のインフルエンザ罹患による異常行動を説明し，目を離さないようにと伝える

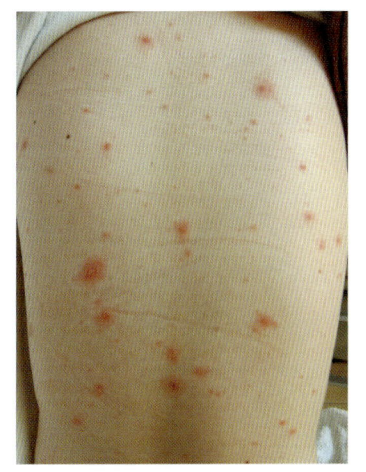

図4　背部に散在する水痘の水疱

6. アシクロビル

◯水痘

　水痘はワクチンで防げる病気（VPDs：Vaccine Preventable Diseases）の一つですが，日本のワクチン接種率は30％と低いため，年に100万人が水痘に罹患しています．そして毎年4,000人が肺炎や脳炎など重症化し，そのうち20人は残念ながら命を落としています[8]．米国では1995年より定期接種化し，ワクチン定期接種開始前と比較し罹患率が99.8％減少していますが[9]，日本はようやく2014年10月から定期接種が始まりました．また，今までは定点報告疾患として小児科定点医療機関が週ごとに届けていましたが，「感染症の予防及び感染症の患者に対する医療に関する法律」の改訂により，2014年9月より入院例に関してはすべての医療機関が届けることになりました．

　水痘・帯状疱疹ウイルスによる感染症で，2～3週間の潜伏期を経て，発熱や水疱が出現します．体幹・髪の生え際に多く，大きさが一定で，集簇せずに散らばっています（図4）．水疱は時間単位で増え，さまざまなステージの皮疹が混在するのが特徴です．

〈検査・診断〉：多くは皮膚所見により診断します．血清IgM上昇や血清IgGの陽転化（急性期と回復期のペア血清で4倍以上上昇）が確定診断とはなりますが，診断に迷うケースを除き，検査に日数がかかるためERでの検査意義は乏しいです．

〈治療〉：重症水痘，12歳以上，基礎疾患がある場合，家族内曝露症例は重症化する傾向があるので，抗ウイルス薬の適応でアシクロビル80 mg/kg/day 分4を開始します．免疫正常児では，皮疹が出てから72時間以内にウイルスの増殖は終了するため，24時間以内に治療開始し，期間は5日間です．水痘の感染力は発疹出現2日前より水疱が痂皮化するまでで，法律上，集団生活への復帰はすべての痂皮化を確認することが条件となります．

　水痘ワクチンの有効率は1回接種では60％に過ぎません[10]．2歳までに3カ月あけて

2回目を接種することでその効果は98％まで上昇するため，日本小児科学会も2回接種を推奨しています．家族内に水痘未罹患かつワクチン未接種の同胞がいた場合には5日以内にワクチンを接種すれば水痘の発症や重症化を予防できるため接種を勧めます．

「水痘」ER診療のポイント

- 臨床症状で診断し，適応がある場合はアシクロビル80 mg/kg/day 分4を5日間処方し，すべてが痂皮化するまで感染性があるとして自宅療養
- 水痘の予防はワクチン2回接種が基本で，未接種・未罹患の同胞には発症予防で接種を勧める

さいごに

小児においてERで最も出会うのは感染症ですが，抗菌薬や抗ウイルス薬の治療対象となる疾患は限られています．どの微生物にどの臓器が感染しているのかを考え，狙う微生物に有効でかつ移行性の良い薬剤を選択します．また感染症は，流行状況などの疫学情報は大事なので，把握しておきましょう．

参考文献

1) Shulman ST, Bisno AL, Clegg HW et al：Clinical practice guideline for the diagnosis and management of group A streptococcal pharyngitis：2012 update by the Infectious Diseases Society of America. *Clin Infect Dis* 2012；**55**：e86-e102
2) Clegg HW, Ryan AG, Dallas SD et al：Treatment of streptococcal pharyngitis with once-daily compared with twice-daily amoxicillin：a noninferiority trial. *Pediatr Infect Dis J* 2006；**25**：761-767
3) Lieberthal AS, Carroll AE, Chonmaitree T et al：The diagnosis and management of acute otitis media. *Pediatrics* 2013；**131**：e964-e999
4) Rovers MM, Glasziou P, Appelman CL et al：Antibiotics for acute otitis media：a meta-analysis with individual patient data. *Lancet* 2006；**368**：1429-1435
5) Otsuka T, Zaraket H, Fujii K et al：Molecular epidemiology of methicillin-resistant Staphylococcus aureus isolated from children in a community with low antimicrobial pressure in Japan. *Jpn J Infect Dis* 2012；**65**：483-488
6) 尾内一信ほか：小児の伝染性膿痂疹の細菌学的，臨床的検討．小児感染免疫 2008；**19**：405-412
7) David N. Gilbert, M. D.：Sanford Guide. 2013
8) 国立感染症研究所：水痘ワクチンに関するファクトシート．平成22年7月7日
9) Roush SW, Murphy TV；Vaccine-Preventable Disease Table Working Group：Historical comparisons of morbidity and mortality for vaccine-preventable diseases in the United States. *JAMA* 2007；**298**：2155-2163
10) Spackova M, Wiese-Posselt M, Dehnert M et al：Comparative varicella vaccine effectiveness during outbreaks in day-care centres. *Vaccine* 2010；**28**：686-691

MEMO

III. 治療

2 外来で使用する風邪薬について
Evidence Based 小児風邪診療

高橋卓人 ［東京都立小児総合医療センター　総合診療科］
Takuto Takahashi

> **Key Note**
> - 小児の風邪薬は「解熱剤以外で有効性を示すエビデンスはなく，むしろ副作用が問題となる」と学術的には結論づけられている．
> - ハチミツやヴィックスヴェポラップ® などの代替療法は風邪薬よりも有効という報告がある．
> - 安易な風邪薬の処方は子どものためにも保護者のためにもならない．

はじめに

「風邪なんて放っておけば治るし医学的にも面白くないから，風邪薬を処方して早く帰してしまおう」．多忙な小児の救急外来では時にこんな考えも頭をよぎります．風邪は子どもの救急外来の受診理由の1位であり，その割合はきわめて高く深夜の受診も多いです．"無数の軽症患者の中に紛れる重症患者を見つけること"は重要ですが，風邪診療自体にも学術的な視点を持って積極的に臨めば小児の救急外来はもっと楽しくなります．

風邪は「ウイルスによる自然治癒する軽症の急性気道感染」と定義され，重症度が低く合併症等による死亡率もきわめて低い疾患ですが，きわめて頻度が高いため本人や社会への損失は大きい疾患です．また医学的には軽症な風邪であっても，保護者の不安は重症疾患の際と変わりありません．小児の救急外来に少しでも携わる医師は風邪診療に習熟している必要があります．特に風邪薬に関しては慣習的に使用されていることも多いため，その有効性，安全性を確認しておくことが重要です．

1. 風邪薬の評価方法

　風邪は自然治癒する疾患であり，小児では症状の客観的な評価がきわめて困難であると言われています．よって，個人の経験や良質でない臨床研究では治療の臨床的効果を過大評価する可能性があり，適切な症例数でのランダム化比較試験（RCT）による評価が望ましいと言えます．臨床で用いられるすべての薬剤は治験による臨床試験で有効性と安全性を証明されていますが，その過程で良質の RCT が行われていることはまれです．特に歴史の長い風邪薬では数十年前の不十分な臨床試験の結果に基づいて使用が続けられている薬剤も多く，その臨床効果に関しては学術的に適切な方法で再度吟味される必要があります．

2. 解熱鎮痛薬について

　上気道にウイルスが侵入して炎症を起こすと発熱性サイトカインが産生され，それらが視床下部の体温調節中枢に作用して体温調節のセットポイントを上昇させます．アセトアミノフェンや NSAIDs などの解熱鎮痛薬は発熱性サイトカインの体内での産生を阻害する作用を持ちます．

　小児で解熱鎮痛薬として頻用されるアセトアミノフェンとイブプロフェンはどちらも十分な安全性と解熱効果が確認されています．アセトアミノフェンは約 80％の患者で発熱時の体温を 1〜2℃減少させる効果があり，30〜60 分で効果を発揮して 4〜6 時間持続します．イブプロフェンはアセトアミノフェンよりも解熱効果が高いとされており，効果発現は同等で持続時間は 6〜8 時間と少し長いです．アセトアミノフェンによる肝障害は一般的には 90 mg/kg/day 以上の量を数日間使用したときに発生します．イブプロフェンでは腎障害が重要であり，脱水，心疾患，腎疾患，他の腎毒性のある薬剤との併用の際は注意が必要です[1]．

3. 鎮咳薬について

　風邪に伴う咳嗽の機序として，後鼻漏に伴う上気道の刺激や，可逆性の気管支平滑筋の攣縮があり，前者には第 1 世代抗ヒスタミン剤，後者には気管支拡張剤が使用されます．また，リン酸コデイン®（リン酸コデイン），メジコン®（デキストロメトルファン），アスベリン® などの中枢性鎮咳薬は延髄の咳中枢を直接抑制することで鎮咳作用を発揮します．

　代表的な風邪薬である鎮咳薬では十分な学術的検証がされており，これまでに有効性が証明されている鎮咳薬はありません．急性上気道炎による夜間咳嗽，睡眠障害のある小児 100 人に対して，介入の前日と当日で咳嗽に関連するスコアを調査して，ジフェンヒドラミンとデキストロメトルファンとプラセボの効果を比較した RCT では，各群間で有意差は認めず，副作用としてジフェンヒドラミン群で傾眠が多く，デキストロメトルファン群で

不眠が多いという傾向がみられました[2]．

　同様に，急性咳嗽に対するβ₂刺激薬の内服薬の効果を検証したシステマティックレビューでも，呼気性喘鳴などの閉塞性障害を認めない小児患者ではβ₂刺激薬は有意な効果を認めず，副作用の振戦が多くみられる傾向があると報告されています．2歳未満の閉塞性障害を伴う急性咳嗽（細気管支炎と定義されている）ではβ₂刺激薬は軽度の有効性が確認されていますが，2歳以上の患者ではデータがありません[3]．急性気管支炎に対するホクナリンテープ®は国内の臨床試験では有効であったという報告がありますが，プラセボ比較試験ではないため評価は困難であり[4]，また海外では使用されていないことからもその使用には慎重にならざるをえません．

　また，急性の夜間咳嗽を有する小児49人に対してコデインとデキストロメトルファンとプラセボの鎮咳作用を比較したRCTでも，各群間で有意差を認めませんでした[5]．小児の咳嗽に対するリン酸コデインとデキストロメトルファンの使用に関しては，有効性を示すデータがなく多くの呼吸器疾患で有害となる可能性を有することから米国小児科学会から公式に注意喚起されています[6]．

　アスベリン®は小児科で最も使用される風邪薬の一つですが，本邦で開発された薬剤で国外では使用されておらず，学術的には有効性も安全性も未確認というのが現状です．

4. 鼻汁の薬について

　ウイルスが気道で炎症を起こすと血管透過性が亢進して滲出液が出ます．また，気道のコリン受容体が刺激されて分泌物産生が亢進します．急性上気道炎に伴う水様性鼻汁は，アレルギー性鼻炎の症状に類似しており，どちらも抗ヒスタミン剤を使用しますが機序は異なっています．風邪による鼻炎には，抗コリン作用を期待して第1世代抗ヒスタミン剤が使用されるため，抗コリン作用に乏しい第2世代抗ヒスタミン剤は病態生理学的に無効です[7]．

　発熱やアレルギーの既往がなく3日以内の鼻汁を認めた5歳未満の小児150人に対して，2重盲検RCTで第一世代抗ヒスタミン剤であるクレマスチン，クロルフェニラミンとプラセボを比較した結果，3日間使用後の鼻汁改善率はそれぞれ58％，52％，47％で有意差を認めませんでした[8]．

　また，抗ヒスタミン剤は小児の風邪薬で最も副作用に注意が必要な薬剤です．WHOのレポートでは興奮，幻覚，けいれん，乳児突然死症候群，無呼吸などが問題となり，抗ヒスタミン剤は小児の風邪薬として不適切であると結論づけています[9]．また，これらの副作用は幼少児で重症化することも報告されており，幼少児への投与ではさらに注意が必要です．

	一般名	商品名	有効性	安全性	副作用	対象年齢
解熱鎮痛薬	アセトアミノフェン	カロナール®	○	○	肝障害	3カ月以上
	イブプロフェン	ブルフェン®	○	○	腎障害	5歳以上（米国では6カ月以上）
鎮咳薬（中枢性）	リン酸コデイン	リン酸コデイン®	×	×	呼吸抑制，多くの急性呼吸器疾患で有害	―
	デキストロメトルファン	メジコン®				3カ月以上
	チペピジンヒベンズ酸塩	アスベリン®	海外で未使用，データなし	―	―	
鎮咳薬（末梢性）	ツロブテロール	ホクナリンテープ®	海外で未使用，データなし	―	―	6カ月以上
	プロカテロール	メプチン®	×	△	振戦	―
鼻汁止め	シプロヘプタジン	ペリアクチン®	×	×	興奮，けいれん，SIDS，無呼吸	新生児は禁忌
	クロルフェニラミン	ポララミン®				
去痰薬	アンブロキソール	ムコソルバン®	風邪でのデータなし	―	―	
	カルボシステイン	ムコダイン®	△	△	喀痰増加による呼吸増悪	―
	ブロムヘキシン	ビソルボン®	風邪でのデータなし	―	―	
代替療法	ハチミツ	ハチミツ	○	○	1歳未満でボツリヌス中毒のリスクあり	1歳以上
	メントール，カンフル，ユーカリ	ヴィックスヴェポラップ®	○	△	皮膚の灼熱感	6カ月以上

表1　小児の各風邪薬のエビデンス

5. 去痰薬について

　喀痰には気道に侵入した微生物を覆って線毛運動で運ばれやすい形にすることで，気道からの微生物の除去を促進する働きがあります．ムコダイン®（カルボシステイン），ムコソルバン®（アンブロキソール），ビソルボン®（ブロムヘキシン）などの去痰薬は，この働きを促進するとともに喀痰の粘稠度を下げて喀出しやすくします．

　最もデータのある去痰薬はカルボシステインとアセチルシステインです．2010年のシステマティックレビューでは6つのRCTを検証して，「2歳以上の小児の急性気道感染においてアセチルシステインまたはカルボシステインは統計学的に有意な効果がわずかにあり，安全性も証明されている」と結論づけています．ただし，そのわずかな効果というのは，6～7日間使用後の咳嗽を63%減らす（NNT：10，CI：6～101）というもので，自然

治癒する疾患で臨床的に有意と考えるかは疑問が残ります．また，2歳未満の児では喀痰の喀出機能が未発達のため，去痰薬で喀痰が増加することによる有害事象が報告されており注意が必要です[10]．

アンブロキソールとブロムヘキシンに関しては囊胞性線維症や気管支拡張症でのデータはあるようですが，小児の風邪においては良質な臨床試験は施行されていないようです．

6. 代替療法について

風邪薬のエビデンスを見渡してみると小児科外来での頻用の度合いに反して，多くの薬剤で有効性を示すエビデンスが存在しないことに驚かされます．海外の学術的な論文に記載がみられるように，"解熱剤以外の小児の風邪薬が有効性を示さず，むしろ潜在的な副作用が問題となる"という考え方はすでに決着がついている事項であるようです．過量投与が問題となりやすい市販の風邪薬に関しては，米国で4歳未満，カナダ，イギリス，オーストラリア，ニュージーランドで6歳未満での使用が禁止されています．

風邪薬が有効性を証明できなかったこととは対照的に，近年の医学誌では代替療法の有効性をRCTによって科学的に実証した報告もみられます．

○ハチミツ

最も注目されている代替療法の一つは，夜間咳嗽に対するハチミツです．さまざまな風邪症状の中でも，夜間咳嗽は睡眠障害をきたすために子どもと保護者のQOLを大きく低下させます．風邪による咳嗽で外来受診した2〜5歳の小児139人に対して，2.5 mLのハチミツと同量のジフェンヒドラミンおよびデキストロメトルファン，無介入の4群をRCTで比較して，介入前と介入後の夜間咳嗽に関するスコアを比較した結果，ハチミツ群で他の3群に比して有意なスコア改善を認めました[11]．また，同様の試験デザインで異なる3種類のハチミツとプラセボを比較した結果では，3種類のハチミツ群はプラセボ群に比較して有意なスコア改善を認めましたが，3つのハチミツ群同士の比較では有意差を認めませんでした[12]．つまり，ハチミツはプラセボや鎮咳薬よりも有効な鎮咳作用があり，それは異なる種類のハチミツが共通して有する作用であるようです．その薬理機序として，唾液分泌の促進による粘膜保護および去痰作用，ハチミツに含有される物質による抗酸化作用，甘味を感じる中枢と咳嗽中枢が解剖学的に近接しているため相互作用により中枢性鎮咳作用を示すことなどが考えられています．ただし，ハチミツの投与を指導する際は，"1歳未満の乳児ではボツリヌス中毒の危険があるため禁忌"ということを必ず保護者に伝えてください．

○ヴィックスヴェポラップ®

ヴィックスヴェポラップ®という市販の塗布薬をご存知でしょうか？ 30年以上の歴史がある市販薬で海外でも普及しています．有効成分としてメントール，カンフル，ユーカリを含む薬剤を胸部に塗布して緩徐に揮発させることで鼻閉や咳嗽を軽減するという薬剤です．まさに代替療法という印象を持ってしまう薬剤ですが，2010年の米国小児科学会誌『Pediatrics』にヴィックスヴェポラップ®の有効性を科学的に証明した論文が発表されました．風邪症状を有する2～11歳の小児138人をヴィックスヴェポラップ(VR)®，ワセリン，無介入の3群に分けて，介入の前日と当日で咳嗽などの症状のスコアを比較しました．VR群ではワセリン，無介入群と比較して，咳嗽スコア，睡眠障害スコアで有意な改善を認めました．鼻汁・鼻閉のスコアでは各群間で有意差を認めませんでした．また，VR群のみで皮膚・鼻・目の灼熱感を認めました(それぞれ28％，14％，16％)[13]．この薬剤の対象年齢は6カ月以上であり，薬剤を経口摂取しないように注意が必要です．

7. 風邪診療のあり方

救急外来に訪れた苦しそうに咳をしている子どもを前にして，われわれは少しでもできることをしてあげたいと感じます．しかし，科学者である医師ならば「有効性に乏しく副作用が問題視されている風邪薬を安易に処方することは，結果的には子どもの利益に反する」ということも冷静に考える必要があります．一方でわれわれ医師は医療者でもあり，科学的な判断を超えた視点で決定を下すことも時に必要です．例えば，"保護者の風邪薬依存症"のために不要な風邪薬の処方に迫られることがあります．しかし，求められるとおりに風邪薬を処方することは，依存症を増強して不安を助長し夜間の不要な救急外来受診を増やすことになり，医療者としても不適切な対応となりえます．そこで，「手ぶらでは帰りたくない(帰したくない)」というときは，ハチミツなどの代替療法や在宅ケアの方法を"持ち帰って"もらいます．これらの対応は自宅でできるので，次の風邪の際にも自分で対応することができて育児に対する自信につながります．

おわりに

風邪は放っておけば良くなる疾患であり，医学的に興味を持たれることも少ない疾患であることに異論はありません．診療方法を指導されることも指導することもなく，同僚からの評価の目に晒されることもないままで，われわれは日々多くの風邪患者を診療していきます．しかし，そんな疾患だからこそ，責任ある一人の科学者・医療者であれば自分自身で診療を見直さなくてはいけません．深夜に訪れる小さな子どもを前にして迫られる小さな意志決定は，一人の医師としての診療態度が問われる瞬間なのかもしれません．

参考文献

1) Section on Clinical Pharmacology and Therapeutics；Committee on Drugs, Sullivan JE, Farrar HC：Fever and antipyretic use in children. *Pediatrics* 2011；**127**：580-587
2) Paul IM, Yoder KE, Crowell KR et al：Effect of dextromethorphan, diphenhydramine, and placebo on nocturnal cough and sleep quality for coughing children and their parents. *Pediatrics* 2004；**114**：e85-e90
3) Becker LA, Hom J, Villasis-Keever M et al：Beta2-agonists for acute bronchitis. *Cochrane Database Syst Rev* 2011 Jul 6；(7)
4) 崎山幸雄，岡野素彦，我妻義則ほか：小児の急性気管支炎に対する経皮吸収型 $\beta2$ 刺激薬，ツロブテロール貼付剤(HN-078)の臨床評価．小児科臨床 1995；**48**：1351-1362
5) Taylor JA, Novack AH, Almquist JR et al：Efficacy of cough suppressants in children. *J Pediatr* 1993；**122**(5 Pt 1)：799-802
6) Committee on Drugs：Use of Codeine-and Dextromethorphan-Containing Cough Remedies in Children. *Pediatrics* 1997；**99**：918-920
7) Ronald B. Turner and Gregory F. Hayden. In：Nelson Textbook of Pediatrics, 19th, Robert M. Kliegman, Bonita M. D. Stanton, Joseph St. Geme, et al. Elsevier Saunders, Philadelphia, 2011, p.1435
8) Sakchainanont B, Ruangkanchanasetr S, Chantarojanasiri T et al：Effectiveness of antihistamines in common cold. *J Med Assoc Thai* 1990；**73**：96-101
9) World Health Organization：Cough and cold remedies for the treatment of acute respiratory infections in young children. http://whqlibdoc.who.int/hq/2001/WHO_FCH_CAH_01.02.pdf(Accessed on March 23, 2014)
10) Duijvestijn YCM, Mourdi N, Smucny J et al：Acetylcysteine and carbocysteine for acute upper and lower respiratory tract infections in paediatric patients without chronic broncho-pulmonary disease. *Cochrane Database Syst Rev* 2009 Jan 21；(1)
11) Shadkam MN, Mozaffari-Khosravi H, Mozayan MR：A comparison of the effect of honey, dextromethorphan, and diphenhydramine on nightly cough and sleep quality in children and their parents. *J Altern Complement Med* 2010；**16**：787-793
12) Paul IM, Beiler J, McMonagle A et al：Effect of honey, dextromethorphan, and no treatment on nocturnal cough and sleep quality for coughing children and their parents. *Arch Pediatr Adolesc Med* 2007；**161**：1140-1146
13) Paul IM, Beiler JS, King TS et al：Vapor rub, petrolatum, and no treatment for children with nocturnal cough and cold symptoms. *Pediatrics* 2010；**126**：1092-1099

MEMO

III. 治療

3 ホームケアについて
病児を家族と看る究極のプライマリケア

岸田みずえ [沖縄県立南部医療センター・こども医療センター 総合診療科]
Mizue Kishida

> **Key Note**
> - 適切なホームケアが指導できると，保護者を安心させることができ，適切な救急室受診を促すことができる．
> - 病気の全体像を伝えてあげること，そして急いで病院を受診すべき状態を明確に伝えることが大切．
> - ハンドアウトを利用するなど，忙しい救急外来でも実践できるよう工夫してみる．

はじめに

　救急外来を受診する子どもの多くは感染症を中心とする軽症患者と言われていますが，その保護者は，苦しんでいる病児への対応の仕方がわからない，悩みを相談できる相手がいないなどの理由から，病児を家庭で診ることに不安を抱き，時間外に救急外来を受診していると言われています．ですから私たちには子どもの病気の緊急度判断や治療だけでなく，子どもの養育背景を把握し，家族の不安解消に配慮する対応が求められます．家族の育児姿勢や育児不安の程度を把握し，家族の育児能力に合わせながら，具体的なケアの知識，技術を提供するホームケア指導が必要です．本稿では，小児科医の経験やエビデンスに基づいて，適切なホームケア指導の手がかりとなるように，救急外来でよく出会う疾患の一般的なホームケアについて述べます．皆さんが病児を抱える家族に安心を提供することができると，保護者と子どもを家庭で診る究極のプライマリケアの実践につながります．さらに言えば，救急外来の適正利用にもつながります．是非このエッセンスを学んでいただけたらと思います．

1. 下痢症のホームケア

1 概要

　下痢とは，いつもより水分が多い便の頻度が増えることです．下痢症の原因の多くは胃腸炎に伴うものであり，その多くはウイルス性胃腸炎です．胃腸炎を起こすと，消化管の消化吸収能力が低下し，水分や栄養分が吸収されないで排出されてしまいます．このため普段よりも水分が多い便になってしまいます．胃腸炎で最も危険なのは脱水になることですので，脱水が疑われるときは必ず救急外来にすぐ来てもらうようにします．

2 家族への病状説明と受診指示

　下痢の多くはウイルス感染によるもので，嘔吐を伴うこともあります．胃腸炎の場合，通常は嘔吐から症状が始まり，続いて下痢が起こることが多いですが，嘔吐だけあるいは下痢だけで治まることもあります．下痢は最初の数日間は多くみられますが，その後症状が和らぐことが一般的です．

　脱水の徴候がある，嘔吐が激しくてまったく水分を受けつけない，ぐったりしている，便に血が混ざる，激しくお腹を痛がるなどの症状がみられるときはすぐ病院を受診してください．また，持続する腹痛や右下腹部痛，お腹をかばうように歩く，ジャンプで痛みが増悪する場合は，虫垂炎の可能性がありますので，受診が必要です．

3 家族に説明したいホームケア

　水分補給が大事です．自宅で胃腸炎のお子さんを診る際に大事なことは脱水を予防することです．そのために必要なことは，適切な水分(経口補水液：oral rehydration solution：ORS)を適切な方法で飲ませてあげることです．ORSは電解質を含む液体ですが，効率よく吸収される組成になっています．ドラッグストアなどで購入できますし，自宅で作成することも可能です(白湯1Lに塩3gと砂糖40gを混ぜる方法が一般的です)．嘔吐を伴う下痢では，ORSを少量ずつ数分おきに投与します．具体的な摂取量は脱水の程度や児の体重によります．表1を参照ください[1]．1回に飲む量は，小さじ1～3杯分(5～15 mL)が適量です．数時間嘔吐がなければ量を増やしていきます．量を増やしても嘔吐がなければ，年齢に合った食事を再開します．母乳をやめる必要は全くありません．

○プロバイオティクス

　プロバイオティクスは，乳酸菌など体に良い細菌を含み，消化管にいる悪い細菌を置き換えてくれる働きがあります．ヨーグルトで簡単にプロバイオティクスを摂ることができます．胃腸炎の子どもに乳酸菌を与えると，下痢の期間を約1日短縮し，下痢2日目に下痢の頻度を数回減少できたとの報告もあります[2]．

子どもの体重	3～4時間以内に飲ませる経口補水液の量	4時間以降	栄養
5 kg	250～500 mL	下痢または嘔吐のたびに下記の量の経口補水液を飲ませる. 60～120 mL	授乳中の乳幼児は，母乳を継続して飲ませる. 乳幼児ミルクを飲ませている場合は，薄めたミルクは推奨されず，特殊ミルクも通常は不要. 初回の水分補給後は，年齢に合った通常の食事を再開する. ごはん・パンなどの炭水化物，果物（ジュースにはしない），赤身肉，ヨーグルトおよび野菜はすべて推奨される.
6 kg	300～600 mL		
7 kg	350～700 mL		
8 kg	400～800 mL		
9 kg	450～900 mL		
10 kg	500～1,000 mL	下痢または嘔吐のたびに下記の量の経口補水液を飲ませる. 120～240 mL	
11 kg	550～1,100 mL		
12 kg	600～1,200 mL		
13 kg	650～1,300 mL		
14 kg	700～1,400 mL		
15 kg	750～1,500 mL		
16 kg	800～1,600 mL		
17 kg	850～1,700 mL		
18 kg	900～1,800 mL		
19 kg	950～1,900 mL		
20 kg	1,000～2,000 mL		

※軽度脱水の場合は下痢や嘔吐をするたびに 60～120 mL（10 kg 未満），120～240 mL（10 kg 以上）を飲ませる.

(Morbid by and Mortality Weekly Report：MMWR；Vol. 52(No. RR-16), 2003 より一部改変)

表1　経口補水液の摂取量（中等度脱水の場合）

○おむつかぶれのケア

おむつかぶれは，下痢をするたびにお尻を洗うことで防げます．肛門の周りの肌にワセリンなどの軟膏を塗る方法もあります．

○よくある間違い

よくある間違いは，果汁ジュースやソフトドリンクを与えてしまうことです．果汁ジュースやソフトドリンクは，浸透圧が高いため下痢を悪化させてしまいます．また，逆に水や希釈した調整ミルクだけを与え続けると，体重減少，電解質異常などを引き起こすことがあります．

2. 咳嗽のホームケア

1 概要

　咳嗽は，強制的に気道内から空気や分泌物などを出す反射的な防御反応です．子どもの急性咳嗽の原因の多くは，ウイルス性上気道炎によるもので，咽頭粘膜などの炎症により分泌物が増えることに起因します．その他の原因には，クループや細気管支炎，気管支喘息などがあり，また幼児では気道異物による咳嗽の可能性も忘れてはいけません．ここでは，喀痰を伴うウイルス性上気道炎やクループによる咳嗽に関して説明します．

2 家族への病状説明と受診指示

(1) 上気道炎で痰を伴う咳をする児の場合

　咳により痰を出すことは，肺を良い状態に保つために重要です．黄色や緑色の痰は，感染症が治っていく過程でよくみられることです．黄色い痰は白血球から出される酵素などによる色であり，色が黄色いからといって細菌感染症であるとは言えないことが証明されていますので[3]，抗生物質は必ずしも必要ではありません．咳を止めることよりも，痰を上手に出すことを考えましょう．ウイルス性上気道炎の咳は2～3週間持続することもあります．

　ただし，ゼイゼイして呼吸が苦しそう，肩で呼吸をしている，胸がへこんで苦しそう，ぐったりしている，のどにモノが詰まったように突然激しく咳き込みだした，などの場合は急いで病院を受診してください．顔色が悪い（チアノーゼ）場合は，救急車を呼んでもかまいません．

(2) クループによる咳をする児の場合

　クループはウイルスの感染により，気道（空気の通り道）が腫脹（むくみ）することにより症状が起こります．典型的には夜間就寝中に突然犬が吠えるような咳を始めます．吸気性喘鳴（息を吸うときの苦しそうな呼吸音）が聞こえるときは，重症ですので急いで病院を受診してください．

3 家族に説明したいホームケア

(1) 上気道炎で喀痰を伴う咳をする児の場合

○痰がからむとき

　痰がからむときは，人肌程度の温かい水分でのどを潤すと，痰が軟らかくなり出やすくなります．また，ハチミツはのどの炎症をおさえ，さらに甘みに対して唾液が分泌されることで，痰を軟らかくすると言われています（1歳以下では乳児ボツリヌス症の危険があるため摂取させてはいけません）．幼児は小さじ半分，学童は小さじ1～2杯のハチミツを寝

る前に摂取すると，就寝中の咳の緩和につながることが報告されています[4]．異物誤飲のリスクが低くなる6歳以上では，のど飴をなめることで咽頭の痛みを和らげることができます．

○咳がひどいとき

　空気が乾燥していると咳を悪化させることがあるので，加湿器を使用するのも効果的です．また，受動喫煙は咳を悪化させますので，家族の人が喫煙者の場合は減煙や家庭内分煙について（屋外で喫煙，屋内に戻る際には衣服や髪に付着している煙を取り除くために服を着替え，髪の毛を洗うなど）説明します．

　寝かせるときは上半身を起こしてあげる（敷き布団の下にクッションや座布団を入れる）と呼吸が楽になることがあります．これは頭部挙上により気道クリアランスが改善されて痰がきれやすくなり，また横隔膜の位置が下がって機能的残気量が増え，呼吸機能が改善されることによると考えられています[5]．

(2) クループによる咳をする児の場合

　クループのホームケアとして，蒸気や加湿した空気を吸わせることが推奨されていましたが，最近はあまり効果がないと考えられています[6]．また科学的な根拠は存在しませんが，気道の浮腫が病態の中心なので，座位をとることで浮腫が軽減され，症状の改善につながっているのではないかという考え方もあります（深夜に症状が悪くなるのは臥位でいたからであり，来院前に改善しているのは座位で病院に来るから，と考えると納得できる考え方ではあります）．

3. 発熱のホームケア

1 概要

　発熱の原因は，ウイルス感染が多くを占めています．感染に伴う発熱は，体内に侵入してきた細菌やウイルスに対し，白血球などが産生するサイトカインが体温調節中枢を刺激し，体温のセットポイントが高く設定されることに起因します．例えば，セットポイントが39℃に設定された場合，実際の体温が39℃に到達していなければ，私たちは寒気を感じ，私たちの体は体温を上昇させるために震えを起こし（熱産生），末梢血管を収縮させます（熱放散の抑制）．発熱の意義は，免疫系を促進してくれる体の防御機構と考えられており，発熱により白血球機能や免疫応答が促進され，一般的に低温環境を好むウイルスは，発熱した体内での増殖が抑制されることが知られています．

　一般的に3カ月を超える児の発熱では，熱の高さと感染症の重症度は必ずしも相関しないと言われています[7]．それよりも，保護者の「いつもと異なる」という不安感や医師の「何

かおかしい」という直感，また末梢循環不全の徴候などが，重症細菌感染症を見つけ出すには有用と言われています[8]．ただし，Hibや肺炎球菌ワクチンの接種歴がなければ想定すべき感染症が異なってきますし，3カ月未満の発熱や免疫不全状態の児の発熱は，アプローチが異なりますので，本書別稿「発熱した患児への初期対応」なども参照ください．

2 家族への病状説明と受診指示

　子どもの発熱は，感染症によるものが多く，そのほとんどがウイルスの感染が原因となっています．発熱は，一般的に子どもに悪いものではなく，むしろ体のウイルスや細菌との戦いを助ける役割をしています．脳に後遺症が残らないか心配する保護者の方もいらっしゃるかもしれませんが，感染による発熱が脳に後遺症を与えることはありません．

　多くの発熱は，38℃～40℃の間を変動し，2～3日で治まります．3日以上熱が続くとき，元気がなくぐったりしているときは受診してください．普段お子さんを診ている保護者の方の「何かおかしい」という感覚は，重症な感染症を見つけ出すために有用な情報だと言われていますので，ご自身の感覚を信用して，気になるときは早めに受診をしてください．

3 家族に説明したいホームケア

○水分補給が大切

　水分をこまめに飲ませます．熱が高いと皮膚から水分が失われますので，脱水の予防と皮膚から熱の放射を促進するためにも，水分補給が大切です．

○解熱剤を使うタイミング

　解熱剤が必要になるのは，子どもが不快にしているときだけです．熱は体のウイルスや細菌との戦いを助けてくれるので，無理に解熱する必要はありません．また高熱であっても，元気があれば解熱剤を使う必要はありません．ちなみに解熱剤を使用することで，むしろ感染症が治るまでに必要とする時間がより長くなる可能性も示唆されています[9]．解熱の目標は，体のつらさを軽くしてあげるものです．

○環境の調整

　冷却剤はおでこに貼っても解熱の効果はありませんので，子どもが嫌がるときには無理に使用する必要はありません．また，子どもは体温調節が上手にできないために服装や布団によって熱がこもることがあります．掛け布団や服装を調整し，涼しく過ごせるようにしましょう．入浴は，水分や食事も摂れずぐったりしているときには，さらに体力を消耗させてしまうので避けたほうが無難でしょう．本人が元気であれば，シャワー程度は問題ないでしょう．

4. 頭部打撲のホームケア

1 概要

　体格に占める頭の割合が大きい子ども(とくに幼児)は，発達段階によっては運動機能が未熟なこともあり，転倒したり墜落したりすると頭を打つことがよくあります．頭部をぶつけることにより，頭皮の挫創や皮下血腫などができることがありますが，頭皮の血流は豊富であるため，軽い外傷であっても大きな皮下血腫ができたり，創部から意外と多く出血したりすることがあります．外傷のエネルギーが高くなれば，頭蓋骨骨折，脳震盪，頭蓋内損傷をきたすこともあります．なお，病院を受診した頭部外傷の児への対応については，本書別稿「軽症頭部外傷」を参照ください．

2 家族への病状説明と受診指示

　頭部外傷は大部分が皮膚の損傷であり，自宅で様子をみることが可能ですが，頭蓋内(頭の中)に問題が生じていないか，よく観察することが大事です．子どもの場合，頭蓋内の出血などの問題は，受傷後4〜6時間以内に発生することが一般的です[10]ので，この時間はしっかりと観察する必要があります．

　すぐに来院する必要があるのは，頭部外傷後に急に出現する神経学的症状(意識障害，けいれんした，思考や話し方が混乱している，手足に力が入らない，歩き方が不安定であるなど)，また持続する頭痛，頻回の嘔吐，耳，鼻孔から透明な液体が流れ出る(髄液漏)などの症状が出現した場合です．これらは頭蓋内の出血が疑われるため，詳しい検査を行う必要があります．また，大きい傷ができた，傷からの出血が止まらない場合も病院での処置が必要です．

3 家族に説明したいホームケア

　皮下血腫は，冷湿布や布にくるんだ氷をあてて圧迫しながら冷却するのが有効です．血腫が増大するのを防ぎ，痛みを軽減してくれます．擦過傷や挫創は，水で洗浄してもらうようにします．皮下血腫は通常約1週間で消失します．

　頭部外傷後，頭痛，めまい，嘔気などの症状がみられる場合は，症状が改善するまで，横になって安静にして休ませます．改善するようであれば，急いで救急外来を受診する必要はありませんが，脳震盪を起こした可能性があります．脳震盪は繰り返し起こすと将来の脳機能障害(second impact syndrome)を起こすことがありますので，他者と接触するようなスポーツ競技への復帰は，脳外科医など専門医の診療を受けてからのほうがよいでしょう．

参考図書

- Pediatric Telephone Protocols Office Version 14th edition. Barton D. Schmitt, MD, FAAP
- お母さんに伝えたい子どもの病気ホームケアガイド　第4版．日本外来小児科学会

参考文献

1) King CK, Glass R, Bresee JS et al：Acute gastroenteritis among children：oral rehydration, maintenance, and nutrition therapy. *MMWR* 2003；**52**：1-16
2) Van Niel C, Feudtner C, Garrison MM et al：Lactobacillus therapy for acute infectious diarrhea in children：a meta-analysis. *Pediatrics* 2002；**109**：678-684
3) Altiner A, Wilm S, Daubener W et al：Sputum colour for diagnosis of a bacterial infection in patients with acute cough. *Sand J Prim Health Care* 2009；**27**：70-73
4) Oduwole O, Meremikwu MM, Oyo-Ita A et al：Honey for acute cough in children. *Cochrane Database Syst Rev* 2012；**3**：CD007094
5) 宇都宮明美：体位と呼吸管理．人工呼吸 2010；**27**：64-67
6) Moore M, Little P. WITHDRAWN：Humidified air inhalation for treating croup. *Cochrane Database Syst Rev* 2011；**6**：CD002870
7) Hsiao AL, Chen L, Baker MD：Incidence and predictors of serious bacterial infections among 57- to 180-day-old infants. *Pediatrics* 2006；**117**：1695-1701
8) Van den Bruel A, Haj-Hassan T, Thompson M et al：Diagnostic value of clinical features at presentation to identify serious bacterial infection in children in developed countries. a systematic review. *Lancet* 2010；**375**：834-845
9) Doran TF, De Angelis C, Baumgardner RA et al：Acetaminophen：more harm than good for chickenpox? *J Pediatr* 1989；**114**：1045-1048
10) Hamilton M, Mrazik M, Johnson DW：Incidence of delayed intracranial hemorrhage in children after uncomplicated minor head injuries. *Pediatrics* 2010；**126**：e33-e39

MEMO

改訂 ER 的小児救急

IV. 検査

IV. 検査

1　ERで使用できる迅速検査(POCT)の適応
その検査は本当に必要？

安田　幹 ［東京都立小児総合医療センター 救命救急科］
Motoki Yasuda

> **Key Note**
> - 診断を早くつけるために，迅速検査(Point-of-care test：POCT)が有用な場合があります．
> - 救急外来では感染症検査や薬物中毒検出，妊娠検査などで使われます．
> - POCTは手軽に使用できるからこそ，適応をしっかり考えて使う必要があります．
> - POCTを行う前に必ず検査前確率を設定しましょう．

はじめに

　救急外来での診療は，必ずしも診断をつけることが目的ではありません．しかし診断を早くつけることができれば，後述するようなさまざまなメリットが得られます．POCTは主にイムノクロマトグラフィ法を用いた検査であり，簡単・迅速であるばかりでなく感度・特異度ともに良好であるため診断の助けとなります．本稿では小児救急外来でよく用いられるPOCTについて説明したいと思います．

1. POCTのメリット

①診断をつけることで適切な検査・治療の選択が可能となります．
②病状の経過や合併症を予測することができます．
③感染症POCTでは感染症を特定することで感染予防を行うことができます．
④患者・家族に対する説明やその後の診療をスムーズに行えます．

POCTの内容	検体	時間	感度	特異度	保険点数
A群β溶血性連鎖球菌	咽頭ぬぐい液	5〜10分	53〜99%	62〜100%	140点
RSウイルス	鼻腔吸引液, 鼻腔洗浄液, 鼻腔(鼻咽頭)ぬぐい液	10〜15分	72〜97.9%	91.1〜97.6%	150点
インフルエンザウイルス	鼻腔吸引液, 鼻汁鼻かみ液, 鼻腔(鼻咽頭)ぬぐい液	10〜15分	73〜94%	99〜100%	150点
ロタウイルス	便	10〜15分	70〜98%	71〜100%	65点
アデノウイルス	咽頭ぬぐい液, 鼻腔ぬぐい液, 鼻腔吸引液	10〜15分	70〜90%	90〜100%	210点
アデノウイルス	便	10〜15分	22%	84%	60点
ノロウイルス	便	15分	36〜80%	47〜100%	150点
薬物中毒検出用	尿	15分	いずれもほぼ100%	いずれもほぼ100%	なし
hCG	尿	1〜3分	妊娠4週以降なら100%	妊娠4週以降なら100%	55点

表1　救急外来でよく用いられるPOCT

　このようなPOCTキットに求められる点として，
・検体サンプルの前処置(遠心分離など)が不要であること
・少量の検体で検査ができ，患者に負担をかけないこと
・特別な設備や技術を要することなく検査できること
・短時間で検査結果が出ること
・結果判定が容易であること
・感度・特異度が良好であること
・安価であること
などが挙げられます．現在小児科領域で使用されているPOCTには表1のようなものがあります．

2. POCTの適応

　よく誤解されがちですが，「POCTが陽性＝確定診断」でも「POCTが陰性＝疾患が否定的」でもありません．しかし，忙しいときなどはついつい短絡的に「とりあえずPOCT」という行為に走りがちです．これはPOCTが「簡単で誰でもできる」「結果の解釈に頭を使わない(陽性か陰性かしかない)」検査であるからで，これこそがPOCTの最大の利点でもあり，欠点でもあります．このような検査だからこそ，検査の適応をしっかりと考えなくてはい

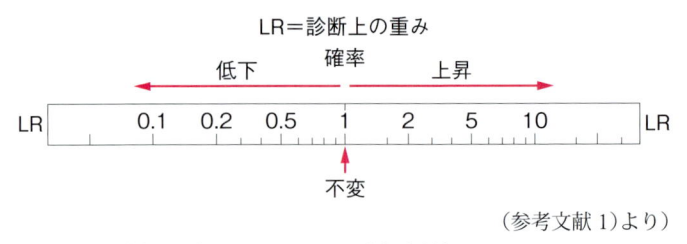

図1 診断上の重みとしてのLR（尤度比）

けません．つまりPOCTを行う前に，
・検査結果によってマネージメントが変わるか？　すなわち，検査が陽性だったら，あるいは陰性だったらどうするか？

ということを考えておく必要があります．

そのために，まずPOCTにおいて重要な4つの概念を説明します．
① 検査前確率：その疾患が存在すると思われる確率のことです．臨床経過や身体所見から判断してわれわれが設定する値であり，あらゆる臨床判断の出発点となります．
② 感度：疾患のある患者（有病者）が検査陽性となる確率です．
③ 特異度：疾患のない患者（無病者）が検査陰性となる確率です．
④ 尤度比（likelihood ratio：LR）：特定の疾患の有無をどの程度左右するかを示す診断上の重みのことです（図1）．陽性LRと陰性LRの2種類があります．

陽性LR＝有病者が検査陽性となる確率/無病者が検査陽性となる確率
　　　＝（感度）/（1－特異度）

陰性LR＝有病者が検査陰性となる確率/無病者が検査陰性となる確率
　　　＝（1－感度）/特異度

LRを用いることで検査前確率を検査後確率（最終的にその疾患が存在する確率）に変換することができます．陽性LRはPOCTが陽性のときに検査前確率をどの程度変化させるかを示し，陰性LRはPOCTが陰性のときに検査前確率をどの程度変化させるかを示します．変換の方法は確率をオッズに変換して計算する方法やノモグラムを用いる方法などもあります（成書参照）が，最も視覚的に理解しやすい方法として図2を用いる方法があります．

それでは，例を用いて実際に検査後確率を求めてみましょう．

〈例題〉

「熱が出たからインフルエンザの検査をしてほしい」とA，B，Cの親がERに駆け込んできました．あなたは経過や身体所見から，A，B，Cがインフルエンザである検査前確率をそれぞれ10％，50％，90％と見積もりました．あなたの病院にあるインフルエンザPOCTの感度，特異度はそれぞれ90％，91％です．3人とも検査が陽性であったとき，それぞれの検査後確率はいくらでしょうか？

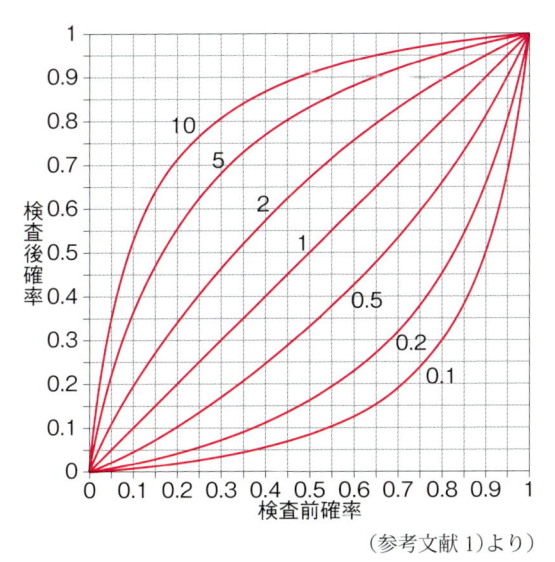

図2　確率と尤度比(probability and likelihood ratio)

(参考文献1)より

　まず感度，特異度から陽性LRを求めると，陽性LR＝0.9/(1－0.91)＝10となります．Aの検査前確率は10%＝0.1なので，図2のX軸上の0.1から垂線を立てます．LR曲線(10)との交点のY切片(0.53＝53%)がAの検査後確率となります．同様にしてB，Cも求めると，それぞれの検査後確率は91%，98%となります．

　さて，もしあなたがこのPOCTを「インフルエンザの診断を確定させる」ために行ったのであれば，この検査結果によってあなたのマネージメントは変わるでしょうか？　Aの検査後確率は53%であり，結局インフルエンザであるかどうかは五分五分で確定診断には至りません．一方，Cはもともと90%と見積もっていたので，POCTをしようがしまいがインフルエンザという確定診断をつけることに変わりはないでしょう．対してBはもともと五分五分であった検査前確率が91%まで上がったため，インフルエンザと確定診断しても良さそうです．この例では，AとCに行ったPOCTは不要であったと言えるでしょう．現在のPOCTは，概ね陽性LRが5～10程度，陰性LRが0.1～0.2程度です．図2をもとにして考えると，患者の状況や検査目的にもよりますが，検査前確率が概ね25%～75%のときにPOCTを行う意義があると思われます．実臨床では細かく検査前確率を定めることはあまりないので，大雑把にその疾患が「ありそう」「五分五分」「なさそう」の3段階に分けるとして，「五分五分」のときにPOCTを使用するくらいの感覚でよいかと思います．安易に検査を行う前に，少しでも検査前確率の精度を高められるような問診や診察を行うよう心がけたいものです．

○ A群β溶血性連鎖球菌(Group A Streptococcus：GAS)

　小児の咽頭炎のうち，25～40%はGASによるものと言われています．GAS咽頭炎に対して抗菌薬を投与する理由は，①急性リウマチ熱を予防する(溶連菌感染症後糸球体腎炎

の予防効果は認められていません），②咽頭炎症状を緩和する，③感染拡大を防止する，の3点です．GAS咽頭炎の検査前確率を上げることを目的としたstudyは複数あり，有名なものとしてはCentor criteriaがあります．しかし症状や身体所見，およびスコアは検査前確率を上げることはできてもGAS咽頭炎を診断するには不十分であるため，診断の一助としてPOCTが有用です．ただし，咽頭培養（感度90～95％）が診断のゴールドスタンダードです．2012年のISDAガイドラインではPOCTについて以下のように記載しています．

- 咽頭炎の所見がGASによるものかウイルスによるものか区別がつかないときに行う
- ウイルス感染を示唆する所見（鼻汁，咳嗽，口腔内潰瘍，嗄声）がある場合には行わない
- POCTが陰性であった場合には咽頭培養によるフォローが必要であるが，POCTが陽性であった場合には咽頭培養によるフォローは必要ない
- GASの感染およびリウマチ熱発症がまれであるため，3歳未満の児にはPOCTを行う必要はない（ただし，家族内感染など明らかな接触歴がある場合は考慮する）

POCTについて：

測定原理：イムノクロマトグラフィ法
検体：咽頭ぬぐい液
検査時間：5～10分
感度：53～99％
特異度：62～100％
注意点：
- 偽陽性：口腔内常在菌による非特異反応（A群多糖体抗原をもつ *Streptococcus* spp.）
- 偽陰性：抗菌薬が前投与されている場合，検体に含まれる抗原量が少ない場合

○ RSウイルス

RSVは1歳未満の呼吸器疾患の原因として最多で，2歳までにほぼ全員が罹患します．流行期は9月～4月頃であり，感染者の30～40％が下気道感染を起こし，1～3％が重症化します．流行期に乳幼児が気管支炎，細気管支炎の症状を呈した場合や生後3カ月未満の乳児が無呼吸を呈した場合にはRSV感染症を疑う必要があります．また，活気不良や哺乳力低下などの症状が前面に出ていても，呼吸器症状を伴っている場合にはRSV感染症を鑑別に挙げる必要があります．臨床症状からはRSV感染症と非RSV感染症を区別することが困難な場合も多いため，POCTはRSV感染症の診断に非常に有用です．RSVでは不顕性感染や潜伏感染がないので，急性の呼吸器症状を呈する患者でPOCT陽性の場合，RSV感染症と診断できます．

POCTについて：

測定原理：イムノクロマトグラフィ法
検体：鼻腔吸引液，鼻腔洗浄液，鼻腔（鼻咽頭）ぬぐい液

検査時間：10〜15分

感度：72〜97.9％

特異度：91.1〜97.6％

注意点：

- 偽陽性：5％を超える全血が混入した場合
- 偽陰性：検体に含まれる抗原量が少ない場合
- 従来は入院患者のみの保険適応でしたが，2011年10月から，1歳未満の乳児およびパリビズマブ製剤の適用となる外来患者にも適応が拡げられました．

○インフルエンザウイルス

　インフルエンザウイルスにはA，B，C型がありますが，このうち流行するのはA型，B型であり，臨床的にはこの2種類をインフルエンザと呼んでいます．ヒトのインフルエンザウイルス表面にはHA(hemagglutinin)が3種類(H1，H2，H3)とNA(neuraminidase)が2種類(N1，N2)あり，この組み合わせにより抗原性が異なります．

　学童では突然の高熱で発症し，頭痛，関節痛，倦怠感などの全身症状を伴います．2〜3日で解熱し，その頃から鼻汁・咳嗽などの呼吸器症状が目立ってきます．乳幼児では全身症状は目立たず呼吸器症状が中心となるため，RSウイルス感染や他の感冒様症状を示す疾患との鑑別が困難となります．また，身体所見として咽頭後壁リンパ濾胞（半球状のイクラのように見える）はインフルエンザに特徴的な所見と言われています．

POCTについて：

測定原理：イムノクロマトグラフィ法（A型，B型を分けて判断することが可能）

検体：鼻腔吸引液，鼻汁鼻かみ液，鼻腔（鼻咽頭）ぬぐい液

検査時間：10〜15分

感度：73〜94％

特異度：99〜100％

注意点：

- POCTの感度はA型＞B型であり，鼻咽頭や鼻腔からの検体＞咽頭からの検体です．
- 発症12時間以内あるいは5日以降でのPOCTの感度は低くなっています（60％台）．
- 偽陰性：検体に含まれる抗原量が少ない場合

○ロタウイルス

　ロタウイルスは小児の胃腸炎の原因ウイルスとして重要です．ロタウイルス胃腸炎は年明け〜5月頃に流行し，生後6カ月〜2歳までの発症が多く，5歳までにほとんどの児が罹患します．潜伏期は1〜2日で，典型的には突然の嘔吐で発症し，続いて白色水様性の下痢と発熱が起こります．また，合併症として中枢神経症状（脳炎・脳症，胃腸炎関連けい

れん）や bacterial translocation，腎結石による腎不全をきたすこともあります．

　ヒトに感染するロタウイルスは A，B，C 群の 3 種類ありますが，POCT では A 群のみしか検出できません．ただし，B 群による胃腸炎は日本では報告がなく，C 群による胃腸炎はロタウイルス胃腸炎の 1% 程度とまれです．

POCT について：
　測定原理：イムノクロマトグラフィ法
　検体：便
　検査時間：10〜15 分
　感度：70〜98%
　特異度：71〜100%
　注意点：
- 下痢が始まっている患者では，直腸スワブを検体とした場合でも，便とほぼ同等の有用性があります．
- 第 3〜5 病日に便中ウイルス量が最大になります．
- 偽陰性：過剰な便を検体抽出液に入れた場合

○アデノウイルス

　アデノウイルスは 51 種類の血清型に分類されており，その血清型によって臨床症状が異なります．アデノウイルス感染症では炎症反応が高く出ることがあり，細菌感染症と迷うことがあるため，POCT は有用なことがあります．代表的な臨床像について以下に示します．

- **咽頭結膜熱**：咽頭炎，結膜炎，発熱を三主徴とする疾患ですが，必ずしもすべての症状は揃いません．潜伏期間は 5〜7 日で，突然の発熱，頭痛で発症し，咽頭痛，結膜充血，眼脂，流涙が続きます．発熱は 39℃以上で 3〜5 日持続し，眼症状は片側から始まり，対側に進展します．咽頭・扁桃は強く発赤し，アデノウイルス感染に特徴的とされる咽頭後壁リンパ濾胞の高度な腫脹を認めます．扁桃表面には比較的大きい白苔付着が見られます．
- **下気道炎**：他の病原体と同様に発熱，咳嗽，喘鳴，呼吸困難などの症状をきたします．
- **流行性角結膜炎**：片側から始まる結膜炎が数日中に両側性となり，結膜充血，眼瞼結膜の濾胞形成・充血・浮腫および目脂，流涙を認めます．
- **胃腸炎**：胃腸炎の原因の 10〜20% を占めます．通年性であり，季節による変動はほとんどありません．3 歳未満の乳幼児に多く，発熱することは少ないです．下痢は比較的軽度ですが，1〜2 週間程度持続することもあります．
- **出血性膀胱炎**：頻尿や尿意切迫などの膀胱炎症状に続き，無菌性の肉眼的血尿が突然出現します．数日〜2 週間程度持続しますが，多くの場合自然に軽快します．

POCT について：

測定原理：イムノクロマトグラフィ法

検体：咽頭ぬぐい液，鼻腔ぬぐい液，鼻腔吸引液，便

検査時間：10〜15分

感度：70〜90％（便では22％）

特異度：90〜100％（便では84％）

注意点：

- 偽陰性：検体に含まれる抗原量が少ない場合

○ノロウイルス

　ノロウイルスもロタウイルスと同様，小児の胃腸炎の原因ウイルスとして重要です．流行期は11月から3月頃で，生カキによって食中毒を起こすこともあります．潜伏期は1〜2日で，症状の持続日数は1〜2日です．嘔気，嘔吐，下痢が60〜80％にみられ，腹痛，頭痛，発熱が20〜30％にみられますが，小児では嘔吐のほうが下痢より多いと言われています．一般的にはノロウイルス胃腸炎のほうがロタウイルス胃腸炎よりも軽症です．また，いわゆる"胃腸炎関連けいれん"を起こしやすいウイルスと言われています．感染力が非常に強く院内感染の原因となることがあるため，原因を早期に特定しコントロールを図る目的でPOCTが用いられることがほとんどです．

POCT について：

測定原理：イムノクロマトグラフィ法

検体：便

検査時間：15分

感度：36〜80％

特異度：47〜100％

注意点：

- キットによってはグリセリンが偽陽性を呈することがあります．
- 2012年4月から3歳未満の患者，ハイリスク患者で保険適応となりました．

○薬物中毒検出用キット

　薬物中毒検出用キットは，表2に示した8つの乱用薬物およびその主要代謝産物を検出します．意識障害があり精神作用物質による急性中毒やその依存症が疑われる患者にPOCTが用いられます．

POCT について：

測定原理：イムノクロマトグラフィ法（保険適応なし）

記号	検出項目名	最低検出濃度	記号	検出項目名	最低検出濃度
PCP	フェンシクリジン類	25 ng/mL	THC	大麻	50 ng/mL
BZO	ベンゾジアゼピン類	300 ng/mL	OPI	モルヒネ系麻薬	300 ng/mL
COC	コカイン系麻薬	300 ng/mL	BAR	バルビツール酸類	300 ng/mL
AMP	覚せい剤	1,000 ng/mL	TCA	三環系抗うつ剤	1,000 ng/mL

表2 薬物中毒検出用キットで測定できる薬物

検体：尿
検査時間：15分
感度：いずれもほぼ100%
特異度：いずれもほぼ100%
注意点：

- 偽陽性：マオウあるいはマオウ代謝物を含有する感冒薬や自然食品を摂取した場合，アンフェタミン(覚せい剤)が陽性となることがあります．
- 尿中薬物濃度は患者の代謝機能，尿採取時期，量などで変動するので，検出される期間が一定ではありません．
- ERで用いた薬剤(けいれんに対するベンゾジアゼピンなど)により陽性を呈しえます．

○ hCG

妊娠反応とは，尿中のヒト絨毛性ゴナドトロピン(human chorionic gonadotropin, hCG)の定性検査のことです．救急外来では以下の目的で用います．
①女性が腹痛，性器出血，嘔吐などの症状をきたして受診したときに妊娠性疾患を鑑別するため
②被曝させる検査を行う前に妊娠を否定するため

尿中hCG＞25 IUで陽性を示します(図3)．妊娠可能な年齢の女性の診察では妊娠を考慮に入れる必要があります．

POCTについて：

測定原理：イムノクロマトグラフィ法(妊娠の診断に関する検査は自費)
検体：尿
検査時間：1〜3分
感度：正常妊娠の場合，妊娠4週以降であればほぼ100%
注意点：

- 偽陽性：濃縮尿，高度の糖尿・蛋白尿・血尿，混濁尿，判定時間の超過
- 偽陰性：正常妊娠だが妊娠4週未満で検査を行った場合，水分過剰摂取などの尿希

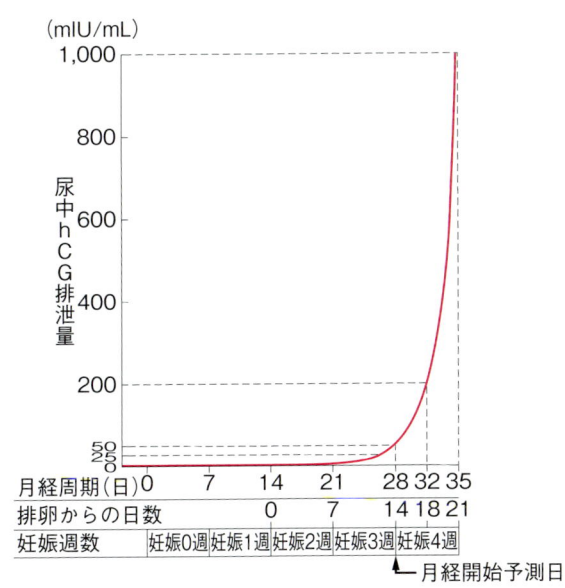

図3 妊娠週数と尿中hCG

釈，hCG の変性（古い尿やアルカリ尿），プロゾーン現象（多胎や胞状奇胎で hCG が異常高値になる場合に検査陰性となる現象）
・hCG が陽性となるものには正常妊娠以外に子宮外妊娠，胞状奇胎，絨毛癌，異所性 hCG 産生腫瘍（胃癌・肺癌・卵巣癌）などがあります．したがって，hCG が陽性だった場合には必ず産婦人科にコンサルトを行い，正常妊娠かどうかを評価してもらう必要があります．

参考文献

1) 柴田寿彦 訳：マクギーの身体診断学—エビデンスにもとづくグローバル・スタンダード 第2版．診断と治療社，東京，2009
2) Evidence-Based Emergency Care—Diagnostic Testing and Clinical Decision Rules BMJ Books
3) Clerc O, Greub G：Routine use of point-of-care tests：usefulness and application in clinical microbiology. *Clin Microbiol Infect* 2010；**16**：1054-1061
4) Clinical practice guideline for the diagnosis and management of group A streptococcal pharyngitis：2012 update by the infectious diseases society of America（IDSA）
5) Gerber MA, Shulman ST：Rapid diagnosis of pharyngitis caused by group A streptococci. *Clin Microbiol Rev* 2004；**17**：571-580
6) Henrickson KJ, Hall CB：Diagnostic assays for respiratory syncytial virus disease. *Pediatr Infect Dis J* 2007；**26**：S36-S40
7) Bawage SS, Tiwari PM, Pillai S et al：Recent advances in diagnosis, prevention, and treatment of human respiratory syncytial virus. *Adv Virol* 2013；**2013**：595768
8) Storch GA：Rapid diagnostic tests for influenza. *Curr Opin Pediatr* 2003；**15**：77-84
9) インフルエンザの臨床　インフルエンザの迅速診断　迅速診断キットの進歩と課題．医学のあゆみ 2012；**241**：101-110
10) Wilhelmi I, Colomina J, Martín-Rodrigo D et al：New immunochromatographic method for rapid detection of rotaviruses in stool samples compared with standard enzyme immunoassay and latex agglutination techniques. *Eur J Clin Microbiol Infect Dis* 2001；**20**：741-743
11) Bernstein DI：Rotavirus overview. *Pediatr Infect Dis J* 2009；**28**：S50-S53

12）アデノウイルス感染症．耳鼻咽喉科展望 2008；**51**：256-461
13）Weitzel T, Reither K, Mockenhaupt FP et al：Field evaluation of a rota- and adenovirus immunochromatographic assay using stool samples from children with acute diarrhea in Ghana. *J Clin Microbiol* 2007；**45**：2695-2697
14）CDC：Updated Norovirus Outbreak management and Disease Prevention Guidelines. *MMWR* 2011；**60**(RR03)：1-15
15）薬物検出用キット　トライエージDOA．機器・試薬 2009；**32**：487-489
16）妊娠反応とその判定時期　臨床検査 2013；**57**：1196-1197

MEMO

IV. 検査

2 救急超音波検査の ABC
こんなところにエコーは使えます

森　崇晃 ［東京都立小児総合医療センター 救命救急科］
Takaaki Mori

> **Key Note**
> - 救急室で行われる超音波検査（Emergency Ultrasound：EUS）は生理検査室で行われる超音波検査と趣旨が異なる．
> - EUSは原則，特異度が高い検査であるが感度は低い検査であるため，除外診断に適したものではない．
> - 診断精度は施行医の技術によるため，技術習得にはある程度訓練が必要である．
> - 本稿に示した疾患の診断は原則病歴と身体所見によるが，EUSをうまく組み合わせることで非侵襲的に迅速に診断をつけることができる．

はじめに

　日常診療において超音波検査は非侵襲的で比較的馴染みのある検査の一つではないでしょうか．しかし，超音波検査は主に放射線科医，超音波検査技師や一部の専門科医師によって行われてきました．ここ数年の超音波検査装置の技術革新により超音波検査で診断できる疾患が増えると同時に今まで診断し得た疾患に対する診断精度も向上してきました．さらに，超音波診断装置の小型化も進み利便性が増したこともあり，FAST（Focused Assessment of ultrasonography for Trauma）をはじめとする救急医によるEUSが行われるようになりました．

　EUSが普及するにつれて，北米では2009年にACEP（American Colleague of Emergency Physicians）が成人救急医に対するEUSのpolicy statementを発表し[1]，同年EUSの教育ガイドラインを発表しました[2]．その後，小児に対するEUSの有効性も報告され2013年にVieiraらは小児におけるEUSのConsensus Education Guidelineを発表しました[3]．

　彼らによれば小児EUSは表1に示した疾患・手技に使用できるとされています．

蘇生的適応	診断的適応		手技的適応
eFAST（extended FAST）	軟部組織	筋骨格	中心静脈穿刺
・腹水貯留	・感染症	・骨折	末梢静脈路確保
・心囊液貯留	・膿瘍/液体貯留	・関節液貯留	切開排膿
・気胸	・異物	腎尿路	腰椎穿刺
心血管	胸部	・水腎症	気管挿管
・心囊液貯留	・胸水貯留	胆道系	神経ブロック
・心停止	・気胸	・胆囊炎	関節穿刺
・心収縮能	・肺炎	深部静脈	胸腔穿刺
・下大静脈径	膀胱	・深部静脈血栓症	腹腔穿刺
妊娠早期	・膀胱容量	眼球	
・正常妊娠	腹部	・網膜剥離	
・子宮外妊娠	・急性虫垂炎	・硝子体出血	
	・腸重積症	・視神経鞘径	
	・肥厚性幽門狭窄症		
	・腹水貯留		

表1　小児 EUS に応用できうるもの

検査室での超音波検査	救急室での超音波検査
・検査技師・放射線科医が行うため診断精度が一定	・救急医が行うため診断精度が不安定
・いくら時間をかけても大丈夫	・限られた時間で行う必要がある
・超音波装置の性能が良く詳細に評価できる	・簡易的な超音波装置のことが多く評価項目に限りがある
・診断結果が診断に寄与する	・あくまで診断の補助であり，除外診断はできない

表2　各超音波検査の特徴

　また，北米では小児病院や超音波検査製造会社が主催した EUS のトレーニングコースが開催されています．さらには，2012年の報告では約70%の小児救急部門が研修プログラムに EUS 教育プログラムを組み込んでいます[4]．

　一方，日本では系統立った EUS の研修プログラムや研修コースは整っておらず，いくつかの超音波検査コースはあるものの EUS，特に小児 EUS のトレーニングを目的としたコースはないのが現状です．

　本稿では，上記の小児 EUS ガイドラインに準じて，小児 EUS について解説します．本稿では救急診療の初期評価である ABCDE アプローチに沿って小児 ER 診療に使える EUS をご紹介したいと思います．

　各超音波検査の解説に入る前に表2に検査室での超音波検査と EUS の特徴について示しました．表に示した特徴を理解することが EUS を ER 診療にうまく応用するためには重要です．

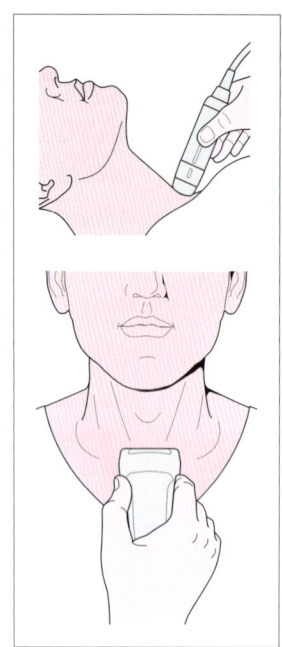

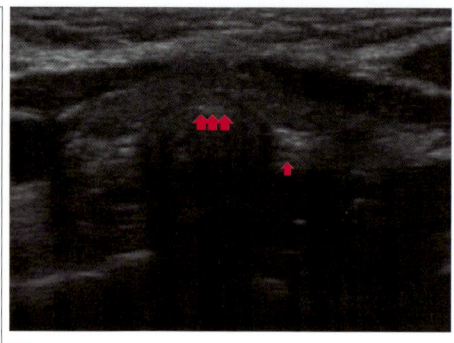

図1
線状の高エコー（気管）赤矢印を認める．

1. A　気道

　気道に関わる超音波検査は主に上気道を評価するものになります．超音波装置を用いて気管を観察し気管挿管時の挿管チューブの位置を確認することができます．成人患者では気管挿管時の挿管チューブの位置確認には，気管をスキャンし挿管チューブを確認する方法，肺をスキャンして呼吸に伴う肺実質の動きを確認し両側に含気があることを確認する方法が報告されています[5〜8]．後者は呼吸の項で解説するため，ここでは前者の方法を解説します．小児患者においても現在気管挿管確認のゴールデンスタンダードとされているカプノメーターと比べて同等の有効性があるとされています[7]．

○超音波検査による気管挿管の位置確認

　リニアプローベを使用します．輪状甲状間膜直上にプローベを横に置き，気管，食道の横断像を描出します．気管，食道の正常位置関係は図1のとおりです．
　気管挿管されたときに挿管チューブのアーチファクトが気管内に出現するかを確認します（図2）．食道挿管の場合は食道内にアーチファクトが出現し気管が2つあるように見えます（Double tract sign）（図3）．気管内に挿管チューブ像を認めること，Double tract signがないことで気管内に適切に挿管されていると判断します．

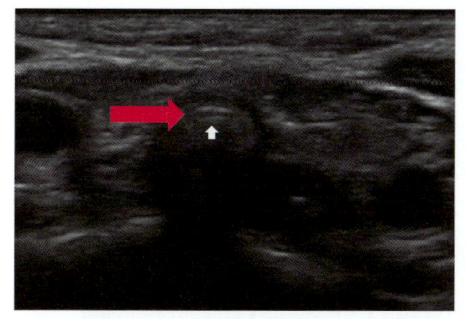

図2
気管内に挿管された像で正中にある気管(赤矢印)の直下に高エコー域を示す挿管チューブ(白矢印)が認められる.

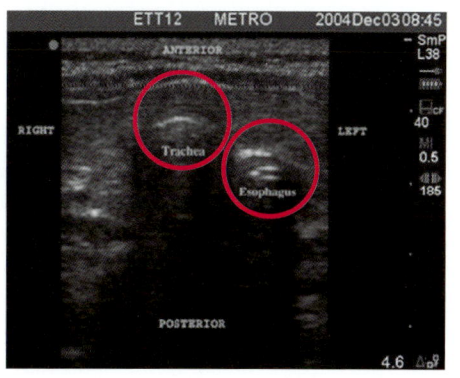

図3
食道挿管された症例の超音波画像で,気管の左側にある食道の直下に高エコーの挿管チューブを認め気管が2つあるように見える(Double tract sign)(文献9より)

2. B 呼吸

　呼吸に関する超音波検査は近年注目を浴びている分野の一つです.2004年にKirkpatrickらは,成人外傷患者におけるFASTに気胸の評価を加えたEFASTを発表しました[10].その後2011年にKhaladらが気胸の超音波診断に対するシステマティックレビューを発表し有効性が示されました.彼らの報告では胸部臥位X線写真と比較して感度90%,特異度98%と感度特異度ともに高い結果を示しています[11].また,2008年にはDanielらが呼吸障害を呈する患者の評価に超音波を用いて肺炎,肺水腫,COPD等の鑑別ができるとしてBLUE protocolを発表しました[12].成人領域で肺の超音波検査が普及するにつれ,小児領域においても気胸と肺炎の診断に超音波検査が行われるようになり,その有効性が示されました.2013年Tsungらは超音波検査で肺を評価することにより肺炎の診断が可能であると報告し,感度86%,特異度96%と高い特異度を示しています[13].本稿では気胸,肺炎に対するEUSについて解説します.

○気胸の超音波検査

　リニアプローベを使用します.第4肋間鎖骨中線もしくは乳頭の高さにプローベを置きます(図4).肋骨の間に胸膜を示す高エコー域が線状に認められます.その下に肺実質を表す区域があり,胸膜から深部に向かって彗星の尾のように見える高エコーの線(Comet tail sign/B-line)や左胸部では心臓の動きに合わせて拍動(Lung Pulse)が認められます.Comet tail sign/B-lineや呼吸に合わせて胸膜が動く像(Lung sliding sign)を確認します.

　気胸を認める場合はB-line,Lung sliding signが認められず,症例によっては気胸と健常肺との境界が描出できることもあります(Lung point)(図5).

　さらに,Mモードを使用すると正常肺ではSea shore signを呈し,気胸肺ではStratosphere signを呈します(図6).

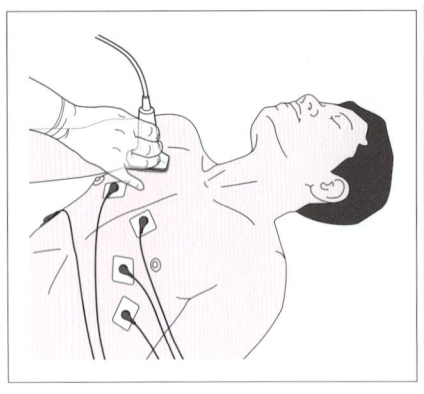

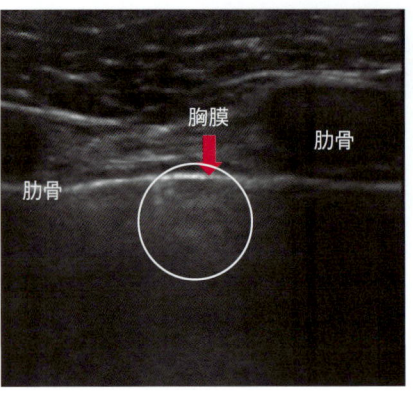

図4
　肋骨の間に高エコー域を呈する胸膜(矢印)があり，その深部に向かって見える高エコーのライン(B-line)が呼吸に伴って左右に動く．

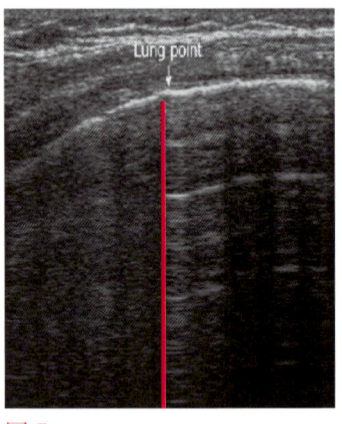

図5
　Lung sliding signを認める部分と認めない部分の境界(Lung point)を認める．(文献14より)

　以上の方法で長軸，短軸の2方向から，第4肋間から徐々に尾側にプローベを動かし肺全体をスキャンします．一般的に仰臥位の場合，第4肋間，乳頭付近が体幹で最も高い位置になるため最も病変を検出しやすいと言われています．
　以上の診断アルゴリズムを図にまとめると図7のようになります．

○肺炎の超音波診断

　リニアプローベを使用します．気胸の方法と同じように，肋間にプローベを当てます(図8)．正常肺では肺実質は高エコー域であり特徴的な像は示しません(正常像は気胸の項を参照)．
　肺炎があると病変部が低エコー域になり肝臓(実質臓器)のように見えます．また，症例によってはAir bronchogramが見えることもあります(図9)．
　上記の方法を鎖骨中線，腋窩中線，背部(鎖骨中線の反対側)で行い，肺全体をスキャン

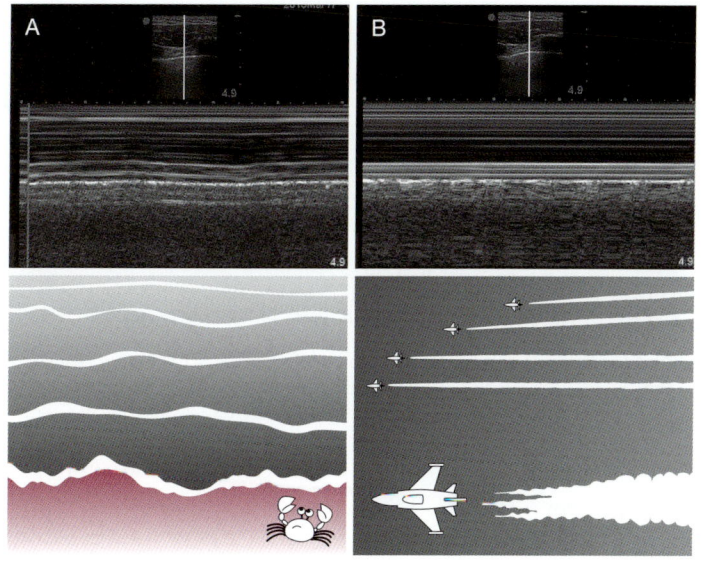

図6
A：Mモードを使用すると正常肺では胸膜より深部（肺実質）が呼吸に伴って動くため砂浜のように見える（Seashore sign）．
B：気胸があると肺が動かないため戦闘機の飛行機雲のように見える（Stratosphere sign）．

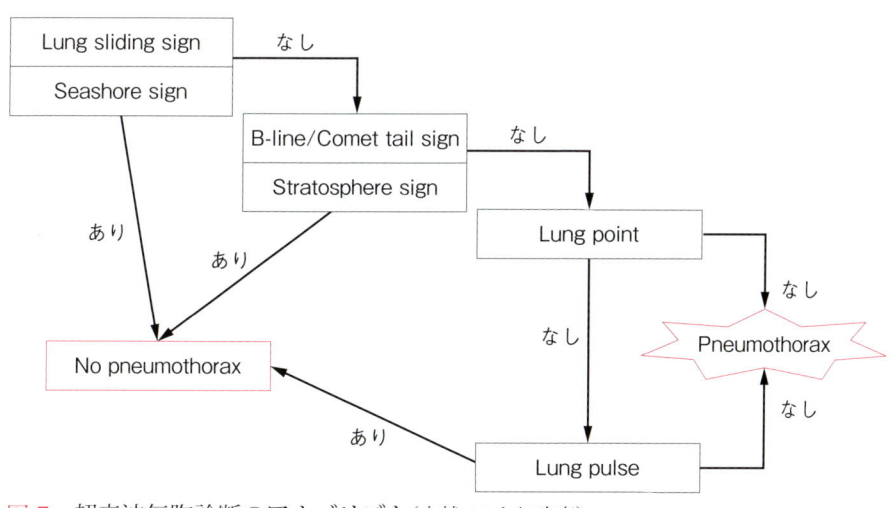

図7　超音波気胸診断のアルゴリズム（文献14より改変）

します（図8）．

3. C　循環

　小児の循環に関わる超音波検査は循環血液量の評価と心臓超音波検査，外傷患者に対するFASTがよく知られていますが，小児心臓超音波検査は主に小児循環器科や新生児科医

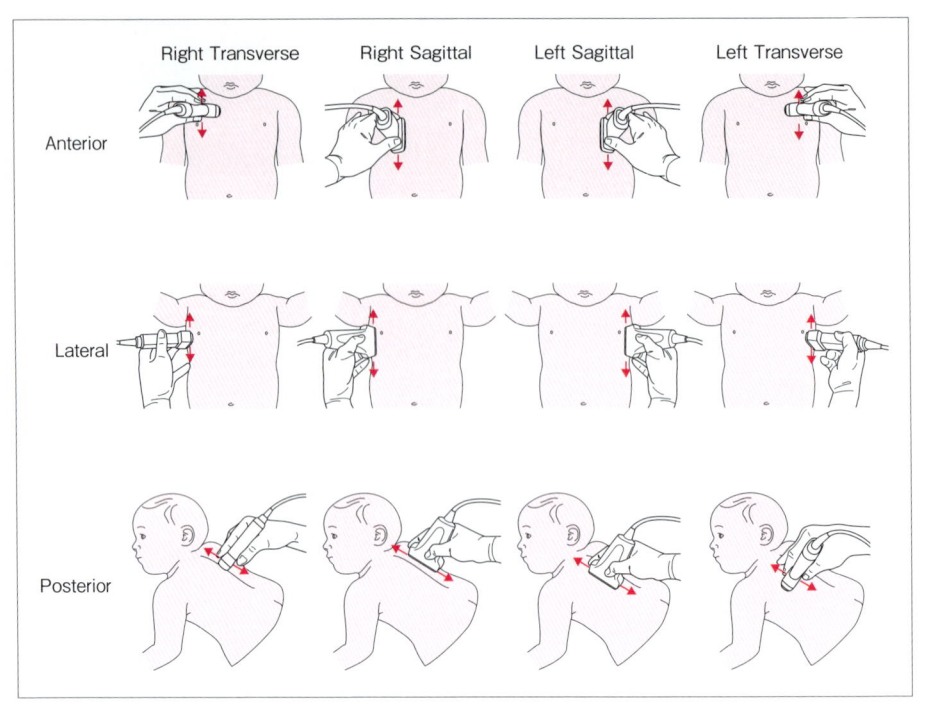

図8 肺炎に対する超音波検査
　図に示すように前胸部，側胸部，背部からプローベを当てる．

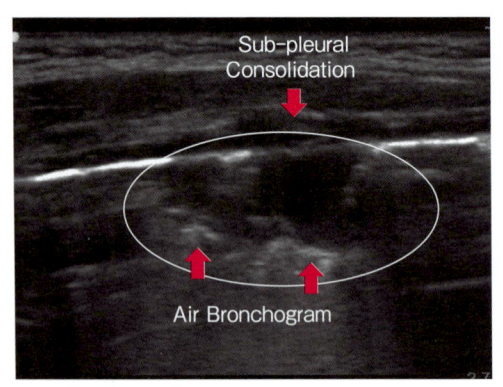

図9 肺炎の超音波画像
　正常肺では胸膜より深部は全体的に高エコー域を呈するが，肺炎がある場合，限局的に低エコー域を呈し，Air bronchogram を伴う consolidation を認める．

師によって行われてきました．FAST に関しても成人領域で一般的に行われるようになるにつれ，小児外傷患者に対しても行われるようになり，感度は60％程度と低いものの特異度は96％と高い結果を示しました[16]．

　成人領域ではショックを呈する患者に対して行う超音波検査として RUSH（Rapid Ultrasound for SHock and hypotension）protocol が報告され，ある程度の有効性を示しています[17]．前負荷，後負荷，心収縮，大血管を主に評価していますが，虚血性心疾患や大動脈解離の頻度が低く，先天性心疾患が鑑別疾患に挙がる小児のショック患者にそのまま適応

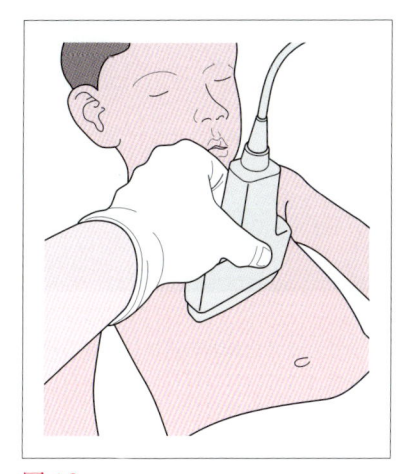

図 10
図のように心窩部にプローベを当てる.

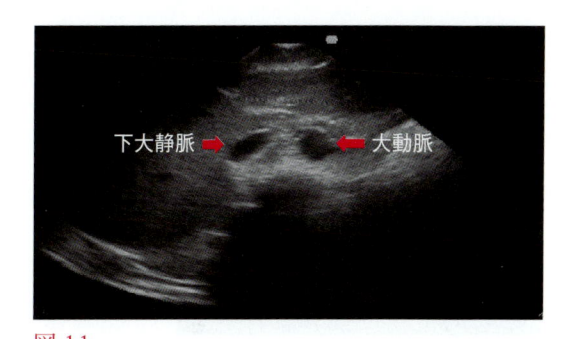

図 11
解剖学的異常がなければ, 大動脈は左側(画面の右), 下大静脈は右側(画面の左)に見える. 呼気でそれぞれの径を計測する.

できるかは疑問があります. また, 先天性心疾患の診断には熟練した心臓超音波検査の技術が必要であり, 救急医が簡単にできるものではありません. しかし, ショックを呈する小児患者に対して心臓超音波検査を行う意義は大きく, 北米の小児 EUS プログラムでは心収縮力, 心嚢液貯留の有無, 下大静脈径の評価を最低限の到達目標としています[2].

また, 成人領域では下大静脈径と径の呼吸性変動の程度が右房圧とよい相関を示すとの報告があり[18], 下大静脈径を循環血液量(前負荷)の評価として行うことがありますが, 小児では下大静脈径の正常径が年齢により異なるためそのまま応用することはできません. そのため, Adam らは大動脈径と下大静脈径の比を測定し(IVC/Ao Ratio), それにより循環血液量の評価が行えると報告しました[19].

FAST, 心臓超音波検査の方法についてはさまざまな書籍や文献があるためここでは割愛させていただき, IVC/Ao 比について解説します.

○ IVC/Ao 比の測定

セクタープローベを使用します. 心窩部に横にプローベを当てます(図10). 正常像は図11 のとおりで, 真ん中に脊柱があり, 左側に大動脈, 右側に下大静脈が描出されます(心房位に奇形がなければ).

大動脈, 下大静脈を短軸で描出し, 呼気でそれぞれの径を測ります. 比を計算し 0.8 以下であれば循環血液量減少が疑われます.

4. D 中枢神経障害

意識障害をきたす疾患として頭部外傷はよくみられる疾患です.
頭蓋内出血は大泉門が閉鎖する前の新生児, 乳児であれば大泉門を通して頭蓋内出血を

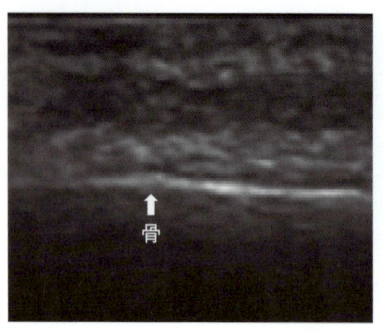

図12　正常の頭蓋骨超音波画像
皮下組織の下に頭蓋骨を示す線状態の高エコー域がある．

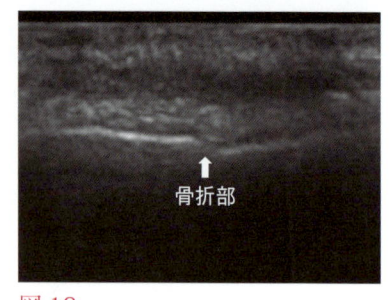

図13
骨折があると線状の高エコー域の連続性がなくなる．

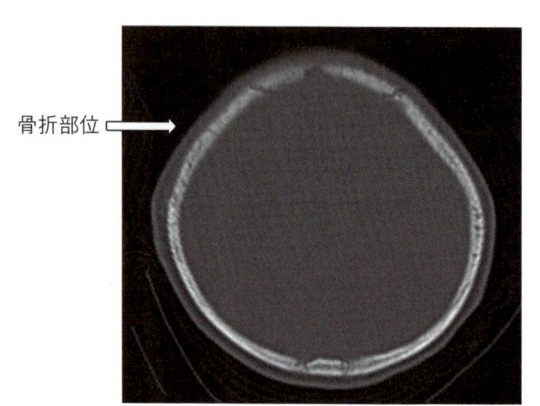

図14　図13症例の頭部CT画像
右側頭骨に骨折を認める．

ある程度検出できますが，大泉門が閉鎖した後の乳児，幼児に関しては直接頭蓋内を評価することはできません．したがって，頭蓋内出血の評価は頭部CT検査になるわけですが，頭部CT検査は相当量の被曝を伴うため，それを避けるためPrediction ruleが使用されています[20]．また，小児の頭蓋内出血をきたした症例の多くが頭蓋骨骨折を合併していることから，英国のガイドラインでは頭蓋骨骨折が疑われることがCT適応の1項目とされています[21]．このような背景から数年前から頭蓋骨骨折の超音波診断の報告が認められるようになり有効性が示されています[22,23]．また，意識障害を呈する疾患のうち，けいれんや水頭症などいくつかの病態では頭蓋内圧亢進が起こります．頭蓋内圧亢進は臨床症状に加えてうっ血乳頭や頭部CTで行われていましたが，頭蓋内圧が亢進することにより視神経鞘が開大することから視神経鞘径(Optic Nerve Sheath Diameter：ONSD)を測定することにより間接的にかつ非侵襲的に頭蓋内病変を評価することができ，有効性が報告されています[24]．

　頭蓋内病変以外の疾患でも意識障害を認めますが，腸重積は意識障害を呈しうる疾患の代表です．古典的三徴は腹痛，血便，嘔吐ですが，これら3つがそろうことはまれで嘔吐のみで来院することもめずらしくありません．軽度の意識障害のみを主訴に来院することもあります．診断は治療をかねて注腸造影で行われていましたが，最近は超音波装置を用

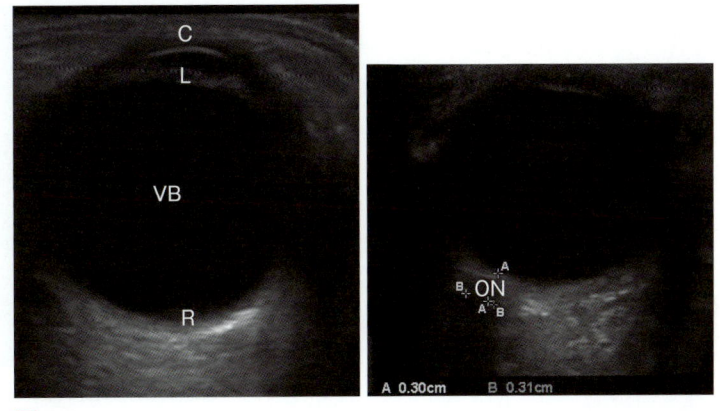

図 15
　　左は正常眼球超音波画像で角膜 C, レンズ L, 硝子体 VB, 網膜 R を認める. 右は硝子体の後方に低エコーを呈する視神経鞘 ON が見える. 眼球縁から 3 mm 後方で径を測定する.

いて診断ならびに治療が行われるようになっています．腸重積に対する超音波診断の有効性についてはいくつかの報告があり，感度 98～100％，特異度 88～100％といずれも高いものとなっています[25]．

救急医による超音波診断においても感度 88％，特異度 98％と高く，トレーニングを受ければ十分臨床に応用できうる検査と思われます[26]．

大泉門からの頭蓋内出血の評価については伝統的に新生児科医が NICU で行っており，わかりやすく解説している書籍がたくさんあるため，本稿では腸重積，頭蓋骨骨折と ONSD について解説します．

○頭蓋内骨折の評価

リニアプローベを使用します．頭蓋骨（打撲痕や血腫があるところ）にプローベを置きます．皮下組織の下に高エコー域が線状に見えます．これが頭蓋骨です．高エコー域の頭蓋骨の連続性を見て，骨折線がないか評価します．

一方向ではなく 2 方向で評価すること，場所によっては縫合線との鑑別が困難なことがあるため健側との比較が重要です．外傷痕や血腫がない症例では正確性が落ちるため適応症例を考える必要があります．

○ONSD

リニアプローベを使用します．眼瞼の上からプローベを横に当てます．正常像は図 15 のとおりで眼球の後方に視神経鞘が見えます．

眼球から 3 mm 後方で ONSD を測定します．新生児 4 mm，小児 4.5 mm 以上あれば視神経鞘が開大していると判断します．

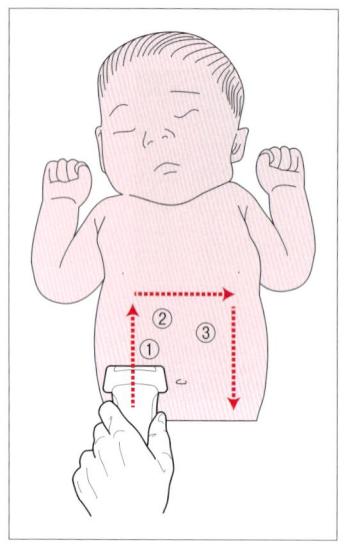

図16
図のように右下腹部から走査を開始するとやりやすい．

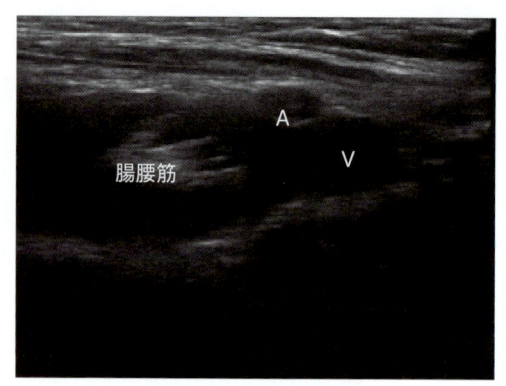

図17　右下腹部の正常超音波画像
画面中央に見える腸腰筋と腸骨動脈(A)，静脈(V)をメルクマールにするとわかりやすい．

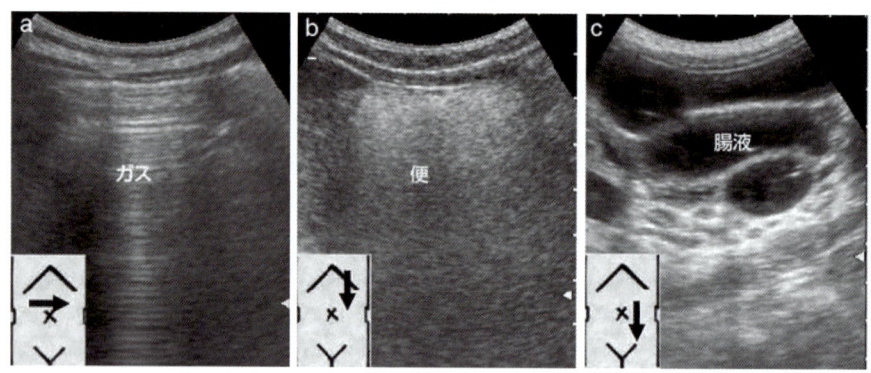

図18　正常の消化管超音波画像
左からガス，便，腸液を示す．ガスは全体に高エコー域を示し，便は高エコーを示した後深部に向かって減衰していく．腸液は低エコー域を示すためわかりやすい．
以上3つの特徴をふまえて行うと理解に役立つ．原則，胃を除いて肝臓等の臓器と異なりはっきりした構造を描出できないのが'普通'であることを念頭におく．（文献29より）

○腸重積の評価

コンベックスプローベもしくはリニアプローベを用いて行います．

腸重積は結腸回腸型がほとんどであるため右側腹部を中心にスキャンすることになりますが，見逃しを防ぐためには上行結腸から下行結腸まで全体をスキャンする必要があります．詳細は成書に譲りますが，一般的に結腸のうち上行結腸，下行結腸は靱帯によって固定されているため動きません．一方，横行結腸や小腸は固定されていないため自由に腹腔内を動きます．そのため検査を開始する場所は図16のように上行結腸（回盲部）が良いと思います．また，消化管の超音波は主に空気（ガス），固形物（便）と液体（腸液）を見ているため，図18のように他の腹腔内充実性臓器と異なる像を示します．この原則をふまえた

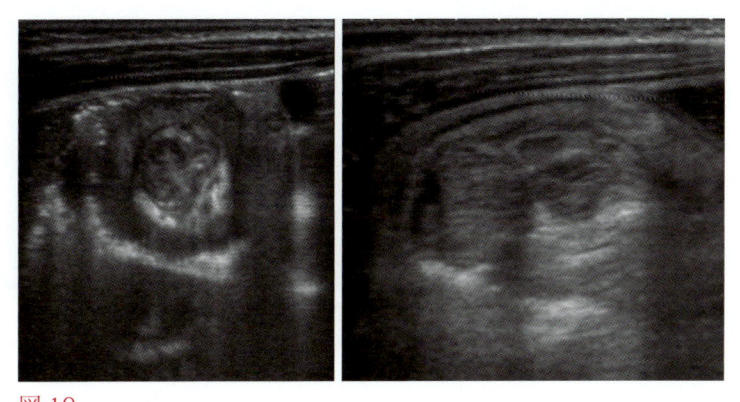

図 19
腸重積の超音波画像．左は短軸像で target sign，右は長軸像で Pseudo-kidney sign を認める．

うえで検査を行うことが重要です．

まず図 16 のように下行結腸・回盲部から弯曲部，上行結腸に沿ってプローベを進めます．プローベの向きはまずは腸管に対して垂直方向にしてプローベを動かすと見やすいと思われます．図に示すようなサインを認めた場合は同部位でプローベを 90 度回転させて異なる切り口からも病変があることを確認します．

肝弯曲部まで確認できたら今度は横行結腸から下行結腸までスキャンし，結腸全体をくまなく調べます．腸重積が認められた場合，短軸では target sign/multiple concentric sign，長軸では pseudo-kidney sign を認めます（図 19）．

コンベックスプローベで病変が検出できたらリニアプローベに替えて同病変を描出すると内部を詳細に評価でき，内部の血流や腸管浮腫の程度が評価できます．

5．E　体表

体表の評価では長管骨骨折の評価，蜂窩織炎・膿瘍の評価，異物の検索に超音波検査が応用されています．現段階で骨折の画像診断のスタンダードは X 線検査ですが，Chen らは長管骨骨折の超音波診断の有効性について紹介し，X 線と同等に有効であると報告しました[30]．また，小児の骨折で最も多い上腕骨顆上骨折の診断に関して X 線で認められる関節内骨折を示唆する Fat pad sign を超音波検査で評価し，X 線写真よりも特異的に Fat pad sign を検出することができると報告しました[31]．次に，蜂窩織炎は ER 診療でよく遭遇する疾患ですが，病状が進行すると膿瘍を形成しドレナージが必要となることがあります．Chao らは蜂窩織炎を超音波画像により 4 段階に分類し，より進行したものは有意に長期の抗菌薬投与が必要であったと報告しました[32]．最後に，四肢外傷診療において創部処置は必須の処置であり，そのうち異物の検索と除去は最も重要な作業の一つです．異物はガラスなど放射線に写るものだけでなく木片など放射線に写らないものも多く認められます．そういった症例でも超音波であれば異物を検出することが可能であり，超音波におけ

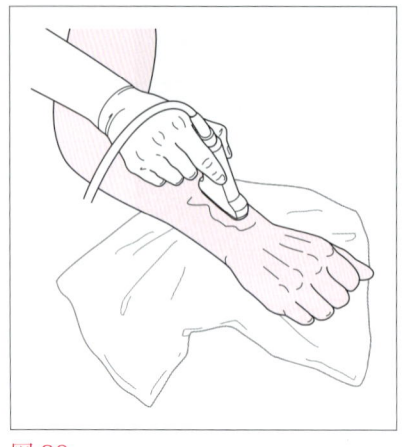

図 20
　図のように腫脹，疼痛部位を中心に走査する．

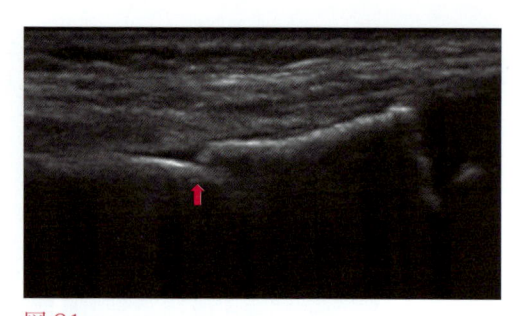

図 21
　線状の高エコーの連続性がなくなっている．骨折線を示している（矢印）．

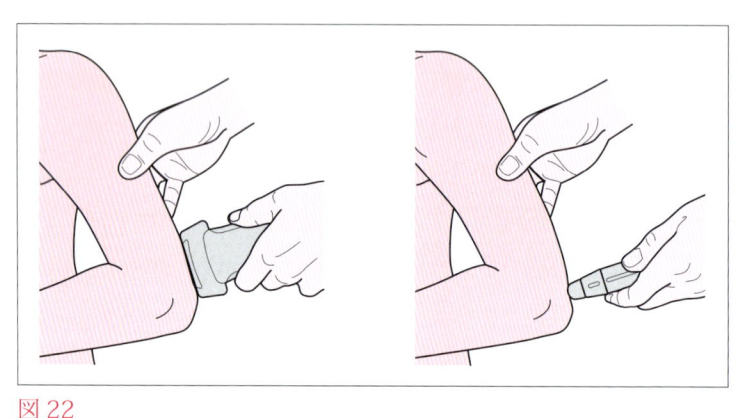

図 22
　図のように肘関節後方から 2 方向でプローベを当てる．

る異物検索は非常に有効な手段です[33]．本稿では以上 3 つの方法をご紹介します．

○長管骨骨折の診断

　リニアプローベを使用します．骨折が疑われる部位（腫脹や疼痛部位）にプローベを当てます（図 20）．正常像は頭蓋骨骨折の項で示したように皮下組織の下に骨を示す高エコーの線状構造があります．

　疼痛部位や腫脹部位を中心に対象となる骨に沿ってスキャンし，連続性が途切れるところがないか評価します（図 21）．

　長軸，短軸少なくとも 2 方向はスキャンすることと，健側と比較することが診断精度を上げるために重要です．

　上腕骨に関しては図 22 のように肘関節後方からプローベを当てます．

　側面像では上腕骨と肘頭を結ぶ線を脂肪織が越えることはありませんが，関節内骨折があると脂肪織が腫脹しその線を越えて見えます（図 23）．

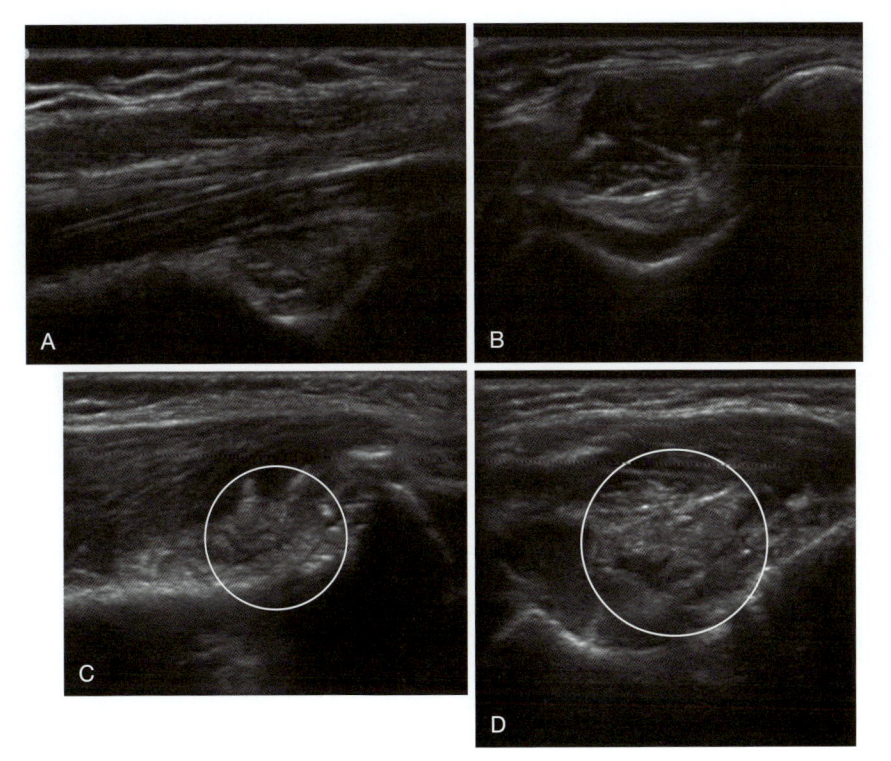

図 23
A, B：正常像. 脂肪織は上腕骨と肘頭を結ぶ線を越えることはない.
C, D：Sonographic fat pad sign 陽性, 脂肪織が上記の線を越えている. 高エコー域は血腫を示している.

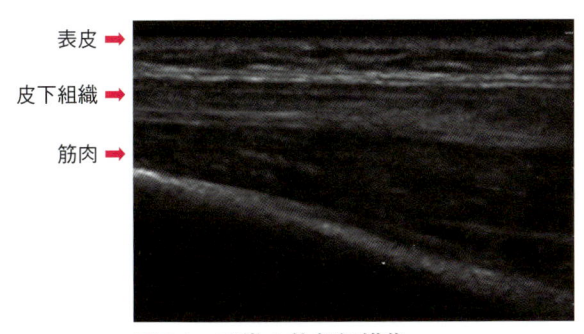

図 24　正常の軟部組織像
画面上部から表皮, 皮下組織, 筋肉を表している.

　後方からも同様に上腕骨と肘頭で囲まれる三角形の部分から脂肪織が越えることは正常ではありません（図23）.

○蜂窩織炎・膿瘍の診断

　リニアプローベを使用します. 発赤・疼痛部位にプローベを当てます. 正常像は図24のとおりです. 軟部組織の腫脹や構造の乱れ（疎な感じ）や膿瘍を疑う低エコー域がないかを評価します. 病変が進行するにつれて図25のような像を呈します.

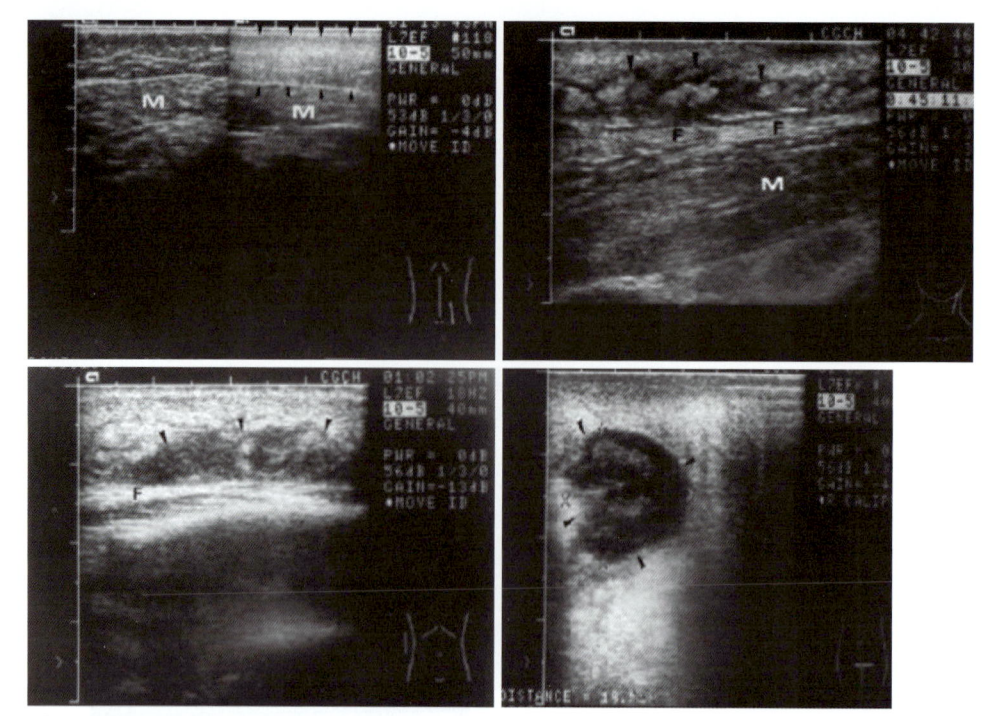

図 25
　蜂窩織炎が進行するにつれて，①軟部組織の肥厚，②軟部組織の乱れ（組織内部に網状に低エコーが出現し疎な感じに見える），③②に低エコー域が加わり（液体貯留），④区域性の低エコー域（膿瘍形成）を呈するようになる．（文献 32 より）

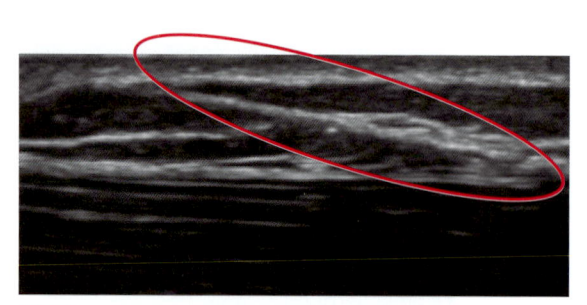

図 26
　異物を示す線状高エコーの構造物を認める．

○異物の評価

　リニアプローベを使用します．創部等異物があると疑われるところにプローベ当てます．高エコー域を呈する異物がないか評価をします（図 26）．
　創面が平坦でなくプローベが当てにくい場合は，水を入れたグローブをプローベと創の間に置く（Stand off pad），もしくは，洗面器の水に創を浸してその上からスキャンする方法（Water bath）で異物を見やすくすることができます．

　以上，ER 診療における初期評価（ABCDE アプローチ）に応用できる超音波検査について紹介しましたが，この他にも，外科的対応が必要な疾患である急性虫垂炎や肥厚性幽門狭

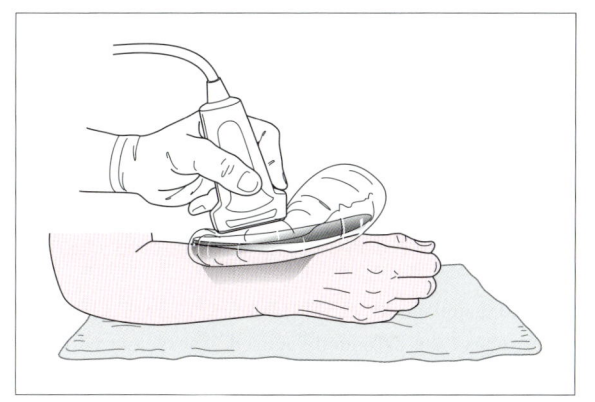

図 27　Stand off pad 法
水を入れたグローブを標的とプローベの間に置く．

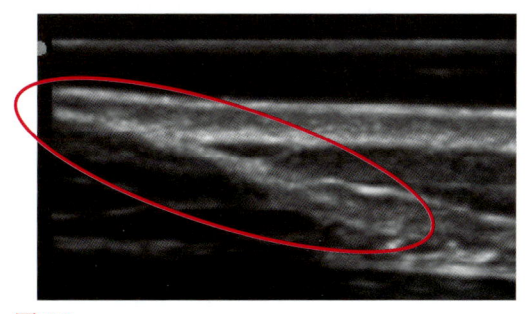

図 28
図 26 に比べて鮮明に異物が検出できるようになる．

窄症，急性陰嚢症に対するものや末梢・中心静脈ライン確保，腰椎穿刺，膀胱容量の計測などERで行われる手技に対するものなどさまざまなEUSが応用されています．

　最初にも示しましたようにEUSの原則はさまざまな患者であふれかえっているERにおいて短時間で特異的に診断をつける(Rule in)することであり，除外診断を目的にするものではないことを強調しておきます．そのため，EUSでわからない場合は病歴，身体所見に立ち返って判断すること，他の手段で診断することを躊躇してはいけません．最後に，本稿が子どものより良いER診療のお役に立てればと思っております．

参考文献

1) American College of Emergency Physicians：Emergency ultrasound guidelines. *Ann Emerg Med* 2009；**53**：550-570
2) Akhtar S, Theodoro D, Gaspari R et al：Resident training in emergency ultrasound：consensus recommendations from the 2008 Council of Emergency Medicine Residency Directors Conference. *Acad Emerg Med* 2009；**16**：S32-S36
3) Vieira RL, Hsu D, Nagler J et al：Pediatric emergency medicine fellow training in ultrasound：consensus educational guidelines. *Acad Emerg Med* 2013；**20**：300-306
4) Marin JR, Zuckerbraun NS, Kahn JM：Use of emergency ultrasound in United States pediatric emergency medicine fellowship programs in 2011. *J Ultrasound Med* 2012；**31**：1357-1363
5) Sim SS, Lien WC, Chou HC et al：Ultrasonographic lung sliding sign in confirming proper endotracheal

intubation during emergency intubation. *Resuscitation* 2012；**83**：307-312
6) Galicinao J, Bush AJ, Godambe SA：Use of bedside ultrasonography for endotracheal tube placement in pediatric patients：a feasibility study. *Pediatrics* 2007；**120**：1297-1303
7) Chou HC, Tseng WP, Wang CH et al：Tracheal rapid ultrasound exam(T. R. U. E.)for confirming endotracheal tube placement during emergency intubation. *Resuscitation* 2011；**82**：1279-1284
8) Singh M, Chin KJ, Chan VW et al：Use of sonography for airway assessment：an observational study. *J Ultrasound Med* 2010；**29**：79-85
9) Jennifer M：Novel Applications in Pediatric Emergency Ultrasound. *Clin Pediatr Emerg Med* 2011；**12**：53-64
10) Kirkpatrick AW, Sirois M, Laupland KB et al：Hand-held thoracic sonography for detecting post-traumatic pneumothoraces：the Extended Focused Assessment with Sonography for Trauma (EFAST). *J Trauma* 2004；**57**：288-295
11) Ball CG, Ranson K, Dente CJ et al：Clinical predictors of occult pneumothoraces in severely injured blunt polytrauma patients：A prospective observational study. *Injury* 2009；**40**：44-47
12) Lichtenstein DA, Meziere GA：Relevance of lung ultrasound in the diagnosis of acute respiratory failure：the BLUE protocol. *Chest* 2008；**134**：117-125
13) Shah VP, Tunik MG, Tsung JW：Prospective evaluation of point-of-care ultrasonography for the diagnosis of pneumonia in children and young adults. *JAMA Pediatr* 2013；**167**：119-125
14) Volpicelli G：Sonographic diagnosis of pneumothorax. *Intensive Care Med* 2011；**37**：224-232
15) Parlamento S, Copetti R, Di Bartolomeo S：Evaluation of lung ultrasound for the diagnosis of pneumonia in the ED. *Am J Emerg Med* 2009；**27**：379-384
16) Fox JC, Boysen M, Gharahbaghian L et al：Test characteristics of focused assessment of sonography for trauma for clinically significant abdominal free fluid in pediatric blunt abdominal trauma. *Acad Emerg Med* 2011；**18**：477-482
17) Perera P, Mailhot T, Riley D et al：THE RUSH Exam 2012：Rapid ultrasound in shock in the evaluation of the critically ill patient. *Ultrasound Clinics* 2012；**7**：255-278
18) Catherine Otto：Textbook of Clinical Echocardiography 3rd edition. Saunders, 2003
19) Levine AC, Shah SP, Umulisa I et al：Ultrasound assessment of severe dehydration in children with diarrhea and vomiting. *Acad Emerg Med* 2010；**17**：1035-1041
20) Kuppermann N, Holmes JF, Dayan PS et al：Pediatric Emergency Care Applied Research Network (PECARN)Identification of children at very low risk of clinically-important brain injuries after head trauma：a prospective cohort study. *Lancet* 2009；**374**：1160-1170
21) Head injury：triage, assessment, investigation and early management of head injury in infant children and adult NICE Guideline 2007
22) Rabiner JE, Friedman LM, Khine H et al：Accuracy of point-of-care ultrasound for diagnosis of skull fractures in children. *Pediatrics* 2013；**131**：e1757-e1764
23) Ramirez-Schrempp D, Vinci RJ, Liteplo AS：Bedside ultrasound in the diagnosis of skull fractures in the pediatric emergency department. *Pediatr Emerg Care* 2011；**27**：312-314
24) Malayeri AA, Bavarian S, Mehdizadeh M：Sonographic evaluation of optic nerve diameter in children with raised intracranial pressure. *J Ultrasound Med* 2005；**24**：143-147
25) Hryhorczuk AL, Strouse PJ：Validation of US as a first-line diagnostic test for assessment of pediatric ileocolic intussusception. *Pediatr Radiol* 2009；**39**：1075-1079
26) Riera A, Hsiao AL, Langhan ML et al：Diagnosis of intussusception by physician novice sonographers in the emergency department. *Ann Emerg Med* 2012；**60**：264-268
27) Leo M, Carmody K：Sonography Assessment of Acute Ocular Pathology. *Ultrasound Clinics* 2011；**6**：227-234
28) Chen L：Abdominal Ultrasonography in Pediatric Emergency Medicine：CHOP Pediatric emergency and Critical care Medicine Bedside Ultrasound Course 2013
29) 内田正志：小児エコーの最新動向　小児の腹部エコー──消化管エコーの時代へ──. 新超音波診断 Vol. 2
30) Chen L, Kim Y, Moore CL：Diagnosis and guided reduction of forearm fractures in children using bedside ultrasound. *Pediatr Emerg Care* 2007；**23**：528-531
31) Rabiner JE, Khine H, Avner JR et al：Accuracy of point-of-care ultrasonography for diagnosis of elbow

fractures in children. *Ann Emerg Med* 2013 ; **61** : 9-17
32) Chao HC, Lin SJ, Huang YC et al : Sonographic evaluation of cellulitis in children. *J Ultrasound Med* 2000 ; **19** : 743-749
33) Aaron C : Basic EM procedures : CHOP Pediatric emergency and Critical care Medicine Bedside Ultrasound Course 2013

IV. 検査

3 単純X線検査
適切なオーダーと解釈のために

杉中見和 [順天堂大学医学部附属浦安病院 救急診療科/こども救急センター]
Miwa Suginaka

Key Note
- 胸部単純X線検査は肺炎の診断にある程度有用だが，その適応や解釈は臨床像と併せて考えるべきである．
- 腹部単純X線検査で得られる所見は，air-fluid level や free air，異物を認める場合を除いて，非特異的なことが多い．
- 子どもの頭部外傷における単純X線検査の有用性は高くない．
- 副鼻腔炎の診断を目的とした単純X線検査は推奨されない．

はじめに

　病因や重症度を問わず多くの受診者が殺到する子どものERでは，「診察や検査，処置の優先順位を正しく判断しながら全体を効率良くマネジメントする力」と，「見逃すと致死的あるいは重篤化する危険性の高い重症例を的確に見抜く目」が同時に求められます．

　そんなERにおいて，放射線の被曝量が比較的少なく，他の画像検査法に比べて手軽に施行できる単純X線検査は，疾患のスクリーニング的な位置づけでオーダーされやすい検査の一つです．ただし現実には，単純X線写真が適切に撮影され読影されるのが常ではなく，誤診率は20％程度，そのうち偽陰性（異常があるのにないと判断した）が50％を占める[1]，との報告もあります．特に検査対象が子どもとなれば，わずか数秒の撮影のためとはいえ，適切な体位を維持したり呼吸を合わせたりするのも決して容易ではありません．1枚の写真から得られる情報は，読影をする医師の能力に依存しており，放射線科医ではない私たちには，どうしても限界があります．

　こうした背景も踏まえて，小児救急医療の最前線に立つ私たちは，診療に必要な思考回路や眼力を磨くことは当然のことですが，オーダーする検査の有用性と限界を正しく理解しておかなければなりません．本稿では，まず単純X線検査をオーダーする前にすべきこ

とを概説します．次いで，ERで子どもに対して単純X線検査がオーダーされやすい疾患における単純X線検査の特性について解説したいと思います．

1. 単純X線検査をオーダーする前にすべきこと（一般論）

（1）診断よりも，生理学的異常の認識とそれに対する必要な介入を優先する

子どもは，軽い呼吸器症状から急激に呼吸窮迫，呼吸不全へと悪化することがあります．その原因が何であれ，酸素投与や吸引，気管支拡張薬吸入など，生命を維持するためには診断より治療的介入を優先すべきということに変わりはありません．これは特に急性喉頭蓋炎や緊張性気胸などでよく強調されることですが，生命が維持できないような徴候が切迫している場合，診断にとらわれて検査中に状態が悪化する，などという事態は避けなければなりません．

（2）検査前確率を上げるために，病歴聴取と身体診察を行う

「肺炎かどうか」は，画像所見だけでなく，詳細な病歴や身体所見と十分に照らし合わせたうえで判断されるものです．適切な検査を行うためには，検査のもつ特性を活かすためにも，検査前確率を上げるための病歴聴取と身体診察が必要です．

（3）検査結果は，その後の判断や介入を変えるかをよく考える

例えば，腸重積は子どもの腹痛で緊急度の高い原因の一つです．病歴から疑わしければ，必要な検査は腹部超音波検査です．この場合，腹部単純X線検査がその後の判断や介入を大きく変えることはありません．検査をオーダーするときには，その目的を明確にし，結果をみることで自らの判断や治療等の介入が変わるのか，よく考えるべきです．

2. 胸腹部

① 胸部単純X線検査の特性

通常，肺野や縦隔の評価を目的に施行する胸部単純X線検査は，胸部正面の吸気時撮影が基本となります．異物誤嚥の診断に有用なHolzknecht徴候（気管支異物によるcheck valve機構で患側肺が過膨張となり，呼気時に縦隔が健側へ偏位する）など特異なケースを除いて，呼気条件の胸部単純X線写真では十分な評価が困難です．適正な胸部正面像では，頸部から上腹部まで広範囲かつ多臓器にわたる情報を得ることができますが，鎖骨や上位肋骨と重なる肺尖部，心臓や肺門部と重なる両肺野内側領域や両下葉上区，肝臓や胃

と重なる肺底部背側や肋骨横隔膜角付近などは正面像のみでは異常影の存在が認識しにくいため，特に初回の評価では正面・側面の2方向を撮影することを検討します．

〈症例1〉肺炎
　患児：生来健康な8歳女児．4日前からの発熱と咳嗽を主訴にERを受診した．体温39.0℃，呼吸数28回/分，心拍数110回/分，SpO_2 90%（室内気）．胸部聴診上，右下肺野の呼吸音減弱を認め，吸気時に水泡音（coarse crackle）を聴取した．

〈症例2〉気管支喘息発作
　患児：気管支喘息の既往がある5歳男児．前日夜から咳嗽が出現し，呼吸困難感が増悪したためERを受診した．体温37.2℃，呼吸数36回/分，心拍数125回/分，SpO_2 94%（室内気）．胸壁に陥没呼吸を認め，胸部聴診上，両肺野に呼気性喘鳴を聴取した．

　子どものER診療でよく遭遇する一般的なケースを2例挙げてみました．
　症例1のように「長引く発熱と頑固な気道症状」を主訴にERを受診する子どもをみて，肺炎の可能性を考える，という方は多いのではないでしょうか．小児呼吸器感染症診療ガイドラインによると，急性肺炎とは「発熱や鼻汁・咳嗽などの気道症状を伴い，画像検査上急性に生じた新規の肺浸潤影が認められるもの」と定義されています．肺炎の診断において，非放射線科医の読影による胸部単純X線検査の感度は約90%，特異度は約60%との報告[2]もあり，胸部単純X線検査は肺炎の除外診断にある程度有用（陰性尤度比0.17）と言うことができそうです．ところが，救急室において肺炎の検査前確率を高める因子として，「72時間以上続く発熱（オッズ比3.62：95%信頼区間（95%CI）2.05-6.39）」「SpO_2≦92%（オッズ比3.69：95%CI 1.99-6.82）」「局所の湿性ラ音（オッズ比2.27：95%CI 1.33-3.88）」「胸痛（オッズ比2.89：95%CI 1.90-4.41）」の4因子が有用[3]とする報告もあります．病歴と身体診察で疾患の可能性が高い患児に検査を行うことで，非放射線科医でも（むしろ患者から直接情報を得ているER医だからこそ）より正確な診断に近づく可能性が高くなると言えるのではないかと思います．「肺炎の診断は，画像所見だけではなく臨床像と併せて考える」ということです．しかし，症例2のように明らかに気道感染症状を伴わない喘息発作では，胸部単純X線検査が必ずしも診療の方針を決定するような情報を提供してくれるわけではありません．やはり検査の目的は明確にしないといけません．
　救急室における子どもの胸部単純X線検査の適応としては，気胸や肺炎が疑わしい場合，喘鳴の原因として喘息発作以外を考えるべき場合，介入後も低酸素血症が持続する場合などが挙げられます．また，特に子どものERにおけるピットフォールとして，先天性心疾患や急性心筋炎に続発する心不全，誤嚥による気道異物の可能性は，病歴や身体診察の所見と併せて見落とさないよう注意する必要があります．

2 腹部単純X線検査の特性

　腹部単純X線写真は，腹壁や後腹膜の筋肉・脂肪組織により全体的にコントラストがつきにくいため，胸部以上に読影が難しいと言われます．特に立位では，重力の影響で腸管が下降するため下腹部のコントラストがさらに低下し，腸管同士の重なりによって固有の位置情報も損なわれてしまうので，air-fluid levelやfree airの存在以外に有力な情報を得にくくなります．そのため，全体像を把握するには臥位正面像が最適とされていますが，超音波やCTなど実質臓器や腹水の詳細な情報が得られる検査手段が広く普及した現在，腹部単純X線検査が診断に中心的な役割を果たす場面はかなり限られているように思います．

〈症例3〉便秘症

　患児：3歳女児．生来健康で，特記すべき既往症や開腹歴なし．朝食後からの腹痛を主訴にERを受診した．間欠的に臍周囲から左下付近を痛がるが，嘔吐はない．母親の話では，3日前から排便がない．体温36.4℃，呼吸数20回/分，心拍数110回/分，SpO$_2$ 100%（室内気）．顔色，活気は良好．腹部診察上，腹膜刺激症状は認めず，下腹部に便塊を触知する．

〈症例4〉癒着性イレウス

　患児：12歳男児．2年前に急性虫垂炎で開腹手術を受けた既往がある．前日からの腹痛，嘔吐を主訴にERを受診した．現在，腹痛は持続痛で，胆汁性嘔吐が2～3時間おきに続いている．経口摂取は困難で，最終排便は3日前．排ガスは症状出現後認めない．体温36.8℃，呼吸数24回/分，心拍数100回/分，SpO$_2$ 98%（室内気）．表情は苦悶様．腹部は硬くやや膨隆し，聴診上腸蠕動の亢進した金属音，打診上鼓音を認める．腹部全体に圧痛が強いが，明らかな腹膜刺激症状は認めない．

　腹部症状についても，一般的な症例を参考にしながら考えてみましょう．実際には，症例3，4のように典型的な病歴と身体所見をそろえてERを受診するケースばかりとは限りません．また，時には腹部臓器以外に原因が隠れていることもあります．そのうえ，自分の症状を的確に伝えることのできない子どもから十分な腹部所見を得ることはしばしば困難です．そのような状況では，どうしても客観的情報として検査に頼りたくなりますが，腹部単純X線検査で得られる所見も残念ながら非特異的であることが多くあります．

　症例3は便秘症を想定していますが，便秘症の診断における腹部単純X線検査の有用性を検証した文献[4]によると，その感度は60～80%，特異度は43～99%であり，診断の参考にはなるが積極的に推奨される検査ではない，と結論づけられています．一方，同じ「便通異常を伴う腹部症状」でも，症例4が症例3と決定的に異なるのは，臨床的に疑われる疾患の重症度です．全身状態からも緊急性の高さがうかがえます．この場合，腹部単純X

	超音波	単純X線	CT
長所	・低侵襲 ・X線被曝がない	・低侵襲	・情報量が多い
短所	・術者の技量による ・ガスの評価には不向き	・X線被曝がある ・被検者の協力がある程度必要（抑制困難な場合，人手がかかる）	・X線被曝が多い ・被検者の協力が必要（抑制困難な場合，鎮静を要する）
適応	・実質臓器，腫瘍性病変の評価 ・腹水，腹腔内出血の評価	・air-fluid level, free air の存在の確認 ・腸管ガス分布の評価 ・X線不透過性異物 ・各種カテーテル，チューブ類の確認	・実質臓器，腫瘍性病変の詳細評価 ・腹水，腹腔内出血詳細評価，出血源検索 ・air-fluid level, free air の部位診断，原因検索
代表的疾患	・腸重積 ・急性虫垂炎 ・実質臓器損傷　など	・イレウス ・消化管穿孔 ・消化管異物	・左記疾患のより詳細な評価や治療方針の判断に必要な場合，考慮される

表1　腹部症状の評価における画像検査

線検査による腸管ガス分布，特に air-fluid level の評価は，その後の治療介入や追加精査の適応を決定するうえで有益な情報となります．

　表1に示すとおり，腹部評価で用いられる画像検査にはそれぞれ長所・短所，得意・不得意がありますが，結局のところ腹部単純X線検査が積極的に推奨されるのは，主に air-fluid level や free air の有無を評価したい場合（立位正面像）と，X線不透過性異物や各種デバイス類の位置確認（臥位正面像）に限られます．実際，腹部単純X線検査をルーチンで施行した場合，治療介入が必要な疾患の診断に寄与した例は17％のみであったが，「開腹手術の既往」「異物誤飲」「腸蠕動音の異常」「腹部膨満」「腹膜刺激症状」のいずれかを認める場合に限って検査を施行すると，感度93％，特異度40％で有用性が高い（陽性尤度比1.55，陰性尤度比0.18），との報告[5]もあります．前述のとおり，画像所見の解釈には検査前確率の高さが影響するので，「とりあえず検査」に頼る前に，キーワードとなる病歴や身体所見を的確に捉えられるよう丁寧な診療を心がけましょう．

3. 頭頸部

1 頭部単純X線検査の特性

　頭部の単純X線検査は，正面像・側面像の2方向撮影が基本になりますが，後頭骨の評価が必要な場合はTowne撮影を併用します．放射線の被曝量が少なく，通常は子どもでも

撮影に鎮静を必要としない点でCTに優ることから，主に頭蓋骨骨折のスクリーニングとして施行される検査ではないかと思います．

とは言え，子どもの頭部外傷に関して単純X線検査の適応や有用性を明確に示す資料はなかなか見当たりません．単純X線写真単独では検出できない頭蓋骨骨折が約25%との報告[6]もあり，さらに3D-CTの普及もあって，最近では頭部単純X線検査の意義は薄れてきています．また，頭蓋骨骨折ではおよそ30〜50%に頭蓋内出血が合併する[6,7]，とも言われます．つまり，単純X線写真で頭蓋骨骨折を認めなくても，否定はできないので頭部CTが必要となる可能性があり，また頭蓋骨骨折を認めても，結局は合併する頭蓋内出血の評価のためにCT検査が必要ということになります．

臨床的には，頭蓋骨骨折を予測する因子として，2歳未満の軽症頭部外傷において「血腫が大きい」「頭頂部または側頭部の血腫」「月齢が低い」の3つが有用（感度98%，特異度49%，陽性尤度比1.92，陰性尤度比0.04）とする報告[7]があり，判断の参考になります．筆者も，特に1歳未満の乳児の頭部に大きくて境界が不明瞭な軟らかい血腫を触れる場合，積極的に頭蓋骨骨折を疑い，頭部CT検査を施行しています．

基本的にERでは，子どもの頭部外傷ガイドラインとして近年いくつか報告されているCT検査の適応指針をよく理解しておくことが得策と言えるでしょう．

2 副鼻腔単純X線検査の特性

副鼻腔の単純X線検査は，正面像，側面像，Water's法，Caldwell法などが用いられ，主に前頭洞と上顎洞の評価，特に副鼻腔炎の診断に有用とされています．液体貯留や粘膜肥厚があると洞内の含気が低下するため濃度上昇域として捉えられ，通常は左右差や他の副鼻腔との対比によって診断します．

ただし，単純X線写真の濃度は撮像角度や被写体の厚みによっても容易に変わるため，骨成分が複雑に入り組んでいる顔面領域では判断が難しい場合もしばしばです．その感度・特異度はともに50〜90%程度とばらつきが大きく，米国小児科学会のガイドライン（2013年）でも，副鼻腔炎の診断を目的とした単純X線検査は推奨されていません[8]．

むしろ，10日以上改善しない膿性鼻汁や上気道症状，頭痛，前頭洞や上顎洞の叩打痛などは検査前確率を上げる有力なキーワード[9]なので，こうした臨床経過や身体所見を丁寧に収集する習慣を身につければ，ERで副鼻腔単純X線写真を撮影するメリットはほとんどないと言えるでしょう．

おわりに

子どものER診療において日常よく遭遇する症例を中心に，単純X線検査の有用性をまとめました．ERで検査が頻用される背景には，子どもを心配する保護者に対して，できるだけ負担や侵襲の少ない手段で客観的かつ説得力のある安心材料を与えたい，という大義

名分もあるかもしれません．しかし，検査の目的が曖昧であればあるほど，結局は検査結果の解釈に悩むことになります．うまく活用できれば検査は有用な情報源ですが，詳細な病歴聴取と丁寧な身体診察から得られる臨床的判断なしでは，真の意味での安心を得ることも与えることもできません．このことを肝に銘じながら，明日からの診療に役立ててみてください．

文献

1) Renfrew DL, Franken EA, Jr., Berbaum KS et al：Error in radiology：classification and lessons in 182 cases presented at a problem case conference. *Radiology* 1992；**183**：145-150
2) Lynch T, Gouin S, Larson C et al：Does the lateral chest radiograph help pediatric emergency physicians diagnose pneumonia? A randomized clinical trial. *Acad Emerg Med* 2004；**11**：625-629
3) Neuman MI, Monuteaux MC, Scully KJ et al：Prediction of pneumonia in a pediatric emergency department. *Pediatrics* 2011；**128**：246-253
4) Berger MY, Tabbers MM, Kurver MJ et al：Value of abdominal radiography, colonic transit time, and rectal ultrasound scanning in the diagnosis of idiopathic constipation in children：A systematic review. *J Pediatr* 2012；**161**：44-50
5) Rothrock SG, Green SM, Hummel CB：Plain abdominal radiography in the detection of major disease in children：A prospective analysis. *Ann Emerg Med* 1992；**21**：1423-1429
6) Kim YI, Cheong JW, Yoon SH：Clinical comparison of the predictive value of the simple skull X-ray and 3 dimensional computed tomography for skull fractures of children. *J Korean Neurosurg Soc* 2012；**52**：528-533
7) Greenes DS, Schutzman SA：Clinical significance of scalp abnormalities in asymptomatic head-injured infants. *Pediatr Emerg Care* 2001；**17**：88-92
8) Wald ER, Applegate KE, Bordley C et al：Clinical practice guideline for the diagnosis and management of acute bacterial sinusitis in children aged 1 to 18 years. *Pediatrics* 2013；**132**：262-280
9) Smith MJ：Evidence for the diagnosis and treatment of acute uncomplicated sinusitis in children：A systematic review. *Pediatrics* 2013；**132**：284-296

MEMO

IV. 検査

4 子どもの バイタルサイン測定
5 breaths-10 beats 法の紹介

神薗淳司 [北九州市立八幡病院 小児救急センター]
Junji Kamizono

> **Key Note**
> - 発熱や年齢に応じた子どもの呼吸数・心拍数の特徴を理解しよう．
> - 子どものバイタルサイン測定には，迅速性・正確性・簡便性が求められる．
> - ストップウォッチ（1/100秒単位）を利用した 5 breaths-10 beats 法の紹介．

はじめに

　バイタルサインとは，生体情報とくに生命兆候を意味し，通常「呼吸数」「心拍数」「体温」「血圧」を意味します．さらに救急医療では「意識レベル」も加えて重要視しています．バイタルサインの測定は，外来におけるトリアージや病棟における院内急変対応において欠かせない技能となりますが，バイタルサイン測定の目的は測定そのものではなく，測定値に対し評価と介入を加えることが最終目的になります．

　子どものバイタルサインの測定となると測定技能に対する苦手意識から正確な評価を下せない事態に陥りがちです．本稿では，子どもの「呼吸数」と「心拍数」の特徴と迅速測定法としてストップウォッチによる 5 breaths-10 beats 法と評価方法を紹介します．「外来における小児救急トリアージ」や「病棟における院内急変対応」に存分に活用していただけたら嬉しいかぎりです．

図1 小児のフィジカルアセスメント

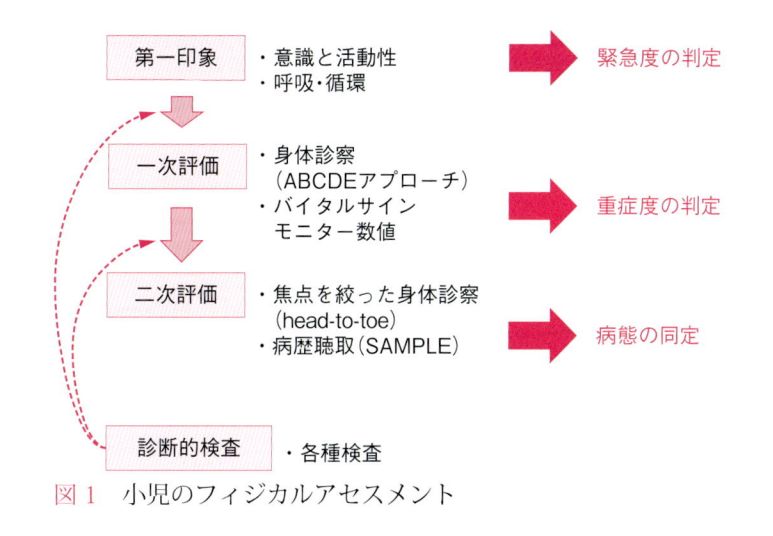

1. 小児のバイタルサイン：いつ計測しますか？

　小児のフィジカルアセスメントの手順を図1に示しました．まず，第一印象(Initial impression)により，①意識と活動性，②呼吸状態，③循環状態を30秒程度で評価します．この第一印象の評価の①〜③の順番はどれから先でも構いません．「どこか変」「何か変」といった曖昧な症状や主訴を小児の発達段階に応じて具体的に表現できるように日頃から訓練が必要となります．

　バイタルサインは，第一印象を評価してから計測することとなります．バイタルサインの重要性を重んじるあまりに，すぐさま心拍数・呼吸数・体温などを計測することは避けたほうが良いです．理由は二つあります．

　第一印象の評価の後に「一次評価」と言われる評価方法のなかでバイタルサインを手順に従って計測すべきだからです．一次評価の手順はABCDEの順番のとおりに評価され，仮に気道Aに問題があれば必ず介入や処置を加えてからB呼吸への評価に移ることとなります．

　もう一つの理由は，SpO_2モニターや聴診器・体温計によるバイタルサイン計測をするには，第一印象の評価時に子どもとの信頼関係を可能な限り確立させておくことが不可欠だからです．計測時に暴れたり，泣いたりして，測定値そのものが大きく変化することを理解しておくことも重要です．

2. バイタルサインの測定の順番

　診療所や救急外来では，来院するや否や医療従事者が「熱を測ってください」と言って保護者に体温計を渡す場面にしばしば遭遇します．このように緊急度評価がなされていない段階で発熱のみ測定することは，呼吸不全・循環不全・意識障害といった危急病態を見逃す危険性が高いと言えます．第一印象の評価とA気道，B呼吸，C循環，D意識の評価が

入院患者14,014名を対象に基準曲線(パーセンタイル曲線)を作成．
波線は呼吸障害患者を除いて作成された基準曲線を示す．

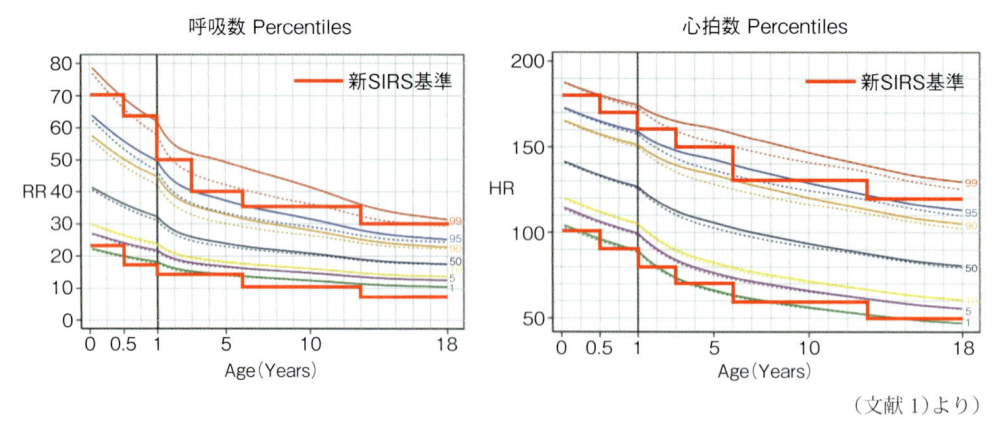

図2 Bonafide CP(2013年 Pediatrics)基準と新SIRS基準の比較

(文献1)より)

十分なされた小児にのみ体温評価を行うことが求められます．したがって，呼吸数から始まり，続けて心拍数を計測し，最後に体温の順番が理想となります．第一印象と一次評価を来院するすべての小児に実践することが小児救急トリアージの根幹と言えるでしょう．

3. 子どものバイタルサインの特徴を理解しよう

(1) 子どもの呼吸数・心拍数に影響を与える因子

「患者が泣いていたので測定できませんでした．」よく小児救急トリアージの場面で遭遇する事態ですね．まず測定は環境に大きく影響されることを理解することが必要です．啼泣だけではなく，授乳・食事・運動(体動・姿勢)・入浴・睡眠など多くの環境因子や心理背景にバイタルサインは影響されます．測定されたバイタルサインが本当に安静時の測定かどうかを証明することはきわめて難しいわけです．

(2) 年齢(月齢)により大きく変化する基準値[1]

月齢による基準値が大きく変化するのも特徴です．成長発達に伴い呼吸数・心拍数がどのように変化するかを知っておく必要がありますね．図2には最近報告された大規模な入院患者における呼吸数・心拍数の基準値を示しました．

(3) 病態に現れる前に変化しはじめるバイタルサイン[2,3]

呼吸数・心拍数の変化は，子どもの置かれた病態の生体防御の反応の一つとして変化しています．その代表的な例は発熱時です．体温上昇に気がつく前にバイタルサインでは呼吸数や心拍数が上昇しはじめます．数時間前に体温上昇を察知することが可能となりま

月齢・年齢	体温(℃)	呼吸数(回/min)				月齢・年齢	体温(℃)	心拍数(回/min)			
		50th	75th	90th	97th			50th	75th	90th	97th
1〜12ヵ月	36.0-36.9	37	45	55	65	3〜12ヵ月	36.0-36.9	138	151	164	178
	37.0-37.9	38	48	57	69		37.0-37.9	154	166	179	192
	38.0-38.9	40	50	60	72		38.0-38.9	169	182	194	206
	39.0-39.9	42	52	63	75		39.0-39.9	174	192	204	215
1〜2歳	36.0-36.9	28	35	41	49	1〜2歳	36.0-36.9	133	146	160	175
	37.0-37.9	32	39	47	55		37.0-37.9	147	160	173	186
	38.0-38.9	35	42	50	60		38.0-38.9	156	170	183	195
	39.0-39.9	36	44	53	62		39.0-39.9	164	178	191	202
2〜5歳	36.0-36.9	23	27	31	36	2〜5歳	36.0-36.9	116	126	137	148
	37.0-37.9	25	30	35	40		37.0-37.9	132	142	153	164
	38.0-38.9	27	32	38	44		38.0-38.9	144	154	164	175
	39.0-39.9	29	35	41	48		39.0-39.9	155	164	174	184
5〜16歳	36.0-36.9	19	23	27	32	5〜10歳	36.0-36.9	99	110	121	133
	37.0-37.9	21	26	30	36		37.0-37.9	115	126	136	148
	38.0-38.9	23	28	34	41		38.0-38.9	129	139	149	159
	39.0-39.9	24	30	36	44		39.0-39.9	137	146	155	164

表1 小児期の発熱が心拍数・呼吸数に及ぼす影響　　　　　　　　　　（文献2,3)より）

す．表1には発熱に応じた呼吸数・心拍数上昇の基準値を示しました．心拍数は体温が1℃上昇するごとに9.9〜14.1回/分上昇し，呼吸数は2.2回/分上昇すると報告されています．

4．心拍数・呼吸数測定の課題

　子どもの心拍数や呼吸数は，通常1分間の回数を測定しその測定値として記録します．多くの小児看護の教科書では15秒間または30秒間の測定回数をそれぞれ4倍または2倍して記録することが勧められていますが，現在の呼吸数・心拍数測定には課題が3つあります(図3)．

(1) 迅速性

　子どもの場合15〜30秒間安静を保ち呼吸数・心拍数を測定することは困難なことは誰しも経験があるところです．迅速性に欠ける測定方法として，忙しい小児救急トリアージの場面でモニター上(SpO$_2$モニター)の心拍数計測を心拍数として報告する場合や呼吸数に至っては測定されない場合もしばしば経験します．

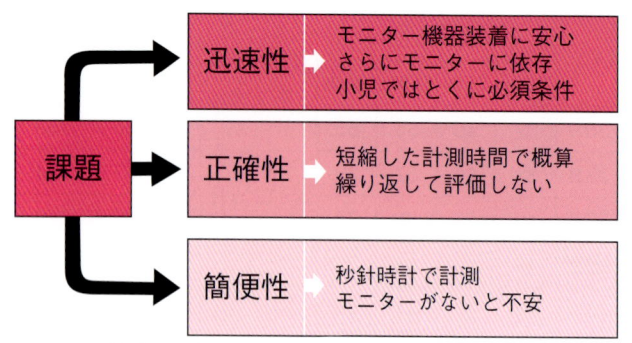

図3 心拍数・呼吸数測定の課題

(2) 正確性

15秒間または30秒間の測定回数をそれぞれ4倍または2倍して記録することは，正確性に欠けます．測定された心拍数が2や4の倍数で表記されることになります．大変忙しい日常勤務では，10秒測定して6倍して記録している場合もあるようです．120 beats/minという真の心拍数は，15秒間測定で1回の測定値の誤差が生じると116〜124 beats/minにまで1分間の予測値の範囲が拡がることとなります．

(3) 簡便性

通常バイタルサインの測定には，ヒトの視覚と聴覚の両方を利用しています．視覚を利用して計測時に秒針時計の針に注意を払い，聴覚を利用して心拍を聴き取り測定しています．ヒトにとって可能な限り少ない感覚器（聴覚のみ）でバイタルサインの測定が可能であれば簡便さを感じることでしょう．

5. 新しい子どもの呼吸数・心拍数の迅速測定法とその理論

通常測定している1分間の心拍回数・呼吸回数は，毎分あたりの心拍回数・呼吸回数の平均スピードと解釈できます．従来の測定方法は，正確には1分間に呼吸性変動などのさまざまな要因により刻々と変化をした総和の平均スピードを実測しているに過ぎません．

距離÷所要時間＝スピード（速度*）

*Rateの語源は速度を意味しています．

所要時間を1分間と決めてその間の距離を測定してスピードを測定しているのが従来の方法です．ではスピードを測定するもう一つの方法は簡単ですね．先に距離を決めて，所要時間を測定する方法です．陸上の短距離走を思い浮かべてください．100メートルに要

した所要時間を測定します．10秒間に走った距離を正確に測定することはきわめて困難であることがわかります．通常スピード測定には，便利なストップウォッチを利用して正確な時間を測定したほうが有利であることは当然ですね．

6. 5 breaths-10 beats 法による呼吸数・心拍数の迅速計測

　子どもの呼吸数や心拍数をスピードと考えて，ストップウォッチ（1/100秒単位）を利用して正確な時間を測定してみましょう．この場合，呼吸数（スピード）測定の場合は呼吸5回を，心拍数（スピード）測定の場合は心拍10回を距離としてそれぞれに要した時間を，ストップウォッチ（1/100秒単位）を利用して計測してみましょう．

　聴覚を呼吸5回・心拍10回に集中して，あとはストップウォッチ（1/100秒単位）のスタートボタンとストップボタンを押すだけです．5 breaths-10 beats 法と名付けました．

　測定時に注意すべき点がひとつあります．ストップウォッチ（1/100秒単位）をスタートするタイミングは必ず「0（ゼロ）」からスタートしましょう．そのままカウントして心拍の場合「10」（呼吸の場合「5」）でストップすることが重要です．表示された秒数（1/100秒単位）が呼吸5回・心拍10回に要した時間を示すことになります．「1」から決して数え出さないことです．「1」から数えた場合には「10」でストップすると9回の時間が表示されることになります．

　呼吸数・心拍数のバイタルサインは通常1分間（60秒間）に何回で表記しますので，上記で計測された秒数を割り算して換算する必要が出てきます．

呼吸5回 or 心拍10回（距離）÷計測された秒数（所要時間）＝1秒間あたりの回数
1秒間あたりの回数×60秒＝1分間あたりの回数

すなわち，
呼吸数の場合　300÷計測された秒数（所要時間）＝1分間あたりの呼吸回数＝呼吸数
心拍数の場合　600÷計測された秒数（所要時間）＝1分間あたりの心拍回数＝心拍数

となりますね．計算機では面倒ですので，換算表（表2）を示しました．

7. 5 breaths-10 beats 法 実践編

　5 breaths-10 beats 法の実際の測定には必ず聴診器を利用しましょう．心拍数測定には，概ね心尖部である乳幼児では第4肋間・学童期以降では第5肋間を目安に聴診器をあてて計測します．背部での聴診でも十分ですし，薄手であれば衣類の上からでも十分計測できます．

IV. 検査

上段：呼吸数換算／下段：心拍数換算

RR [/min]	[sec./5b]	RR [/min]	[sec./5b]	RR [/min]	[sec./5b]	RR [/min]	[sec./5b]	RR [/min]	[sec./5b]	RR [/min]	[sec./5b]	RR [/min]	[sec./5b]	RR [/min]	[sec./5b]	RR [/min]	[sec./5b]	RR [/min]	[sec./5b]
80	3.750	81	3.704	82	3.659	83	3.614	84	3.571	85	3.529	86	3.488	87	3.448	88	3.409	89	3.371
70	4.286	71	4.225	72	4.167	73	4.110	74	4.054	75	4.000	76	3.947	77	3.896	78	3.846	79	3.797
60	5.000	61	4.918	62	4.839	63	4.762	64	4.688	65	4.615	66	4.545	67	4.478	68	4.412	69	4.348
50	6.000	51	5.882	52	5.769	53	5.660	54	5.556	55	5.455	56	5.357	57	5.263	58	5.172	59	5.085
40	7.500	41	7.317	42	7.143	43	6.977	44	6.818	45	6.667	46	6.522	47	6.383	48	6.250	49	6.122
30	10.000	31	9.677	32	9.375	33	9.091	34	8.824	35	8.571	36	8.333	37	8.108	38	7.895	39	7.692
20	15.000	21	14.286	22	13.636	23	13.043	24	12.500	25	12.000	26	11.538	27	11.111	28	10.714	29	10.345
10	30.000	11	27.273	12	25.000	13	23.077	14	21.429	15	20.000	16	18.750	17	17.647	18	16.667	19	15.789

HR [/min]	[sec./10b]	HR [/min]	[sec./10b]	HR [/min]	[sec./10b]	HR [/min]	[sec./10b]	HR [/min]	[sec./10b]	HR [/min]	[sec./10b]	HR [/min]	[sec./10b]	HR [/min]	[sec./10b]	HR [/min]	[sec./10b]	HR [/min]	[sec./10b]
220	2.727	221	2.715	222	2.703	223	2.691	224	2.679	225	2.667	226	2.655	227	2.643	228	2.632	229	2.620
210	2.857	211	2.844	212	2.830	213	2.817	214	2.804	215	2.791	216	2.778	217	2.765	218	2.752	219	2.740
200	3.000	201	2.985	202	2.970	203	2.956	204	2.941	205	2.927	206	2.913	207	2.899	208	2.885	209	2.871
190	3.158	191	3.141	192	3.125	193	3.109	194	3.093	195	3.077	196	3.061	197	3.046	198	3.030	199	3.015
180	3.333	181	3.315	182	3.297	183	3.279	184	3.261	185	3.243	186	3.226	187	3.209	188	3.191	189	3.175
170	3.529	171	3.509	172	3.488	173	3.468	174	3.448	175	3.429	176	3.409	177	3.390	178	3.371	179	3.352
160	3.750	161	3.727	162	3.704	163	3.681	164	3.659	165	3.636	166	3.614	167	3.593	168	3.571	169	3.550
150	4.000	151	3.974	152	3.947	153	3.922	154	3.896	155	3.871	156	3.846	157	3.822	158	3.797	159	3.774
140	4.286	141	4.255	142	4.225	143	4.196	144	4.167	145	4.138	146	4.110	147	4.082	148	4.054	149	4.027
130	4.615	131	4.580	132	4.545	133	4.511	134	4.478	135	4.444	136	4.412	137	4.380	138	4.348	139	4.317
120	5.000	121	4.959	122	4.918	123	4.878	124	4.839	125	4.800	126	4.762	127	4.724	128	4.688	129	4.651
110	5.455	111	5.405	112	5.357	113	5.310	114	5.263	115	5.217	116	5.172	117	5.128	118	5.085	119	5.042
100	6.000	101	5.941	102	5.882	103	5.825	104	5.769	105	5.714	106	5.660	107	5.607	108	5.556	109	5.505
90	6.667	91	6.593	92	6.522	93	6.452	94	6.383	95	6.316	96	6.250	97	6.186	98	6.122	99	6.061
80	7.500	81	7.407	82	7.317	83	7.229	84	7.143	85	7.059	86	6.977	87	6.897	88	6.818	89	6.742
70	8.571	71	8.451	72	8.333	73	8.219	74	8.108	75	8.000	76	7.895	77	7.792	78	7.692	79	7.595
60	10.000	61	9.836	62	9.677	63	9.524	64	9.375	65	9.231	66	9.091	67	8.955	68	8.824	69	8.696
50	12.000	51	11.765	52	11.538	53	11.321	54	11.111	55	10.909	56	10.714	57	10.526	58	10.345	59	10.169
40	15.000	41	14.634	42	14.286	43	13.953	44	13.636	45	13.333	46	13.043	47	12.766	48	12.500	49	12.245
30	20.000	31	19.355	32	18.750	33	18.182	34	17.647	35	17.143	36	16.667	37	16.216	38	15.789	39	15.385

(平成24年12月　北九州市立八幡病院小児救急センター　作成)

表2　5 breaths-10 beats 法　心拍数・呼吸数測定　早見表

呼吸数測定には工夫が要ります．呼吸の開始をいつにするかを決めておく必要があります．胸部での聴診器を利用する場合，吸気の開始時を「0（ゼロ）」として次の吸気の開始時に「1」と数えるほうがわかりやすいです．病棟などでは，鼻腔の前に聴診器をあてて呼気の開始を「0（ゼロ）」とする方法もわかりやすく良い方法です．

YouTube 動画サイトの紹介（https://www.youtube.com/watch?v=Hb1mNpRuYDA）

8. 5 breaths-10 beats 法の正確性とメリット

計測された呼吸数・心拍数と計測された秒数は，グラフにするとわかりますが反比例関係になりますね．同じ 1 秒の違いでも心拍数・呼吸数が多い領域ではその測定誤差に大きく影響されます．例えば心拍数の場合，4.00 秒の計測が 3.00 秒に変化すれば，150 bpm から 200 bpm に 50 bpm 上昇したことになります．同じ 1 秒でも 6.00 秒が 5.00 秒に変化した場合，100 bpm から 120 bpm となり 20 bpm 上昇したことになります．

そこで私たちは 5 breaths-10 beats 法による測定方法の正確性を評価しました．メトロノームを使い 25 名の医師により繰り返し計測を検討しました．その結果，80％の医師でストップウォッチ（1/100 秒単位）による正確性は許容範囲でした．繰り返して計測を試み慣れていくことで正確性に問題はなくなると考えています．

5 breaths-10 beats 法のメリットは，まず迅速である点です．心拍数 150 bpm をわずか 4 秒で計測できます．従来の 15 秒・30 秒・60 秒の心拍数・呼吸数測定との違いは歴然です．心音・呼吸のカウントという聴覚に集中してストップウォッチ（1/100 秒単位）を押すことに専念すれば，従来の視覚・聴覚による測定方法より集中できる方法といえます．できる限り一つの感覚器に頼るほうが測定誤差も少なくて済みます．

9. 子どもの心拍の呼吸性変動の確認

聴診器により 5 breaths-10 beats 法を用いてその変化を観察してみましょう．心拍数・呼吸数はその 1 分間でも呼吸様式により大きく変動することがわかります．

その一つとして心拍数の呼吸性変動があります．胸腔の中の圧力は，吸気時に下がり呼気時に上がります．深吸気をすると胸腔内圧が下がるため末梢と胸腔の圧較差が大きくなり，それだけ末梢静脈から心臓に戻ってくる血液が多くなります．より多く戻ってきた血液を心臓から拍出してやる必要がでてきます．

しかし，子どもの心臓の 1 回拍出量には限界がありますので，あとは回数を多くするしかありません．そのため吸気時には心拍数が増加し，逆に呼気時には減少します．この現象は自律神経によってコントロールされていますので，心電図を用いて呼吸性変動を評価する R-R interval は，自律神経機能の評価に用いられます．

多くの危急病態ではこの自律神経によるコントロールが機能しない状態に陥ってい

IF temperature≧38.5℃, DON'T MISS the children with SIRS. 5-breaths 10-beats method help your Decision-Making effectively & efficiently in just 10-second.

Tachypnea		Age	Tachycardia		Bradycardia	
5-breaths [sec.]	RR [bpm]		HR [bpm]	10-beats [sec.]	HR [bpm]	10-beats [sec.]
≦4.29	≧70	0〜5 m	≧180	≦3.33	≦90	≧6.67
≦4.62	≧65	6〜11 m	≧170	≦3.53	≦80	≧7.50
≦6.00	≧50	12〜36 m	≧160	≦3.75	≦70	≧8.57
≦7.50	≧40	3〜5 y	≧150	≦4.00	≦60	≧10.0
≦8.57	≧35	6〜12 y	≧130	≦4.62	≦50	≧12.0
≦10.0	≧30	13 y〜	≧120	≦5.00	≦40	≧15.0

(Ver2_2015_iPEWS)

表3 WARNING SIRS in children：Neglected, Unaddressed and Mismanaged

す．呼吸性変動は正常な反応なのです．子どもが啼泣しているときの心拍数の上昇もぜひ5 breaths-10 beats法を利用して体験しておきましょう．さらに啼泣時の呼吸様式により大きく変化します．泣き止んですぐに心拍数が減少する場合も多く，自律神経によるコントロールが正常であると判断してよいでしょう．

10. SIRS（全身性炎症反応症候群）を見逃すな

　SIRS（全身性炎症反応症候群）とは，感染症や外傷に限らずすべての生体に対する侵襲時のさまざまな免疫担当細胞の活性化により引き起こされる「制御できない高サイトカイン血症（炎症）」がその本態です．炎症が激しい場合に治療介入がなされない場合や治療効果が不十分なときには，初期の炎症が原因で早発型多臓器不全（multiple organ failure：MOF）へと陥ります．

　2005年International pediatric sepsis consensus conferenceのなかでBrahm Goldsteinらが提唱した小児SIRS基準があります．「深部体温38.5℃以上の発熱」と「心拍数または呼吸数のどちらかが異常」の場合には，SIRSを疑いSepsisの鑑別診断のために血液検査とともに培養検査を進めて感染症を否定していきます．バイタルサインだけでもSIRSへの診断が可能なように作成されている点は非常に興味深く，広く臨床現場で利用できるように設定されています．

　迅速に測定できた子どものバイタルサインも，正確に評価できなくては意味がありません．図2にはBonafide CPらが示した基準値に当院で採用している新規SIRS基準値を加えて表記しました．救急外来や病棟では，5 breaths-10 beats法により正確にSIRSの評価が

できるように工夫しています(表3).

さいごに―5 breaths-10 beats法の展望

　5 breaths-10 beats法では，聴診器を利用した呼吸数・心拍数測定を徹底することとなります．Sepsis・SIRS(全身性炎症性反応症候群)などの緊急度の高い病態に進展していく子どもを早期に認識するには，バイタルサインの変化を迅速に簡便にかつ正確にアセスメントすることが不可欠です．

　看護師のみならず診療中の医師もストップウォッチ(1/100秒単位)を片手に5 breaths-10 beats法の試みをお勧めします．小児救急トリアージの現場では，すべて来院する患者に対し聴診器を利用することで，バイタルサインの変化はもちろん，異常所見(不整脈や徐脈・頻脈の発見・異常呼吸音への気づき)の早期発見と介入こそが，小児救急医療の質の向上につながると信じています．

参考文献
1) Bonafide CP, Brady PW, Keren R：Development of heart and respiratory rate percentile curves for hospitalized children. *Pediatrics* 2013；**131**：e1150-e1157
2) Nijman RG, Thompson M, van Veen M et al：Derivation and validation of age and temperature specific reference values and centile charts to predict lower respiratory tract infection in children with fever：prospective observational study. *BMJ* 2012；**345**：e4224
3) Thompson M, Harnden A, Perera R et al：Deriving temperature and age appropriate heart rate centiles for children with acute infections. *Arch Dis Child* 2009；**94**：361-365

MEMO

改訂 ER 的小児救急

V. 手技

V. 手技

1 子どもの鎮痛・鎮静について
適切な鎮痛・鎮静は救急医の腕の見せ所

萩原佑亮 ［東京都立小児総合医療センター 救命救急科］
Yusuke Hagiwara

> **Key Note**
> - 処置の際に適切な鎮痛・鎮静を行うことは救急医の仕事のひとつである．
> - 小児の鎮静は事前の準備（環境，知識，技術）が整って初めて実践できる．
> - 何よりも「安全」に鎮静を遂行できるように準備を怠らない．

はじめに

　ERで痛みを伴う処置を行う際に「ちょっと頑張ろうねー」と表向きには笑顔と優しい声をかけながら，実際にはがっちりと押さえつけて泣き叫ぶ子どもに処置を実施するようなことをしていませんか？　そもそも子どもは泣き叫ぶからしょうがないと決めつけていませんか？　「子どもが感じる痛みを適切に評価し，それに対して治療を行うこと」は小児医療の重要な要素であり，痛みに対する適切な治療がなされないことは倫理的に問題があると指摘されています[1]．年齢が小さいほど鎮痛や鎮静が不十分であるリスクは高く，その方法も各個人や各施設で非常にバリエーションがあるため，ERにおける鎮静の教育，プロトコール作成，そして医療者の姿勢の改善がなされるべき[2]と言われるようになりました．現在では，処置の際に適切な鎮痛や鎮静を行うことはERにおける通常業務のひとつとなり，北米では救急医学や小児救急の研修における主要なコンピテンシーのひとつとなっています[3,4]．

1. ERにおける小児の鎮静の特徴

　小児は成人と比べて，処置の際に鎮静鎮痛を必要とすることが多くなります．一方で，その身体的特徴のために気道閉塞や呼吸障害をきたすリスクが成人よりも高いので注意が必要です．よって，成人患者以上の慎重なリスク評価と診療が行われなければなりません．また，事前に予定された検査や処置に対して鎮静を行う場合には計画された環境下で鎮静を行うことができますが，ERでは基本的に予定外の鎮静です．絶飲食といった事前の準備ができていなかったり，普段以上に子どもの不安感が強く興奮していたりします．このような状況下で安全に鎮静を実施する必要があるため，ERにおける鎮静には周到な準備と系統的なアプローチが必須です．Hoffmanら[5]は，小児の鎮静に対して系統的なアプローチを行うことが合併症の発生リスクを減少させると報告しており，筆者の所属する施設においても「ERにおける処置および検査のための鎮静マニュアル」を定めて，それに基づいた診療を行うことで安全な鎮静処置を実施するように心がけています．

2. 鎮静の分類

　成人であっても小児であっても鎮静の分類は同じです．当然ながら，鎮静が深くなるほど合併症のリスクは上がっていきます[6]．

(1) 軽度の鎮静（Minimal Sedation）

　鎮静薬によって不安は軽減されていますが，意識レベルは普段とほぼ変わらず，呼びかけに対して適切な反応を示すことができる状態です．認知機能や協調運動は軽度障害される可能性がありますが，気道・呼吸・循環には影響を与えません．

(2) 中等度の鎮静（Moderate Sedation）

　鎮静薬によって意識レベルの低下は認められますが，呼びかけや刺激に対して合目的に反応できる状態です（合目的反応とは，痛み刺激に対する反射的な反応は含まれません）．気道・呼吸・循環は適切に保たれて維持されます．

(3) 深い鎮静（Deep Sedation）

　鎮静薬によって意識レベルの低下を認め，容易には覚醒しない状態です．気道の開通性に対しての介入が必要になることがあり，また自発呼吸のみでは換気が不十分になる可能性があります．通常，循環は維持されます．

(4) 全身麻酔（General Anesthesia）

　麻酔薬・鎮静薬によって意識を消失させ，痛み刺激を加えても反応がみられない状態です．気道の開通性に対して介入が必要であり，自発呼吸は不十分であることが多くなります．自発呼吸の低下や麻酔薬による神経筋機能の低下によって陽圧換気が必要になることもあります．また，循環も障害されることがあります．

3. ちょっと待った！　鎮静前に考えるべきこと

(1) そもそも本当にその処置が必要ですか？

　大前提として不必要な処置は避けるべきです．痛みを伴う処置を避けることこそが最もいい方法なので，別の方法で子どもへの負担を少なくできないか考えてみましょう．
　（例：挫創に対して，縫合処置ではなく，ステリテープや皮膚表面接着剤で同じ効果が得られませんか？）．

(2) 本当に鎮静が必要ですか？

　子どもが安心できる環境を設定したり，注意をそらしたりすることはERでも実施しやすい方法です．保護者に抱っこしてもらったり，DVDやおもちゃなどで気をそらしたりすることで不安を取り除けないのか考えてみましょう．また，適切な鎮痛を行うことで痛みによる興奮を抑え，鎮静をしなくても処置を完遂することができないでしょうか？

(3) もしものときに対応可能な体制が整っていますか？

　特に気道に関わる有害事象が発生した際に確実に気道確保ができる体制を整えることが重要です．使用する薬剤について十分な知識を持ち，小児の蘇生や気道管理スキルを身につけた医師がいますか？　ERに小児の蘇生に必要な物品が揃っていますか？

(4) 他の重症患者への対応が必要になった場合にはどうしますか？

　常にERは動いていることを忘れてはいけません．鎮静処置中に重症患者の受け入れやERでの急変があった際に，どう対応するかを予め考えておきましょう．マンパワーの限られたERでは，他の患者の対応も常に考慮し，ER全体の状況を判断したうえで最適なタイミングを見計らう必要があります．

ClassⅠ：健康
ClassⅡ：軽度の全身性疾患（無症状の気管支喘息など）
ClassⅢ：重度の全身性疾患（不安定な気管支喘息など）
ClassⅣ：生命に危険を及ぼす重篤な全身性疾患
ClassⅤ：致死的な全身性疾患

表1　アメリカ麻酔学会（American Society of Anesthesia, ASA）の分類

4. 小児の鎮静をするための準備

（1）物品および環境の整備

可能な限り安全に鎮静を行うために，鎮静前の患者評価，鎮静プラン，処置中のモニタリング，リカバリー方法，ER退室基準を施設で定めておきましょう．ERには，蘇生に対応できるように小児のサイズに合わせた各種蘇生物品を用意しておきます．当然ながら，酸素や吸引といった設備は必須です．

（2）人員の訓練

鎮静に対しての薬剤の知識と気道確保のスキルは非常に重要です．鎮静に関わる医師は使用頻度の高い薬剤の特性，禁忌事項，合併症対策について学んでおく必要があります．

5. 鎮静への系統的アプローチ

鎮静前に系統的な評価を行うことで合併症の発生を減少させることができます[5]．

（1）鎮静前の患者評価

AMPLE聴取と身体所見から患者のリスク評価を行います．患者の年齢，体重，バイタルサインに加えて，アレルギー歴，内服歴，既往歴，最終飲食時間，簡単な病歴を聴取し，気道・呼吸・循環に焦点を絞った身体所見を取ります．ERでは，原則的にアメリカ麻酔学会（American Society of Anesthesia, ASA）分類のclassⅠとⅡのみを扱います（表1）．ASA分類のclassⅢ以上や気道に関わる奇形がある場合には，高度な全身管理や気道確保のスキルが必要になるため，手術室内で麻酔科医による鎮静を考慮しましょう．

最終飲食時間とその内容の確認は必要です．しかし，処置を急ぐ場合には，たとえ絶飲食の時間が不十分であっても処置を実施するしかないかもしれません．絶飲食時間をどう考慮するかについては，救急医のなかでも考えはさまざまです．参考としているASAのガ

イドラインは，手術室内での待機的処置を前提としたガイドラインなので，ERにそのまま流用はできません．文献的にもERにおける鎮静においては誤嚥の発生頻度そのものがまれであるため，胃の充満度と誤嚥の発生頻度に関連があるという結論は今のところ出ていません[3,7]．

(2) 保護者への説明と同意

鎮静を実施する前に，保護者に対して，鎮静の目的，鎮静による利益とリスク，予想される合併症などについて説明し，理解と同意を得ることが必要です．

(3) 鎮静プラン

①鎮痛薬・鎮静薬の選択

実施する処置の内容によって，到達すべき鎮静の深度や必要となる鎮静の時間が異なります．そのため，鎮静薬の特性と照らし合わせながら，投与する薬剤の種類や投与経路などを選択します．鎮静の深さや薬剤の選択は，痛みの程度や処置でどれほどの動きが許容されるのか，そして患者の既往歴や状態によって決まります．

②人員の配置とモニター機器

鎮静を実施する際には，処置を実施する医師の他に2人以上の医療者（看護師を含む）が必要になります．1人は気道確保のスキルを有し，使用する薬剤に対する十分な知識を持った医師で，もう1人は記録係として処置中と処置後の患者の状態を監視し記録を行います．鎮静を実施するのであれば，心電図，血圧，酸素飽和度の生体情報モニターは最低限必要です．なお，小児の鎮静を実施する者は，Pediatric Advanced Life Support(PALS)などの蘇生スキルや気道管理スキルを身につけておくべきで，想定よりも深い鎮静度になってしまった場合に対処できなければなりません．

(4) 鎮静中の監視と記録

鎮静薬を投与する前からバイタルサインの記録を開始し，処置中は鎮静の度合いや呼吸パターンなども合わせて記録します．状況が落ち着いていても5分ごとの記録が望ましいと考えます．薬剤の投与量や投与時間，酸素投与量，鎮静に関わる有害事象（嘔吐，酸素飽和度の低下など）も記録します．

(5) 鎮静後の監視と帰宅基準

鎮静終了後も帰宅基準を満たすまでは監視を継続します．帰宅前には，気道・呼吸・循環に問題がないこと，飲水ができ，発達レベルに応じて座位保持や自力歩行が可能なこと

> 添付表10．家族への説明・指導に用いる文書の例
>
> 鎮静を受けられたお子様のご家族に
ご帰宅後の注意点
>
> 本日あなたのお子様は、MRIの検査を受けた際に検査を確実にかつスムーズに行うために眠くなる薬（鎮静薬）の投与を受けられました。検査中および検査後は、厳密な監視体制のもと全身状態に問題がないことが確認されており、かつ帰宅できる状態であると判断されました。一般的に今後鎮静薬の影響がでることはないと思われますが、極めてまれに24時間以降までふらつくなどの影響がみられることがあります。今後24時間は以下のことにご注意ください。
>
> 1）ご自宅に着かれるまでの間、特に呼吸の仕方を注意深く監視してください。チャイルドシートにのせられる場合は、特にご注意ください。
> 2）帰宅後そのまま眠ってしまわれるようであれば、できれば最低1回は2時間以内に起こし、問題のないこと（呼吸の仕方がおかしくないことや刺激を加えると短時間でも目を覚ますこと）を確認ください。
> 3）帰宅後嘔吐することがあるかもしれません。検査後に水分が摂れることは確認していますが、帰宅後すぐに固形物を与えることは避け、まず水がしっかりと飲めることを確認し、食事を開始してください。目安として通常の食事を再開するまで検査終了後最低2時間程度はお待ちください。
> 4）検査終了後8時間程度はひとりで入浴させないようにしてください。
> 5）検査終了後24時間は、以下のような運動を保護者の目の届かないところで行うことは避けてください。
>   * 水泳など危険を伴う運動
>   * 自転車やスケートボードなど手足を協調させて行う運動
> 6）呼吸の仕方がおかしい、起こしても全く反応しないで目を覚まさないなどの問題が発生したときには早急に救急車を呼んでください。
> 7）その他、帰宅後に何らかの疑問点、心配な点などがありましたら遠慮なく下記連絡先までご連絡ください。
>   TEL○○―○○○―○○○○
>
> 以上説明を受けました。
> 患者氏名　＿＿＿＿＿＿＿＿＿＿＿＿＿＿　日付　＿＿＿＿＿＿＿＿
> 保護者氏名　＿＿＿＿＿＿＿＿＿＿＿＿＿　本人との関係　＿＿＿＿
> 説明者　　　＿＿＿＿＿＿＿＿＿＿＿＿＿

表2

を確認して帰宅を許可します．

（6）帰宅時の説明

　帰宅時には保護者に帰宅後の注意点をまとめたプリントを保護者に手渡しながら説明

し，問題があればすぐにERへ連絡できるように連絡先も伝えておくと良いでしょう．日本小児科学会の「MRI検査時の鎮静に関する共同提言」の「添付表10．家族への説明・指導に用いる文書の例」が参考になります(表2)．

参考文献

1) Walco GA, Cassidy RC, Schechter NL：Pain, hurt, and harm. The ethics of pain control in infants and children. *N Engl J Med* 1994；**331**：541-544
2) Zempsky WT, Cravero JP：Relief of pain and anxiety in pediatric patients in emergency medical systems. *Pediatrics* 2004；**114**：1348-1356
3) Godwin SA, Burton JH, Gerardo CJ et al：Clinical policy：procedural sedation and analgesia in the emergency department. *Ann Emerg Med* 2014；**63**：247-258 e18
4) Core Content Task Force II：The model of the clinical practice of emergency medicine. *Acad Emerg Med* 2001；**8**：660-681
5) Hoffman GM, Nowakowski R, Troshynski TJ et al：Risk reduction in pediatric procedural sedation by application of an American Academy of Pediatrics/American Society of Anesthesiologists process model. *Pediatrics* 2002；**109**：236-243
6) Agrawal D, Manzi SF, Gupta R et al：Preprocedural fasting state and adverse events in children undergoing procedural sedation and analgesia in a pediatric emergency department. *Ann Emerg Med* 2003；**42**：636-646
7) Bhatt M, Currie GR, Auld MC et al：Current practice and tolerance for risk in performing procedural sedation and analgesia on children who have not met fasting guidelines：a Canadian survey using a stated preference discrete choice experiment. *Acad Emerg Med* 2010；**17**：1207-1215

MEMO

V. 手技

2 用手的気道確保，エアウェイ（経口，経鼻），静脈路確保，骨髄路確保

時田裕介 ［東京都立小児総合医療センター 救命救急科］
Yusuke Tokida

1. 用手的気道確保

Key Note
- 小児の解剖学的特徴を把握することでより効果的な気道確保が可能となる．

はじめに

　呼吸障害は小児における心停止の主要な原因です．実際，院内外を問わずCPRを必要とする乳児および小児の多くには，心肺不全へと進行する呼吸障害がみられます．小児においては呼吸器機能の臨床的悪化が急速に進行する場合があるため，いたずらに時間を費やすことなく介入をしましょう．

　気道管理を含めた呼吸管理は救命処置の第一歩です．ここでは，小児の解剖学的特徴を含めて，気管挿管に至る前の用手的気道確保について紹介します．

解剖・生理学的特徴

　子どもの気道は，さまざまな点で成人とは異なります（図1）．
①舌は口腔のスペースに対し相対的に大きい．
②喉頭は成人の位置（C4-5）に比べ，より高い位置（C3-4）にある．
③幼児の喉頭蓋は気管の長軸方向から角度がついている．
④声門は背側よりも腹側のほうがより低い位置に付着している．
⑤幼児の上気道は声門下が最も狭い．

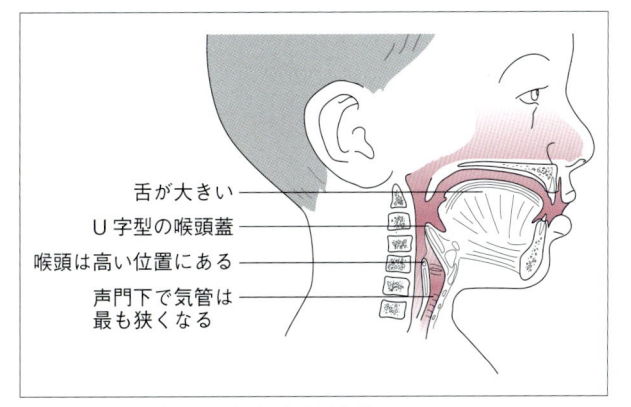

図1 小児の気道の解剖学的特徴

上述のごとく，小児では口腔内に占める舌の割合が大きいため，意識障害などで咽喉頭の筋緊張が低下し舌根が沈下すると，容易に気道閉塞が起こります．また，気道はより細く，支持組織がまだ発達していないため，粘液や血液，浮腫によっても容易に気道閉塞が起こります．

方法

頸部が過伸展にならない程度のスニッフィングポジションが適しています．

スニッフィングポジションにするには，小児を仰臥位にして，後頭部を後屈させたまま，外耳道の開口部の位置が肩の前面の位置と同じ高さか，それより前にくるように頸部を屈曲させます．気道が閉塞する可能性があるため，頸部の過伸展は避けなければなりません．

2歳を超える小児では，後頭部の下にパッドが必要になる場合があります．2歳以下の小児および乳児では，頸部の過剰な屈曲を防ぐために，肩または上半身の下にパッドが必要になる場合があります．このような過度の屈曲は，突出した後頭部を平らな表面に載せたときに起こり得ます（図2）．

気道確保後に行うこと

①胸の上がりと聴診所見，呼吸様式や呼吸数などの確認と評価を行います．
②呼吸状態の改善がない場合，経口・経鼻エアウェイや気管挿管の準備を速やかに行います．

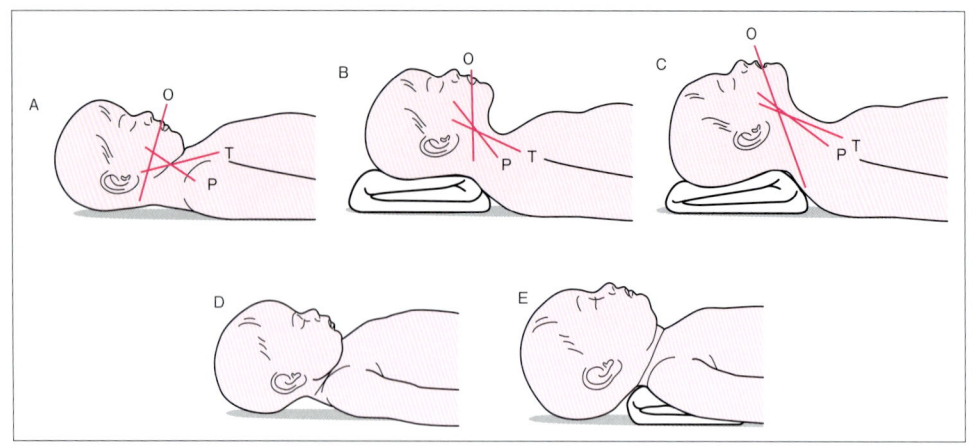

図2　気道確保体位
A：小児を水平に寝かせた状態では、口腔(O)軸、咽頭(P)軸、気管(T)軸が3つの異なる平面上を通過する。
B：後頭部の下にタオルを敷くと咽頭軸と気管軸が一致する。
C：環椎後頭関節を伸展させると口腔軸、咽頭軸、気管軸が一致する。
　適切な体位をとると、外耳道が肩より前方にくることに留意する。
D：頸部が屈曲した誤った体位。
E：乳児の正しい体位。外耳道が肩の前方に位置することに留意する。

2. エアウェイ(経口，経鼻)

> **Key Note**
> ● 経口，経鼻エアウェイでは，その適応と避けるべき症例の認識が大切である．

はじめに

　用手的気道確保の体位をとっても，呼吸状態の改善が不十分な場合，経口・経鼻エアウェイの使用が検討されます．

　ここでは，小児の解剖学的・生理学的特徴を含めて，エアウェイの適応や挿入方法，注意点などについて紹介します．

目的

　経口・経鼻エアウェイを挿入することで，エアウェイ先端が喉頭蓋よりやや頭側の後咽頭腔に位置し，後咽頭壁と舌根の間を開通させ，喉頭蓋を軽度前方部に挙上することにより，上気道閉塞を軽減します．また，バッグマスク換気を行う際に用手的気道確保では上気道の開通が難しい場合にも換気を容易にすることができます．さらには，口腔内や咽頭部の吸引も容易になります．

○経口エアウェイ

適応

　咳嗽反射がないか，弱く，意識のない患児の上気道閉塞が適応です（鎮静薬で一時的に舌根が落ちた場合などが良い適応です）．

避けるべき症例

　以下の場合などがあります．
①咳嗽反射や咽頭反射により，嘔吐や喉頭けいれんを起こして誤嚥のリスクがある場合．
②上気道異物がある場合．

方法

①経口エアウェイのサイズは口角から下顎角までが目安です．

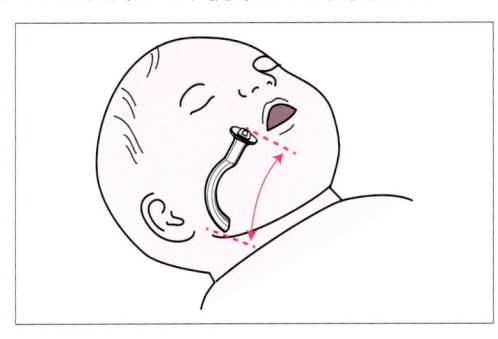

②舌圧子で舌をよけながら，エアウェイを挿入します．

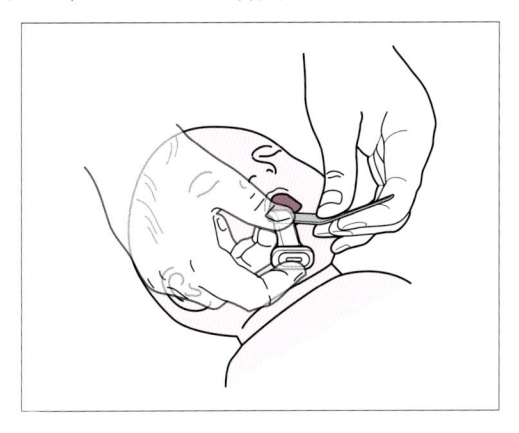

③マスク・バッグで換気して，エアウェイの有効性を確認します．

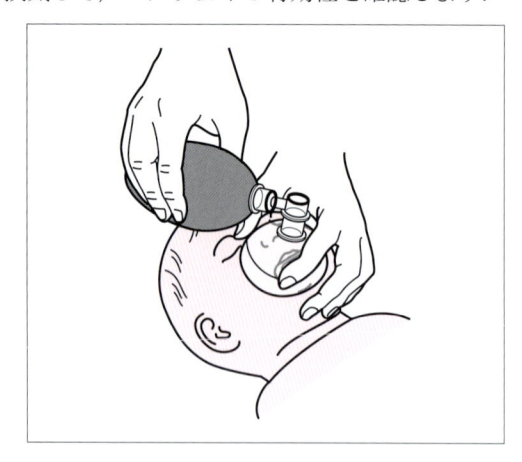

挿入後に行うこと
①胸の上がりや聴診所見，呼吸様式や呼吸数などから上気道閉塞が解除されたか確認し，より侵襲的な気道確保が必要か評価します．
②咳嗽反射が出現して意識レベルの回復を認めたときには速やかにエアウェイを抜去します．

○経鼻エアウェイ
適応
　経口エアウェイと異なり，意識のある患者にも使用することができます．また，開口障害や経口エアウェイが挿入困難な患児にも用いられます．

避けるべき症例
　以下の場合などがあります．
①出血傾向がある場合．
②頭蓋底骨折，髄液瘻が疑われる場合．
③鼻骨骨折が疑われる場合．
④高度のアデノイド肥大がある場合．
⑤上気道異物がある場合．

方法

①経鼻エアウェイのサイズは鼻孔から耳珠までが目安です．

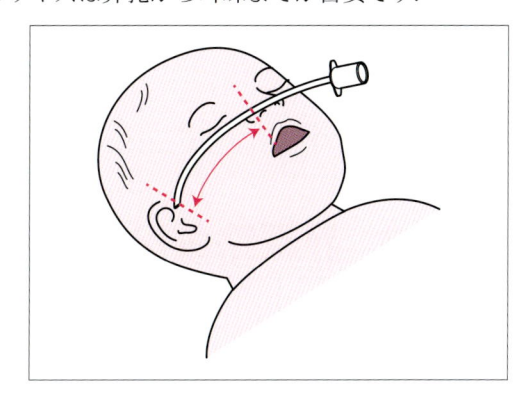

②潤滑ゼリーをつけ，挿入しながらチューブからの気流が最大となった位置で固定します．

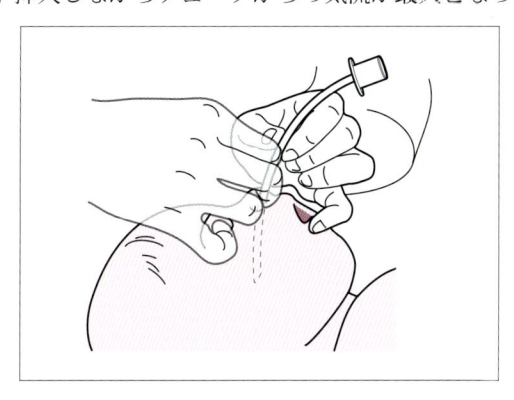

③死腔を減らすために，鼻孔から1cm残してチューブを切除します．

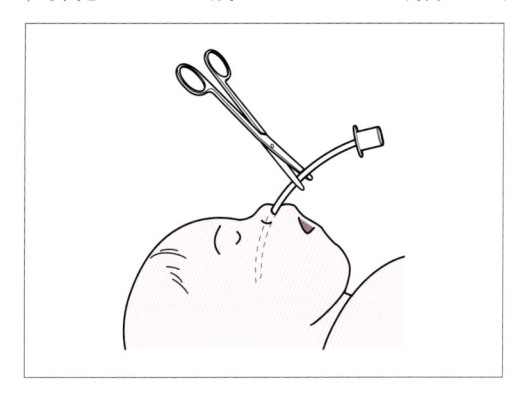

※チューブは気管チューブを代用することも可能で，その内径は挿管時のサイズ(4＋年齢/4 mm)より 0.5 mm 下げた内径のチューブを使用します．

挿入後に行うこと

経口エアウェイの項を参照．

注意点

　乳児では口呼吸が十分に確立されておらず，経鼻エアウェイと反対側に胃管などを留置した場合，患児は自然気道を失い，経鼻エアウェイの閉塞がそのまま窒息につながるため注意が必要です．

3. 静脈路確保

Key Note
- 静脈路確保のコツは，穿刺技術以上に血管と穿刺部位選択が成功へのポイントである．

はじめに

　小児の特徴として，成人と比較して静脈が未発達であり，静脈径が細く血管壁が薄いことが挙げられます．また，体脂肪量と細胞外液量が多く，1歳前後が最も体脂肪量が多い時期です．そのため，血管の走行を判断できず静脈路の確保に苦労することがあります．
　ここでは小児の解剖学的特徴と補助ライトの器械の紹介を含めて静脈路確保のコツについて紹介します．

血管と穿刺部位の選択（図3）

　成人では，挿入部位が下肢より上肢のほうが感染リスクは低く，手関節部や上腕より手背のほうが感染リスクは低いとされています．ただし，小児では末梢静脈留置カテーテル挿入部位と感染リスクについて，十分な臨床根拠がないため，米国小児科学会は手背，足背，頭皮を同等に推奨しています[4]．

① まずは，手背を第一選択とします．
② 静脈の走行が確認できない場合，触診により血管を探します．この際，駆血圧をやや高めると良いです．手関節の橈側皮静脈，足関節の大伏在静脈は概ね一定の位置に存在し，触知可能であることが多いです．
③ 上述でも血管走行の確認が困難な場合，赤色LEDライトを用いて血管走行を確認する方法があります（図4）．この他にも，静脈可視化装置にStat Vein® やVein Viewer® などがあります．

静脈穿刺

① 穿刺部位の皮膚を伸展させ，血管が逃げないように穿刺面を作ります．

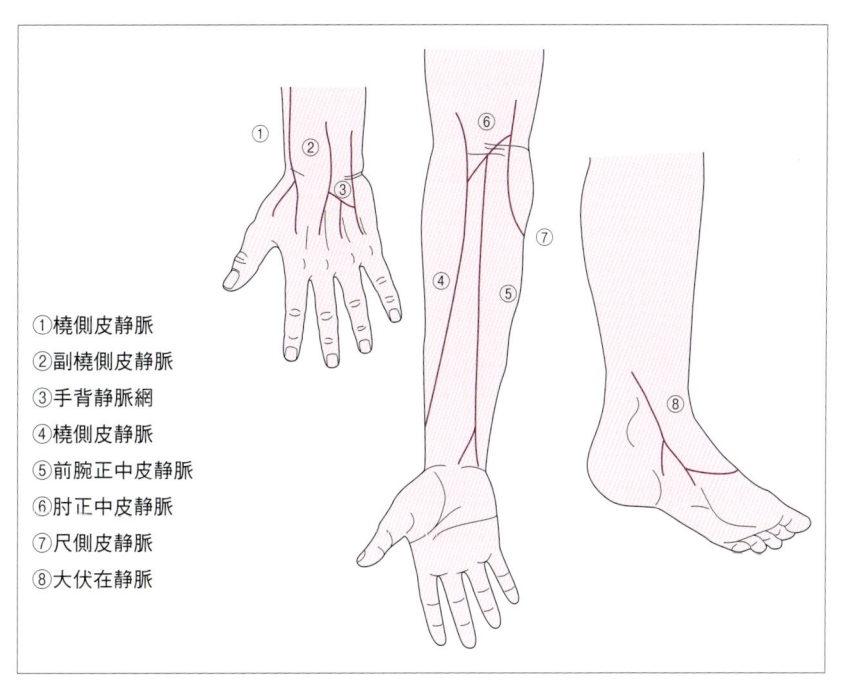

①橈側皮静脈
②副橈側皮静脈
③手背静脈網
④橈側皮静脈
⑤前腕正中皮静脈
⑥肘正中皮静脈
⑦尺側皮静脈
⑧大伏在静脈

図3　末梢静脈の一般的な走行

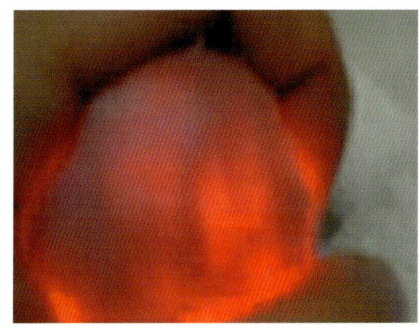

図4　赤色LEDライトで血管を透見させた様子

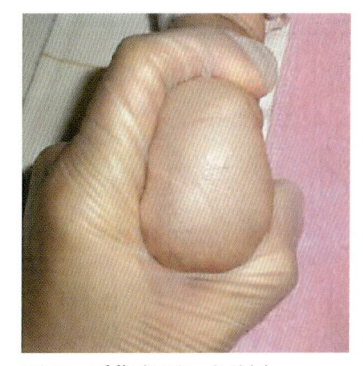

図5　手指を用いた駆血
術者は第1, 2指を広げて患児の手背の皮膚を緊張させます．第2, 3指で患児の手首を挟み駆血します．

　この際，乳幼児の場合，術者の手指を用いて駆血することも可能です（図5）．
②静脈の深度に合わせて穿刺角を調整します．
③逆血を確認できたら，留置カテーテルを皮膚と平行に寝かせ，さらに数mm先進させます．
　※内筒と外筒の先端には差（lie distance）があることを理解する必要があります．
④内筒を抜きつつ外筒を挿入します．

固定

①体動，関節運動により留置カテーテルが動かないように固定します．手背にカテーテルを留置する場合，手関節の固定が必要になります．固定にはシーネを使用します．
②固定による末梢の循環障害がないことを確認できるよう，手指先端が見えるように固定します．

4. 骨髄路確保

Key Note
- 骨髄路確保に適した部位の理解と各種骨髄針の使い方の理解が大切である．

はじめに

　骨髄路確保(骨髄針挿入)は，緊急時に輸液や薬剤を投与するための血管を迅速に確保できる比較的簡単で効果的な方法です．これによって，虚脱しない骨髄内静脈叢への経路が確保され，蘇生時に使用する薬剤，輸液および輸血のために迅速かつ安全で信頼できる経路として使用できます．骨髄路はあらゆる年齢の小児で確保可能で，投与された輸液や薬剤は，数秒以内に中心静脈に到達します．

　ここでは国内で採用されている骨髄針の紹介を含めて，骨髄路確保の適応と方法について紹介します．

適応

　心肺停止やショックの小児で容易に末梢静脈路を確保できない場合です．

骨髄針の種類

　用手式骨髄針としてイリノイ針®とクック針®，半自動(バネ式)骨髄針としてBone Injection Gun®があります．他にも電動式(ドリル式)骨髄針としてEZ-IO®があります．

骨髄路の部位(図6)

　脛骨近位前内側面，脛骨遠位内側面，大腿骨遠位内顆，上前腸骨棘などです．
　脛骨近位前内側面は穿刺部位の皮膚が薄く骨の目標指標も触知しやすいです．蘇生に関わる処置部位から遠いこともあり，穿刺の第一選択になります．

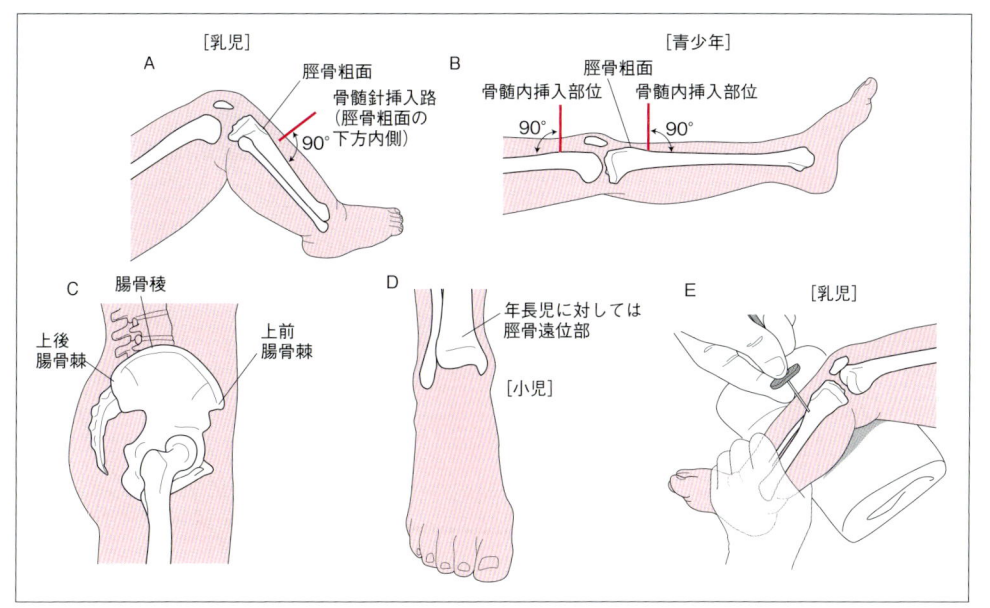

図6 骨髄内挿入位置

禁忌

以下のものがあります．
①穿刺部位の近辺に骨折，挫滅損傷がある場合．
②骨形成不全症など骨がもろい状態の場合．
③以前に同じ骨への穿刺が試みられていた場合．
④確保部位を覆う組織に感染がみられる場合．

方法[2]（脛骨近位端の場合）（図7，8）

①伸展位の下肢をわずかに外旋させ，膝関節のすぐ下（膝関節の約1～3cm下）にある脛骨粗面を確認します．このとき，患者の脚の裏側に手を置かないようにします．
②消毒をしたうえで，脛骨の内側前面の皮膚から，脛骨に対して垂直に針を挿入します．これにより，成長板の損傷を防ぐことができます．
③急に抵抗が軽減するまで皮質骨から針を挿入します．針が正しく挿入されていれば，支えがなくても挿入された骨髄針は容易に立ちます．
④内筒を取り外し，シリンジを取り付けます．
⑤骨髄液をシリンジに吸引することで，正しく挿入されているかを確認します．
⑥少量の生理食塩液を注入します．注入は容易なはずです．挿入部位や挿入部位の反対側が腫れていないか確認します（深く挿入しすぎて，針が皮質骨を貫通していると皮下に漏れた生理食塩液により腫れが発生します）．
⑦フランジ（支柱のつば）の上からテープを貼り，針を固定します．
⑧チューブが引っ張られて針がずれるのを防ぐため，点滴ラインを皮膚に貼ります．

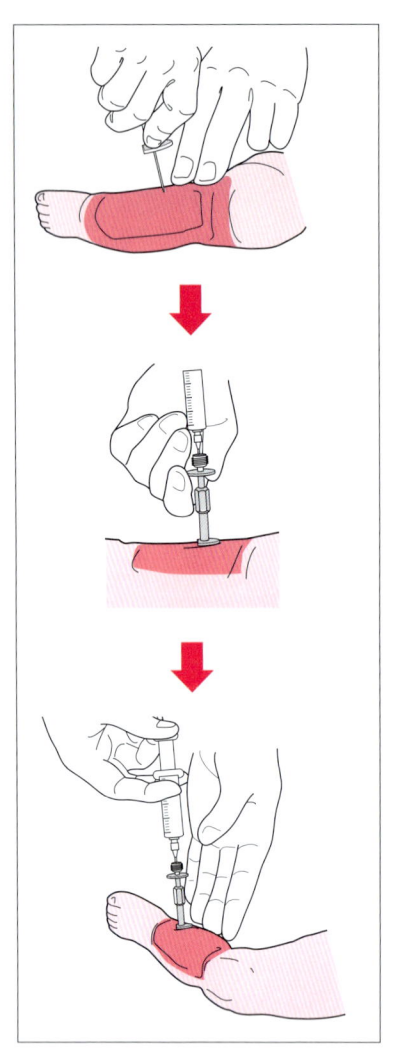

図7 用手式骨髄針

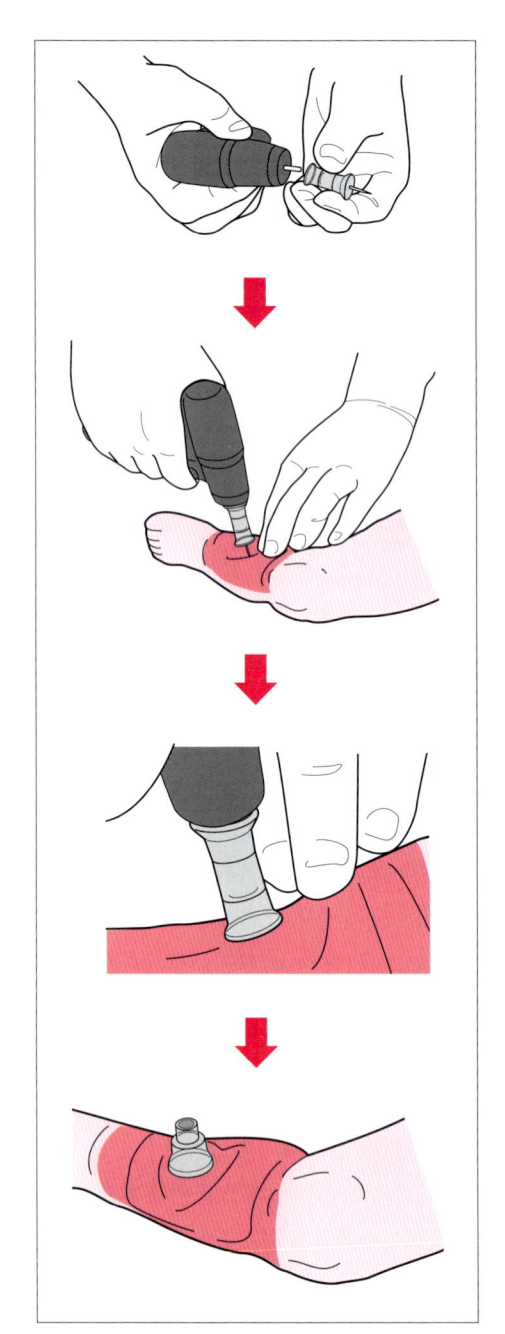

図8 電動式骨髄針

⑨静脈内投与できる薬剤は骨髄内投与できます．

合併症

　ずれた針から投与された結果，皮下に漏出した輸液や薬物は重度の合併症（組織壊死，骨髄炎，コンパートメント症候群など）を引き起こす可能性があります．

骨髄針挿入後

　骨髄針の使用は，短時間（通常，24時間未満）を想定しています．そのため長時間の輸液路が必要とされる場合，末梢血管への切り替えが望まれます．

参考文献

1) 救急救命スタッフのための小児 ITLS 第 2 版．メディカ出版，大阪，2011
2) PALS プロバイダーマニュアル AHA ガイドライン 2010 準拠．シナジー，東京，2013
3) 公益社団法人日本小児科学会・日本小児救急医学会監修：小児救急医療の理論と実践．編集室なるにあ，東京，2013
4) O'Grady NP, Alexander M, Burns LA et al：Guidelines for the prevention of intravascular catheter-related infections. *Clin Infect Dis* 2011；**52**：e162-e193
5) 特集 疑問解決 小児の診かた．小児内科 2011 増刊号；**43**：175
6) クローズアップ 図説 最新の小児科処置．小児内科 2013；**45**：633

V. 手技

3 縫合処置
小児の創傷へのアプローチ

野村　理 ［東京都立小児総合医療センター　救命救急科］
Osamu Nomura

> **Key Note**
> - History! History! History!（詳細な病歴聴取を）
> - 縫合方法の特徴を理解し，技術を磨こう．
> - 縫合ではない閉創方法の長所・短所を理解しよう．

はじめに

　筆者の後頭部には小学校1年生のときにできた傷があります．家族で久しぶりの外食に出かけ，夕方の雨で濡れたタイルで足を滑らせ後頭部に挫創を負いました．小児科医の母は青ざめた顔をし，産婦人科医の父は縫ったほうが良いと言いながらも道具がない，日曜日の夜で救急もやってないだろうから圧迫して様子を見ようということになりました．幸い翌日には止血は得られましたが，数日経って大きな痂皮ができ周囲に強い痒みが生じました．およそ2週間後その痂皮が取れると大きな傷ができていました．その後二十数年，床屋に行くたびに「後頭部に傷がありますので・・・」と伝えています．さて，私が受けた診療はどうだったのでしょうか．

1. 小児の創傷

　北米からの報告では創傷は小児外傷の30〜40％を占め，感染や重度の瘢痕などの合併症が10％弱あるとされています[1]．子どもは苦手とする救急医もいらっしゃるでしょうが，基本的原則は成人への縫合と同様であり，成人と小児の創傷管理上の相違点を予め整理できていれば臆することなく，むしろ楽しく診療ができると思います．

　小児の外傷の受傷機転には年齢に応じたパターンがあり，重心が頭側にある乳幼児期に

は転倒に伴う家具やコンクリートによる頭部・顔面の創傷が主体となります．学童期に近づくと転倒の際に手をつくようになり手の外傷が増えます．小学生以上になるとスポーツ関連外傷，自転車外傷による下肢の外傷もみられるようになり，思春期前後では喧嘩などによる外傷も増え，成人の外傷パターンに近づきます．

ER での創傷診療において，詳細な小児の発達段階に関する知識は必要ありませんが，年齢ごとの典型例を理解することは，不自然な外傷，すなわち虐待や内因性疾患の内在への気づきに威力を発揮します．

2. 小児外傷への体系的アプローチ

原則は成人に対する外傷診療と同様であり，創傷のみに注目するのではなくバイタルサインを含めた ABCDE アプローチを全例に実施し，気道・呼吸・循環に問題がないことを確認した後に詳細な病歴聴取，身体診察，創の評価，縫合処置に入ります[2]．

3. 病歴聴取

すべての小児外傷において不適切な養育・虐待の可能性について評価すべきです．したがって，時間の許す限り受傷機転を含めた詳細な病歴を聴取します．目撃者が 1 人のみの場合には，目撃者（保護者）の推察が織り込まれた受傷機転が語られるように思います．推察ではなく，事実に基づいた病歴聴取と診療録記載が重要であり，筆者は「小説のような描写」を心がけています．例えば，深夜 2 時に 10 カ月男児が前額部挫創で受診しました．最近つかまり立ちをするようになったそうです．予診表には「眼を離した瞬間に滑って転んで額に怪我をした」と書いています．

目撃者の母親から事実のみを聴取をすると，「受傷は 17 時前後，当時自宅には母と児のみで，母はキッチンで調理をし，児はリビングの中央で玩具で遊んでいた．ドンという音を聞いて見るとフローリングに腹臥位で泣いており，額に縦に 2 cm 弱の傷があった．周囲に家具等はなかった．自宅にあったガーゼで傷を押さえて様子を見ていたが心配になり受診しようと思った」これが母が語った「事実」ということになります．ここまで聴取してようやく，"夕方に受傷して深夜に受診していること"，"一人では立てない 10 カ月乳児が周囲に何もない状況で頭部挫創を受傷すること"，が妥当かどうか考察することが可能となります．

○ワクチン

三種混合（DPT）もしくは四種混合（DPT-IPV）ワクチンの接種歴の確認は重要です．1 歳以降の 1 期追加（4 回目）と 11 歳以降の二種混合（DT）が実施されていないことがあるため，

部位	日数
頭皮	6〜8
顔面	3〜5
耳	4〜5
胸腹部	8〜10
背部	12〜14
腕/下肢	8〜12
手	8〜10
指	10〜12
足	12〜14

(参考文献 4) より引用改変)
表1 部位別の抜糸までの日数

母子手帳を用いて確実にワクチン歴を聴取します．母子手帳を持参してない場合には，縫合処置中に自宅に連絡をとってもらうのも良いでしょう．

○既往

成人よりも外傷による出血や感染のリスクは少ないですが，血友病や血小板減少症などの血液疾患，先天性心疾患や川崎病に対するアスピリンの内服に伴う易出血性，免疫不全症・糖尿病・腎疾患や自己免疫性疾患に対する免疫抑制剤や長期ステロイドの全身投与による易感染性，チアノーゼ性心疾患や慢性肺疾患などの低酸素血症が予測される既往は創傷治癒の予後に影響を与えるため，AMPLE history は必須となります[1]．

4. 創の評価と記録

創の①部位，②深さと範囲，③異物の有無，④合併損傷(骨，血管，神経，腱・筋)の有無を全例に対し評価し，診療録に記載します[2]．

①創傷の部位により，感染のリスク，治癒過程に違いが生じます．血流の豊富な顔面や頭皮は感染のリスクは少なく抜糸までの期間も短くなります．一方，下腿は血流が乏しく感染のリスクが高くなり抜糸までの期間は長くなります．

②皮膚の解剖に基づき，表皮・真皮・皮下組織・筋膜・筋層の構造のうち深度がいずれかなのかを評価します(図1)．皮下組織まで達する創であれば，真皮縫合を必要とし，筋膜損傷があれば筋膜縫合を行います．

③異物の残存は感染，慢性疼痛，色素沈着などをもたらし，さまざまなトラブルの原因

図1　皮膚の解剖
（参考文献2）より引用）

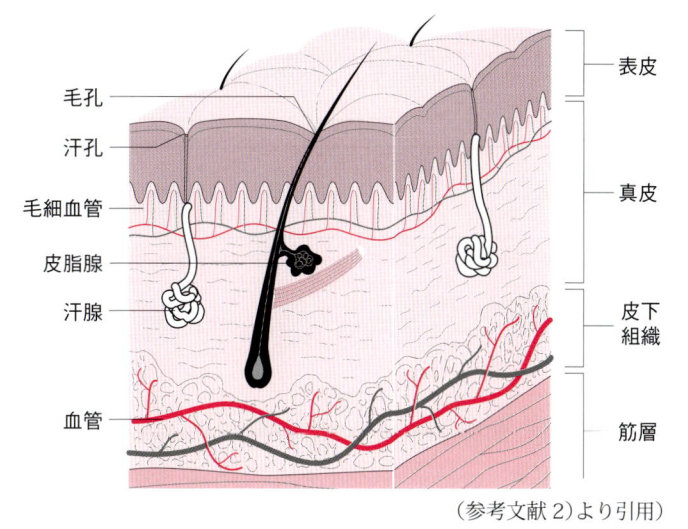

となりえます．詳細な病歴聴取をして異物混入の可能性を評価することが第一歩となります．0.5 mm 以上のガラス片のほとんどは X 線写真で評価可能ですが，木片などの有機物は評価不可能であり，その場合には超音波検査が有効です．

④骨折が疑われる場合には X 線写真での開放骨折の評価を要します．創傷周辺の血流を皮膚色と capillary refilling time とで評価します．神経・筋・腱損傷については外傷直後の小児では診察は困難なことも少なくありません．Pinprick test は有用であり感覚異常がない場合には運動にも異常がないことが一般的です．手指の腱損傷の評価も容易ではありませんが，2～3 歳になると「グー」，「チョキ」，「パー」，「OK サイン」の真似をできるようになるため，これらでの評価をトライしてみる価値はあります．乳幼児はさらに難しくなりますが，手指の自然肢位はやや屈曲位を取るため，屈筋腱損傷があれば損傷のある 1 指のみ伸展位を取ります．伸筋腱損傷では痛みなどの不快な刺激を加えた際に指の伸展が不十分となります[1]．

○止血

ほとんどの創は圧迫止血のみで対応可能です．乳幼児は強く圧迫するとその痛みで啼泣し，さらに出血してしまいます．まずは出血点をよく確認し，出血部位のみをピンポイントで愛護的に一定の時間を圧迫します．啼泣が激しいときは保護者と手をつないでもらう，抱っこしてもらうなど工夫すると良いでしょう．

○処置

golden period 以内の縫合，一次治癒を原則とします．一般に 6～8 時間が golden period

素材	生体内変化	形状	製品例
合成	非吸収	モノフィラメント	プローリン®
		ブレイド	タイクロン®
	吸収	モノフィラメント	PDSⅡ®
		ブレイド	バイクリル®
天然	非吸収	ブレイド	サージカルシルク®

表2　縫合糸の種類

であり，血流の豊富な頭皮，顔面のみ24時間以内とされています．小児の場合，頭部・顔面の外傷が多いこともあり，golden periodを超えた創を診療することはまずありません．仮に，自分の縫合技術に自信が持てない，患者家族が専門医による縫合を切望しているなどの場合には閉創用テープで一時的に創を寄せる，もしくは軟膏や湿らせたガーゼで創を湿潤に保ち，golden period以内に専門医に紹介するという方法もありえはします．

洗浄には消毒薬ではなく生理的食塩水や水道水による積極的な洗浄が推奨されるということは成人と同様です．縫合する際の手袋においても滅菌製品と非滅菌製品で感染率に差がないことが示されています[3]．

○縫合糸の種類（表2，表3）

縫合糸の種類は，①合成か天然か，②吸収性か非吸収性か，③モノフィラメントかブレイド（編み糸）か，の3要素で分類されます．創傷治癒は感染との戦いであり合成糸での縫合が基本です．吸収糸は深部縫合や粘膜部の縫合に用いられます．表皮の縫合にも吸収糸を用いることの有効性を示す報告も多くありますが，現時点では非吸収糸を用いることが一般的です．モノフィラメントは感染率が低いことが特徴ですが，ブレイドのほうが張度に富み結節がほどけにくいという長所もあり，いずれかを創の状態に応じて選択します[2]．糸の太さは表3のように部位別に定められ，四肢などの緊張の強い部位は太い糸，顔面などの整容面が重要な部位は細い糸を使用します[4]．

○縫合法

（1）単結節縫合

器械結びによる単結節縫合は習熟すべき基本的な手技です．ポイントは針の刺入の角度です．針を垂直に刺入することで死腔を作らず，各層を正しく合わせることができるとともに創縁を外反させることができます．持針部の先端付近に人差し指を添えることで，針と表皮との角度を垂直にすることができます（図2）．時折見かける，表皮に針を斜めに刺入し表皮付近のみを合わせる縫合では死腔を作り，さらに皮膚の異なる層を合わせることになります．また創縁が内反するため皮膚が陥没し傷痕を残す結果となります（図3）．縫

部位	真皮縫合	表皮縫合
頭皮	4-0 吸収糸	5-0 非吸収糸(青色)・ステイプラー
顔面	5-0 吸収糸	6-0 非吸収糸・皮膚接着剤・創閉鎖テープ
耳	—	6-0 非吸収糸
口唇	5-0 吸収糸	6-0 非吸収糸(白唇)・6-0 吸収糸(赤唇)
口腔内	—	4-0 吸収糸
舌	—	4-0 吸収糸
眼瞼	—	6-0 非吸収糸
首	5-0 吸収糸	5-0 非吸収糸
体幹/上肢	4-0 吸収糸	4-0 非吸収糸
手	—	5-0 非吸収糸
下肢	3-0 吸収糸	4-0 非吸収糸・ステイプラー
足	—	5-0 非吸収糸
陰茎	—	5-0 非吸収糸
外陰部	—	5-0 吸収糸

表3 縫合部位と縫合糸　　　　　　　　（参考文献4）より引用改変）

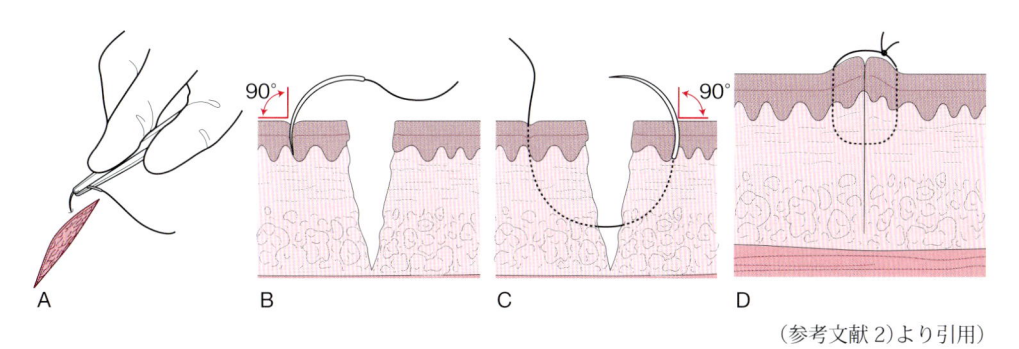

図2　単結節縫合　　　　　　　　　　　　　　　　　　（参考文献2)より引用）

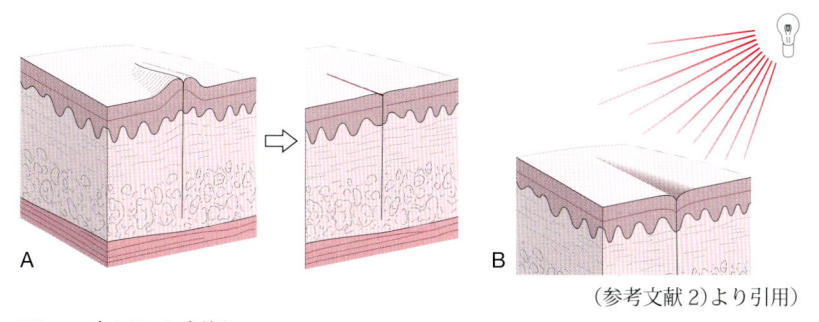

図3　内反した創縁　　　　　　　　　　　　　　　　　（参考文献2)より引用）

A　　　　B　　　　C　　　　D　　　　E

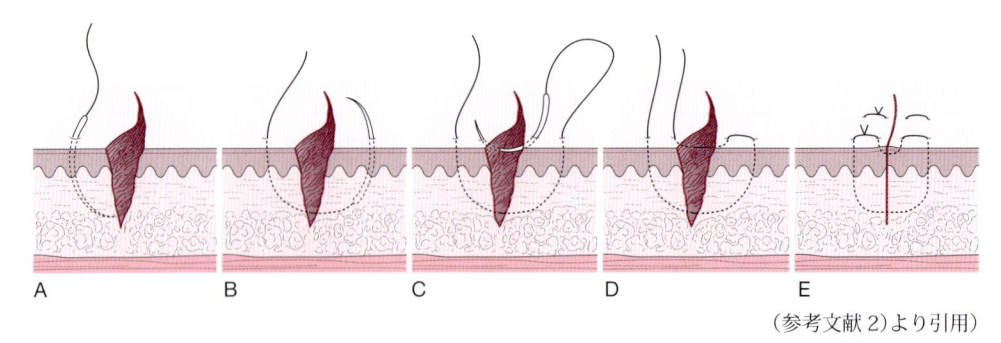

（参考文献2）より引用

図4　垂直マットレス

合結節はより血流の良いと思われる創縁側に揃えるのが一般的です．
　創傷は治癒過程で浮腫が生じるため，強く糸を結びすぎると血流の低下による治癒遅延やsuture mark（縫合糸による圧迫痕）を残します．<u>小児は軟部組織の水分に富むため浮腫が生じやすいことや，顔面外傷が多いことを鑑みて創縁が合う程度にやや緩めに縫合するのが良いでしょう．</u>

（2）垂直マットレス

　深い創に対して死腔を作ることなく創縁を外反させることができます．緊張が強くかかる部位となる関節部や四肢などの縫合にも適します．瘢痕が残りやすいため顔面には適しません．運針は図4のように2段階に分けて行います．1段階目はバイト（縫幅）を広く取る単結節縫合の運針のように，創縁から1cm程度離れたところから針を垂直に深く刺入し，組織を正方形に拾うイメージで反対側から針を出します．2段階目として，その側と同じ創縁から1～2mm程度離れた表皮に再度針を刺入し，反対側から糸を出して創縁を外反させて糸を結びます（図4）．

（3）深部縫合（真皮縫合・皮下縫合）

　創が深い場合，創縁にかかる緊張が強い場合に吸収糸を用いて深部縫合を行います．吸収糸は2カ月～6カ月程度で吸収されますが，その期間は皮下に異物を残すことになりますので，入念な止血と洗浄が前提となります．処置時間が長くなりますので，児が長時間安静を保持できるかも重要な要素となります．図5のように針を①深層から刺入し浅層から出し，②次いで浅層に刺入し深層に出します．この際に，①の刺入側と同側から②の針を出すことが必要で，これにより結節を深部に作ることができます．正しくない方法では結節が皮下に生じて違和感を生じさせたり，創から結節が出てくるなどトラブルの原因となります．

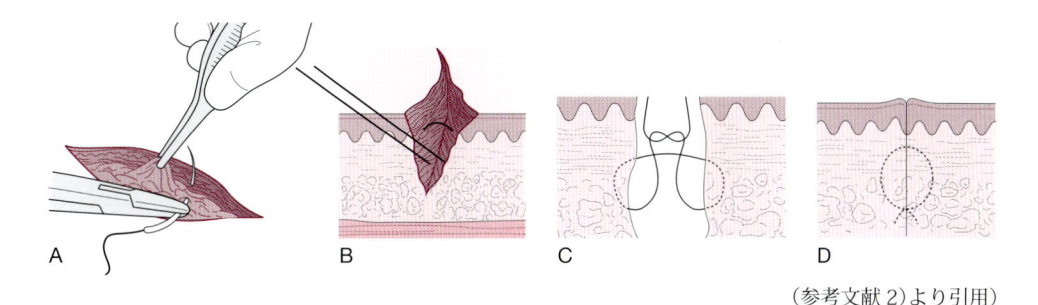

図5 真皮縫合

(参考文献2)より引用)

○上手く縫合するコツ

上手く縫合できない理由は，①患者が動いている，②術者が動いている，③縫合に技術を要する創である，の3点に集約されます．①に関しては本書「子どもの鎮痛・鎮静について」の稿を参照してください．意外に多いのは②です．外科医の手術風景を思い起こすと術者が常に良い姿勢を保持しているのに気づかされます．創と術者の手の位置，目の高さの3つの距離・位置関係は一定にあることがコツだと思っています．これは末梢・中心静脈路確保や気管挿管などすべての手技に共通です．手技をしているうちに前屈みになり，操作している1点にのみ集中してしまい，当初の縫合のイメージと実際とが解離してくることがあります．上手く縫合できていないと感じたら，患者台の高さ，術者の椅子の高さ・姿勢，照明などを再確認すると良いでしょう．③に関しては一朝一夕には解決できませんが，自分の技術を超えた創傷に関しては上級医や専門科へのコンサルトを躊躇してはいけません．一方，そういった経験があった場合には上級医に指導を求める，文献を読むなどしてその症例をしっかり振り返ることで臨床医として成長できるようにも思います．特殊な部位の創傷，特殊な形状の創に対しては，一定のアプローチがありますので成書による自己研鑽が大切となります[2,4]．

○縫わない創閉鎖法(表4)

(1) 皮膚表面接着剤

ダーマボンド®(2-オクチルシアノアクリレート)を代表とする皮膚表面接着剤は，創の整容的予後において縫合と差がないのに加えて，処置による疼痛がない，処置に要する時間が短い，抜糸が不要という優位性を持ちます．しかしながら，創の支持力は弱いため創離解が縫合に比して生じやすいという欠点がコクランレビューで示されています[5]．そのため真皮縫合を要する深い創，緊張の強い創には適しません．創部の安静が保持されない可能性がある症例，例えば顔を引っ掻く癖がある乳幼児の顔面の創にも適しません．関節部に使用する際には固定を要するとされますが，固定するくらいなら縫合するのが実際的かもしれません．粘膜への使用や流入は粘膜損傷をもたらすため，眼や口周囲に使用する際には，流入を防ぐ姿勢に児をしっかり固定する，創周囲にワセリンを塗布し「土手」を作るなど工夫をします．塗布の際には接着剤の創内への流入は創傷治癒を遅延させるため，

	縫合	ステイプラー	閉創用テープ	皮膚表面接着剤
支持力	強い	強い	弱い	中程度
耐水性	あり	あり	治癒するまで濡らさない	処置後24時間は濡らさない
処置による疼痛	あり	あり	なし	なし
処置時間	長い	短い	短い	短い
フォローアップ	必要	必要	必要	不要
適しない部位	なし	顔面・手	濡れる場所	粘膜部・関節部
適しない創	なし	なし	汚染創・出血の多い創	汚染創・出血の多い創

表4 閉創方法の特徴

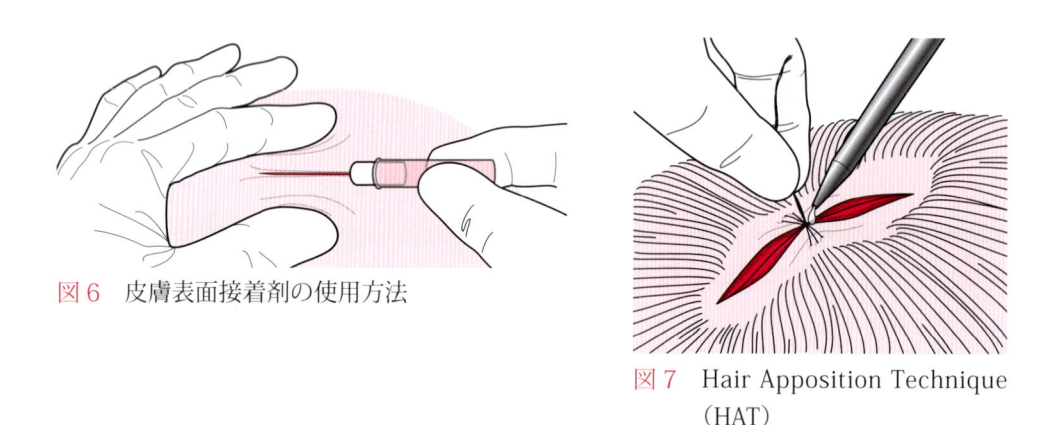

図6 皮膚表面接着剤の使用方法

図7 Hair Apposition Technique (HAT)

手や鑷子で創縁をしっかり寄せた状態で接着剤を塗布し，塗布後も30秒から60秒程度把持するのがコツです(図6)．塗布は30秒程度の間隔をあけて複数回行います．フォローアップは不要ですが，閉創後24時間程度は水で濡らさないこと，その後は愛護的な洗浄が可能であること，創離解のリスクがあり，離解が生じた際には受診すること，離解がなければ1週間前後で接着剤が自然脱落し，それ以降は半年程度遮光テープなどで日焼予防を行うことを指導します[6]．

(2) Hair Apposition Technique(HAT)

頭皮の創傷に対して，創縁を寄り合わせるように毛髪を結い，毛髪の結い目を皮膚接着剤にて固定するHair Apposition Technique(HAT)という方法があります(図7)．本邦で利用可能な製品の添付文書には，頭皮への使用を禁忌と定めているため，臨床応用に関しては慎重な議論が必要となりますが，縫合と治療成績に差がなく局所麻酔や縫合が不要，フォローアップも必要ないことから頭部挫創の多い小児では有効な方法であることは知っておいて損はないでしょう[7]．

(3) 閉創用テープ

Steri-Strip™ が最も用いられます．疼痛がない，抜糸の必要がないという利点があります．欠点として，その他の方法に比して支持力が弱いため，表層，緊張の少ない，創縁が不整ではない創が適応となります．濡れると容易に剝がれる，出血や滲出液を有する創，汗をかきやすい部位には向きません．前額部などに使用することが多いと思われますが，洗顔が十分にできず創周囲が不衛生になってしまうことや，幼児は自分でドレッシングごとテープを剝がしてしまうことなどもあり，使用に際しては保護者にその不確実性について十分な説明が必要です．したがって，筆者自身は表皮のみの小さな裂創に限定して使用しています[6]．

(4) スキンステイプラー

頭皮など美容的に問題となりにくい部位の緊張の少ない直線的な創が良い適応となります．顔面や手には推奨されません．縫合と比べて治癒率や感染率に差がなく，処置に要する時間も短いという利点があります．頭皮が良い適応となりますが，後頭部や側頭部は睡眠中に枕に接した際の疼痛により睡眠が妨げられる可能性があり，実際的には頭頂部付近の創に限られると思われます．後頭部や側頭部の創に対しては，青色 4-0 ナイロンなどで縫合し，抜糸を容易にするため一方の糸を長めに残すのが良いでしょう．

おわりに

本稿では小児の縫合について概説しました．小児の創傷は ER 型救急の 1 つのトピックになると思っています．これまで本邦で行われてきた救急医療は，病院前段階で重症度（1次・2次・3次）と臓器・年齢（消化器内科・脳外科・小児科など）の 2 軸で患者を分類し受診施設を選定するものです．小児の創傷はそれらカテゴリーのいずれにも分類できません．子どもたちはその「はざま」から泣き声で助けを求めていたのかもしれません．これまでは，彷徨える子どもたちを小児もしくは創傷を専門としない医師が「善意」にも近いプロフェッショナリズムで診療し，保護者は必死にそういった医師や施設を探し，両者の偶然的な巡り会いで小児の創傷診療が成立していたものと推察されます．巡り会えなかった子どもは体に傷を残し大人になっているのでしょう．筆者が怪我をした頃から四半世紀が経ち，傷病名や年齢に関わらず，すべての患者を受け入れるいわゆる北米型 ER が認知されるようになりました．傷を負った子どもたちが，ER で質の高い創傷診療を受け，大きな傷を残さず大人になっていくというわれわれの夢が叶うのはそう遠くはないと信じています．

参考文献

1) Selbst et al：Chapter106. Minor Trauma-lacerations. Fleisher et al：Textbook of Pediatric Emergency Medicine, 6th edition. Lippincott Williams & Wilkins, 2010, pp.1256-1270

2) 北原　浩 編：ERの創傷―エビデンスと経験に基づくプラクティス．シービーアール，東京，2012
3) Perelman VS, Francis GJ, Rutledge T et al：Sterile versus nonsterile gloves for repair of uncomplicated lacerations in the emergency department：a randomized controlled trial. *Ann Emerg Med* 2004；**43**：362-370
4) Alexander T. Trott MD：Wounds and Lacerations：Emergency Care and Closure 4th edition. Saunders, 2012
5) Farion K, Osmond MH, Hartling L et al：Tissue adhesives for traumatic lacerations in children and adults. *Cochrane Database Syst Rev* 2002；(**3**)：CD003326
6) Lloyd JD, Marque MJ 3rd, Kacprowicz RF：Closure techniques. *Emerg Med Clin North Am* 2007；**25**：73-81
7) Hock MO, Ooi SB, Saw SM et al：A randomized controlled trial comparing the hair apposition technique with tissue glue to standard suturing in scalp lacerations(HAT study). *Ann Emerg Med* 2002；**40**：19-26

MEMO

V. 手技

4 整復(肘内障,鼠径ヘルニア嵌頓,包茎嵌頓)
整復できるかできないかはあなた次第

光銭大裕 [東京都立小児総合医療センター 救命救急科]
Daiyu Kohsen

> **Key Note**
> - 肘内障は受傷機転の聴取,整復時のクリック音が大事.
> - 鼠径ヘルニアは焦らず,じっくりがコツ.
> - 包茎嵌頓はキシロカインゼリーの使用がポイント.

はじめに

　本稿では,外来でER医が行うことの多い「小児で多い整復」のしかたとポイントについて述べます.エビデンスがあるものばかりではありませんが,一度お試しいただければと思い記載させていただきました.

1. 肘内障

　肘内障は,1〜4歳の子どもに多くみられます.腕を引っ張った後に腕を動かさないという病歴が多いですが,引っ張るような病歴がないことや,転倒した後から腕を動かさないなど骨折を疑う病歴のこともあります.その場合も,受傷機転を確認すると骨折するようなエネルギーの事故ではないことが多いです.昼寝中に寝返りした後からなどの病歴もあります.

　主訴として「腕を動かさない」というのが多いですが,実は上腕骨顆上骨折,鎖骨骨折だったということもあるため,患児を音の鳴るおもちゃなどで気を引き,鎖骨〜手まで触診します.圧痛がないか,腫脹がないかをよく診察することが大事です.腫脹があればまずそれは肘内障ではありません.また,肘内障の場合は通常肘関節は伸展位をとり(肘を曲げることができないため),軽度回内位で受診します.もし受診時に肘を曲げ,健側で患肢

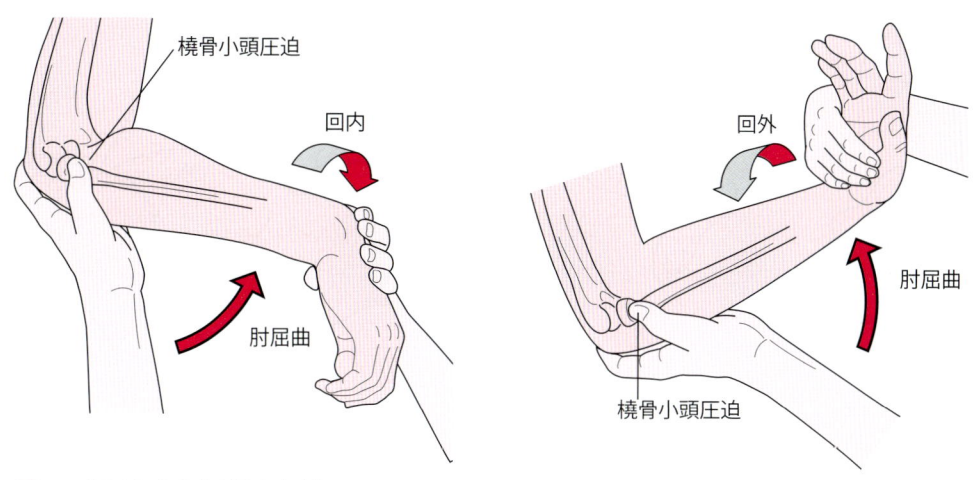

図1 （文献4)より引用改変）　　　　　図2 （文献4)より引用改変）

を支えるようにしていたら，これもまず肘内障ではありません．なお，鎖骨骨折は見逃しやすいので要注意です．整復は回外屈曲法よりも過回内法が整復の成功率が高いと言われています[1~3]．

〈整復のしかた〉

　右肘内障の患者と仮定します．術者の左手母指を橈骨小頭に置き，前腕を回内させます（図1）．クリック音を左手母指で感じれば，整復成功です．いけるところまで回内させないと整復できないこともあります（過回内法とも言われます）．これで入らなければ，回外屈曲法も試します（図2）．

　上記は一連の動作で可能です．コツは痛がるからといってこわごわとするのではなく，一気にしっかりと整復操作をすることです．クリック音が感じられない場合は，整復できていないと考えます．整復後，泣いて動かさないこともあるので，待合室などで，腕を普段どおり動かすかどうかを30分程度みてもらいます．クリックがなかなか感じられない，自信がもてない状況で，なかなか動かし出さないようであれば，肘内障ではない可能性も想定し，再度診察を繰り返す，疼痛部位のX線撮影を行うなどが必要です．

2. 鼠径ヘルニア嵌頓

　鼠径ヘルニア嵌頓は，脱出臓器（腸管，卵巣）が虚血となることがあるので，急いで整復する必要があります．嵌頓は1歳以下の乳幼児に起こりやすいです．年齢が若い，嵌頓している時間が長いと整復しづらくなります．

図3

図4

図5

図6

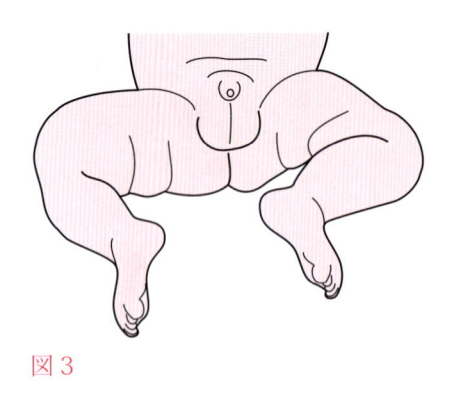

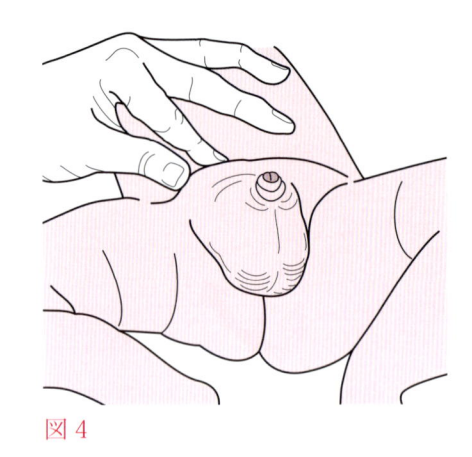

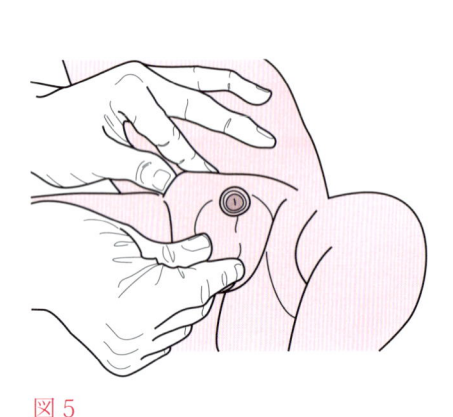

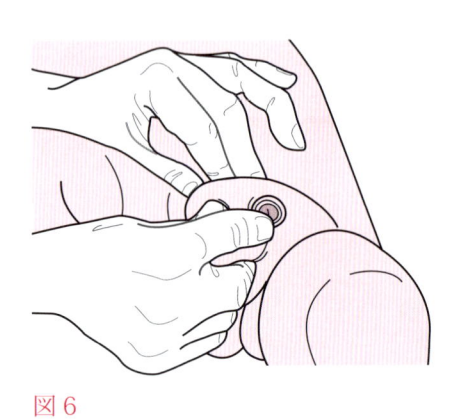

〈整復のしかた〉

　まず，なるべく泣かせないこと，焦らないことが大事です．親に協力してもらいなるべく泣かせないようにしましょう(無理なことも多いですが)．焦らずに，5〜10分くらいかけて戻すつもりで行います．

　処置の体位はいくつかあり，どれが最も優位かは不明ですが，腹圧がかかりにくいようにする体位が良いと言えます．一例として，Trendelenburg体位を紹介します．患側の下肢のみFrog leg position(図3)にします．足を固定せず，自由にします．泣いてどうしようもないときは抱っこをしましょう．

　穴(外鼠径輪)をイメージし(エコーで確認も有効)，その穴に向けて脱出臓器をゆっくりゆっくり戻します．ただそれだけです．

　一方の手の指で膨隆部の近位側(外鼠径輪上縁)を押さえます(図4)．エコーがあれば脱出臓器を戻すべき穴の外鼠径輪の場所のイメージがつきやすいでしょう．膨隆部の尾側から外鼠径輪に向けて一定の力で圧力をかけて戻します(図5, 6)．腸の内容物を少しずつ腹腔内に戻し小さくしていくと，最後はチュルンと整復できます．すぐに入ることもありますが，一般に整復には5〜10分くらいを要するため，決して焦ってはいけません．

　戻しているときにヘルニア内容がヘルニア門の上に向かうような動き(図7)を抑えるため，膨隆部の近位側を押さえる指は，示指(図8)でも中指でも，母指〜環指までの指3，

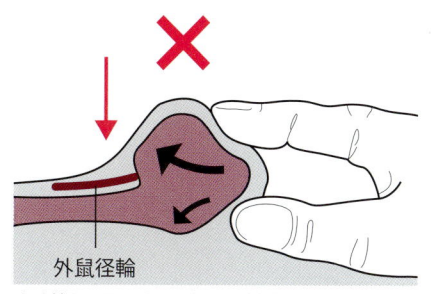

外鼠径輪 ただ押し戻そうとすると外鼠径輪の上へ押して力が逃げてしまうので効率が悪い 図7　（文献5）より引用改変	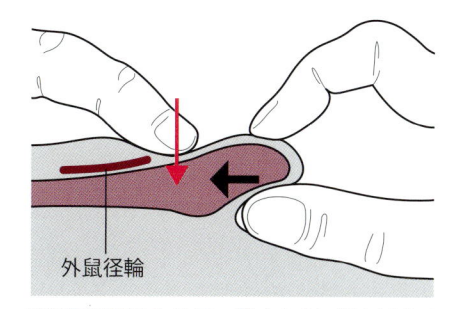 外鼠径輪 外鼠径輪部の入り口へ導くように指を添える 図8　（文献5）より引用改変

4本を使用してもかまいません．ヘルニア門を拡げるため，膨隆部全体を鼠径管にそって尾側へ引き延ばすイメージで引き下げヘルニア門を拡げたり，陰嚢を少し引きながら処置するのも有効です．

　処置の前にエコーを使うと，内容物がわかります．卵巣ならより優しく行います．卵巣でも処置は禁忌ではありません．ヘルニア内の臓器血流も評価できます．ヘルニア門の場所をしっかり同定し，門が一番広い場所を同定できれば，整復時にイメージしやすいでしょう．整復した後の確認も行えます．

　戻せない場合は体位を変えてみます．もし余裕があれば，術者を交替します．鎮静して行う方法もあります（最終飲食や合併症に注意）．

　すんなり戻せた場合は，すぐに帰宅可能です．しかし，処置に難渋した場合，嘔吐や腹痛が強かった場合は，整復後も症状が持続しないか観察後帰宅とします．ヘルニア内容が卵巣の場合は早めの外科紹介を行いましょう．また，以下の場合はすぐにコンサルトしましょう．

・末梢循環不全の徴候がある．
・局所の炎症（腫脹，発赤）が強い．

上記は整復を試みず，蘇生処置（外液のボーラスなど）しながら，外科コンサルトします．

3. 包茎嵌頓

　包茎嵌頓は，虫刺傷，ヘアターニケット症候群と鑑別が必要です．包茎嵌頓を放置すると血流障害から壊死に至るので絶対に戻すべきです．泌尿器科的エマージェンシーと言えます．すでに壊死しかかっているときや，整復できないときは，すぐに泌尿器科コンサルトが必要です．

〈整復のしかた〉

　キシロカインゼリーを陰茎先端の陰茎および包皮腫脹部に塗布して，ガーゼを巻いて麻

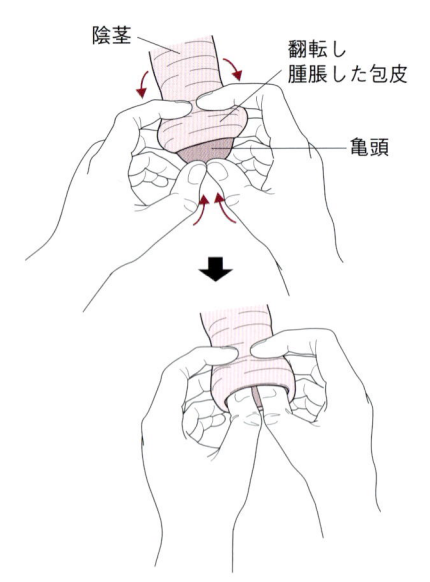

図9 (文献8)より引用改変)

酔が効くまで数分間待ちます．腫脹が強い場合は，先端の腫脹部を圧迫していると腫脹が軽減して戻しやすくなることもあります．両手の中指，示指で腫脹した包皮を挟み，両手の母指で亀頭を包皮輪の中に押し込みます(図9)．

手技については，文献9)の動画がわかりやすいので，ぜひ視聴してみてください．

整復できた場合も浮腫が残ることがあり，圧迫を続けて浮腫を軽減します．帰宅前に排尿ができることを確認することも大切です．再発することもあり，翌日泌尿器科受診してもらいます．翌日受診前に再発することもあり，その際は必ず再受診してもらうように指示をします．

上記のやり方でうまくいかない場合，腫脹した包皮を穿刺する方法もあります．消毒をして，清潔操作にて25G以上の細い針で腫脹した包皮を数カ所穿刺し，手で圧迫すると腫脹が軽減され整復しやすくなります(この場合，陰茎背神経ブロックなどの鎮痛処置や場合によっては鎮静することも考えましょう)．

その他，包皮に縦切開を入れたり，尿道を避けて陰茎先端から穿刺して，うっ血した血液を吸引して整復しやすくする方法などもあります．詳細は成書をご参照ください．

穿刺した場合は抗菌薬内服を処方し，翌日泌尿器科受診を指示します．通常は，陰茎，包皮への穿刺に慣れている泌尿器科以外の医師が救急対応することがほとんどであり，用手手技で戻せない場合は，泌尿器科コンサルトがベストです．

文献

1) Bek D, Yildiz C, Köse O et al：Pronation versus supination maneuvers for the reduction of 'pulled elbow'：a randomized clinical trial. *Eur J Emerg Med* 2009；**16**：135-138
2) García-Mata S, Hidalgo-Ovejero A：Efficacy of Reduction Maneuvers For "Pulled Elbow" in Children：A Prospective Study of 115 Cases. *J Pediatr Orthop* 2014；**34**：432-436
3) Guzel M, Salt O, Demir MT et al：Comparison of hyperpronation and supination-flexion techniques in

children presented to emergency department with painful pronation. *Niger J Clin Pract* 2014;**17**:201-204
4) 仲田和正:手・足・腰診療スキルアップ.シービーアール,東京,2013,p.60
5) 佐藤かおり:嵌頓鼠径ヘルニア,当直医のための小児救急ポケットマニュアル.中山書店,東京,p.405-408
6) 林 奐:Rule 12, こどもを上手にみるためのルール 20. 医学書院,東京,p.96-105
7) 市川 徹:ヘルニア嵌頓,小児救急治療ガイドライン 改訂第 2 版.診断と治療社,東京,p.441-444
8) 高羽夏樹:包茎嵌頓,精巣捻転,バルーンカテーテルが入らない時.どうする?!,ひとりで当直するとき役に立つ小外科のコツ.羊土社,東京,p.156-157
9) Vunda A, Lacroix LE, Schneider F et al:Videos in clinical medicine. Reduction of paraphimosis in boys. *N Engl J Med* 2013;**368**:e16

MEMO

VI. その他

VI. その他

虐待を疑うとき
疑えなければ見逃してしまう予後不良の疾患

池山由紀 ［あいち小児保健医療総合センター 救急科］
Yuki Ikeyama

> **Key Note**
> - 救急外来では，虐待を疑うことができる"目"が必要．
> - 虐待が疑われた際は，何より児の安全が優先．
> - 利用できるリソースを日頃から把握しておく．

はじめに

本稿では，救急外来で虐待を疑うべき状況，その対応について述べます．

救急外来で小児と関わる者にとって重要なのは，虐待だと断定したり虐待者への処遇を考えることではなく，疑って適切な手段を講じ，児童相談所をはじめとした地域の専門家集団へつなげることです．悲しいことではありますが，疑うことが子ども，そして虐待者を救う一歩になるのです．

1. 虐待の概要

Henry C Kempe による 1962 年の Battered child syndrome の報告以来，児童虐待が社会に認識されるようになり，わが国でも 1970 年代に入って，児童精神科医，小児科医が一般外来でみたネグレクトを報告しました[1]．その後児童虐待，という言葉は急速に広がり，医療者のみならず，子どもを取り巻く人々に周知されてきました．一律で明確な定義はないものの，子どもへの虐待とは，養護されるべき子どもが養護者から当然受けるべき適切な養護を与えられない状態のすべてを指すと示されています[2]．子ども虐待は，①身体的虐待，②性的虐待，③ネグレクト（養育の放棄，拒否），④心理的虐待の 4 型に分類されますが，この 4 つの型は単独で存在するわけではなく，合併したり，オーバーラップし

虐待行動の進行と連続性	（進行度）			
→ → → →				
→ → → →				
養育者の行動 子ども損傷 医療機関の関わり 現在の対応	叩く 一過性 なし なし	ひどく叩く 打撲あざ なし なし	突き倒す 裂傷骨折 外科受診 ？	暴行　　　暴行過度 頭部打撲　昏睡・死 救急受診　警察連絡 虐待診断 施設収容
区分	虐待予備軍	診断されない 被虐待児	被虐待児	
必要な対応	育児支援 親の精神援助	早期診断・ 治療・援助	親・子どもの治療	
予防策	一次予防 （育児支援）	二次予防 （早期発見）	三次予防 （処遇・治療・再発防止）	

表1　児童虐待の連続性とその対応
（松井一郎．虐待の進行と予防図．生活教育 2001；45：6-12 より）

たりする部分があります．また心理的虐待はすべての虐待の背景にあるとも言われています．けれども救急外来の現場では，分類などよりも，子どもを守るためにどう動くべきか，ということが最優先となります．

　わが国での正確な総数は把握できていませんが，厚生労働省の報告によると，児童相談所の児童虐待相談の対応件数は年々増加傾向を示し，平成24年度は66,701件で，児童虐待防止法施行前の平成11年度に比べ5.7倍に増加しています[3]．実際に事例が多くなったためなのか，認識が広まり今まで見過ごされていた事例が明るみに出るようになったためかは不明ですが，これだけの数，またはそれ以上の子どもが虐待（あるいは疑い）の脅威にさらされているということです．

　子ども虐待の連続性（表1）はよく知られていますが，その連続性のなかで，医療機関，特に救急外来での接点（図1）はまさに点であり，子どもを救うチャンスはその1回だけかもしれません．

　医療機関への受診は，特に重篤な虐待関係に陥っている家族が，子どもの身体症状を放置できなくなり，密室である家庭環境から唯一社会へ出る機会である場合もあります．この機会に虐待を見逃すことは，最悪の結果を招くこともありえます．

　小児救急外来におけるアプローチの基本は，虐待症例，疑い症例を見逃さないこと，そのためにまず疑うべきポイントを理解していることが重要です．

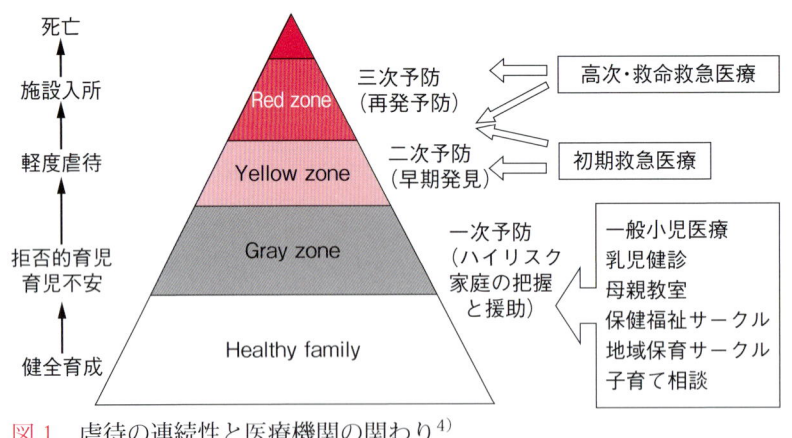

図1 虐待の連続性と医療機関の関わり[4]

2. どのようなときに虐待を疑うか？

　特に外傷は，程度に関わらず否定されるまですべての受診患児に対して，虐待を疑わなくてはいけません．身体的虐待を疑わせる主な症状もありますが（表2），多くの外傷は虐待に特有なわけではないですし，加害者が虐待行為を認めて受診することはきわめてまれです．

　疑うためには全例で病歴をしっかり聴取し，少しでも"何かおかしい"と感じる振る舞い（例：子どもに無関心な親の態度），病歴（例：4カ月の児が階段から転落），身体所見（例：通常はできにくい部分の傷）がないかどうかチェックする必要があります．多忙な救急診療では困難な場合もありますが，少なくとも表3のような状況があれば，特に慎重に外傷についての判断を行います．

　混雑した救急外来においてこれらのことを認識するためには，虐待に関して院内スタッフ全員の意識を高めていく必要があります．

　小児救急外来から通知された虐待症例を検討したところ，虐待が判明するまでに平均4.6回救急外来を受診しており，その大半が夜間帯の受診であったという報告があります[5]．先に述べたように虐待には連続性があり，適切な援助がなければ，徐々に虐待の程度がエスカレートすると言われています．エスカレートする前に発見し，子どもを保護し，虐待者の支援につなげられれば，虐待死という最悪の結果は避けられるかもしれません．

　また，しつけや体罰と虐待の境界線が難しいケースもあります．米国の裁判所やChild Protective Services（日本の児童相談所に相当）は，親の処遇を決める際に，次の点を考慮しています[6]．

- 子どものケガの重さ
- 子どもの年齢と発達の度合い
- 体罰の方法
- 体罰の頻度

①発育不良	⑤骨外傷
・身長・体重またはその両方が年齢平均値の－2SD未満 ・体重が身長あたりの平均値の－2SD未満 ・成長速度の低下	・交通外傷などの受傷機転のない肋骨骨折 ・低い位置からの落下による頭蓋骨複雑骨折 ・新生児・乳児の長管骨骨端骨折 ・1歳未満の子どもの大腿骨骨折（どのようなタイプであっても） ・多発性の骨折（古い骨折と新しい骨折の混在）
②頭部・顔面の外傷	⑥検査値の異常
・乳児の顔面の外傷 ・頭蓋骨骨折 ・急性・慢性硬膜下血腫 ・外傷性の頭髪欠損 ・低い位置からの転落による重篤な脳損傷 ・口唇小帯の断裂 ・受傷機転の不明な歯科外傷 ・両側の眼周囲の皮下血腫 ・眼底出血	・生理学的・病態的に説明がつかない検査値異常 ・使用するはずのない薬物・毒物の反応
	⑦熱傷
	・新旧熱傷の混在 ・道具（ライター・タバコなど）の形をしている熱傷 ・熱源に接触する可能性の低い部位の熱傷 ・通常は露出していない部位の熱傷
③皮膚外傷	⑧その他
・挫傷や打撲痕が物の形をしているか，一定のパターン ・点状出血や皮下出血を伴う，アーチ状の歯形（かみ傷） ・手または足に左右対称にみられる挫傷 ・通常は露出していない部位の外傷 ・新旧の挫傷の混在 ・挫傷，刺し傷，熱傷の合併	・歯の破折 ・眼窩骨折 ・眼瞼裂傷 ・眼窩血腫 ・外耳道の裂傷 ・鼓膜穿孔 ・髄液耳漏
④消化管・泌尿生殖器外傷	
・胆汁性の嘔吐 ・養育者のみが知っている反復性の下痢，嘔吐 ・原因が特定できない慢性的な腹痛や会陰部の痛み ・性器・肛門の裂傷や出血 ・生殖器や直腸・肛門の痛みの既往 ・生殖器や直腸・肛門の外傷 ・性行為感染症	

表2　身体的虐待を疑わせる主な症状[2]

Care delay (受療行動の遅れ)	損傷が生じてから受診までの時間軸に不自然なところがないか？
History (問診上の矛盾)	語る人により受傷機序等の医学ヒストリーが異なっていないか？ 一貫性はあるか？ 現症と合致しているか？
Injury of past (損傷の既往)	短時間で繰り返してケガで受診している． カルテが各科別の医療機関は特に要注意．
Lack of Nursing (ネグレクトによる事故・発育障害)	何が・いつ・どこで・どのように起きたか，を語れるか？ 誰が一諸にいたか？ 定期受診は？ 検診は？
Development (発達段階との矛盾)	「はいはいをしない子に，挫傷や骨折は起こりえない」 ＊およその目安：寝返り5カ月，ハイハイ9カ月，始歩13カ月
Attitude (養育者・子どもの態度)	養育者の，子どもや医療スタッフへの反応や，子どもの，養育者に対する反応に気になる点はないか？
Behavior (子どもの行動特性)	緊張度がきわめて高い，攻撃的な言動が多い，過度になれなれしい，落着きが全くない，性化行動 等
Unexplainable (ケガの説明がない・できない)	ケガの説明がない場合，虐待/ネグレクトの両面を考慮，話のできる年齢の子どもが"わからない"という場合，要注意．
Sibling (きょうだいが加害したとの訴え)	重度・複数箇所のケガを，幼小児が加えることはきわめてまれ． 幼いきょうだいがいる場合，言い訳として最も汎用される．
Environment (環境上のリスクの存在)	家族リスク：社会的孤立，経済的要因，複雑家庭等 子どものリスク：望まぬ出生，育てにくい子ども

表3 虐待を疑う状況[7] CHILD ABUSE

- 体罰が子どもの精神や発達に与えた影響
- 体罰の動機（目的）

　親がしつけと思っていても，子どもがどのように感じるか，子どもの成長と発達にとって有害かどうかという視点が重要です．

　しつけ，といって親が子どもに手をあげるとき，100％自分の感情をコントロールできている親はどれほどいるでしょうか．外傷としては軽症でも，子育てに困っている親のSOSかもしれません．

　また，全く違う主訴（例えば発熱，咳嗽など）で来院した場合も，表4で示したような所見がみられる場合，虐待，ネグレクトを疑う要因になります．虐待を引き起こす原因は一つではないことが多く，多種の要因が複雑に絡んでいますが，虐待が起こりやすい養育者，児，環境の要因は表5のようなものが挙げられます．

　身体的虐待よりも，ネグレクトや心理的虐待は目に見えないため，そのようなことがあると思って疑わなければ発見できません．

> ①虐待行為を疑わせる状況
>
> ・虐待行為そのものの目撃
> ・身体的虐待を疑わせる音(叩く音や叫び声など)
>
> ②虐待を疑わせる子どもの状況
>
> ・不自然な傷が多い．
> ・不自然な時間の俳徊が多い．
> ・衣服や身体が非常に不潔である．
> ・常にお腹を空かせていて，与えると，隠すようにしてがつがつ食べる．
> ・凍りついたような眼で辺りをうかがったり，暗い顔をしていて周囲とうまくかかわれない．
> ・傷や家族のことに関して不自然な答えが多い．
> ・性的なことで過度に反応したり不安を示したりする．
> ・年齢のわりに性的遊びが多すぎる，など
>
> ③虐待を疑わせる親の状況
>
> ・地域の中で孤立しており，子どもに関する他者の意見に被害的・攻撃的になりやすい．
> ・子どもがけがをしたり病気になっても，医者に見せようとしない．
> ・アルコールを飲んで暴れていることが多い．
> ・小さな子どもを置いたまましょっちゅう外出している，など

表4 虐待を疑わせる徴候(サイン)
(日本子ども家庭総合研究所「子ども虐待防止の手引き」より)

特に乳児の場合，幼稚園・保育園・学校といった社会との接点が少ないため，医療機関の受診が数少ない虐待発見の機会かもしれません．

救急外来に従事するスタッフには，日頃から子どもたちの様子を観察し，"何かおかしい"と感じることができ，それをもとに行動できる力が必要になります．

子どもが一人一人違うように，こうであったら児童虐待，という画一的なものはありません．個々の状況によって判断しなければいけないのも難しい点ですが，いわゆる大人の子どもへの不適切な関わり(Child maltreatment)があるとき，"何かおかしい"状況があるときは，必ず虐待を念頭に置いて対処をしましょう．

3. 疑ったときの注意点

以上のような点から，もし虐待を疑ったら，どうすればよいでしょうか．

まず自身が落ち着くことが大事であり，初期対応の最大の目標は"子どもを心身の危険から守る"ことだと心得ることです．

	評価項目	高いリスク		評価項目	高いリスク
こども	1 虐待の継続	慢性	養育者	13 虐待の認識度	虐待行為を認めない 虐待行為を認めるが躾と言い訳する
	2 年齢	2歳以下		14 精神状態	精神症状による自傷他害がある 未治療・治療効果の上がらない疾患あり 強いうつおよび強迫状態
	3 出産状況	多胎			
	4 分離歴	親子分離歴あり			
	5 身体状況	骨折 頭・腹部，顔面，性器の外傷 首を絞められるなど重大な影響の危惧		15 性格等の問題	衝動的 暴行歴あり 共感性欠如
				16 依存症の問題	アルコール，ギャンブル等の問題あり シンナー覚せい剤等乱用の疑い
	6 発育状況（身長・体重）	−2SD以下または50％タイル以上の低下		17 虐待歴	本児きょうだいへの虐待歴（不明含） きょうだいの不審死
	7 ケア等の状態	ケアされていない 放置 健診すべて未受診		18 被虐待歴	被虐待歴あり 愛されなかった思い
	8 健康状態	慢性疾患 身体障害あり		19 妊娠状況	望まぬ妊娠
	9 発達状態	月齢，年齢相当でない	養育状況	20 子への感情・態度	子を拒否・受容がない きょうだい間での不平等な扱い 体罰の容認
	10 親との関係	あやしても笑わない 抱かれても反り返る 希薄（よそよそしい） 萎縮する なつかない		21 育児（ケア）の問題	育児しない・できない 極度の不潔 医療を受けさせない
				22 家事の問題	衣食住に重大な問題がある
	11 情緒問題	無表情 よく泣く 視線が合わない おびえ 不安 暗い 攻撃的 遊べない 感情をコントロールできず 誰にでもベタベタ		23 子を守る人的資源	子は在宅で虐待者がほとんどみている
				24 家庭内非虐待者の態度	非虐待者がいない 虐待を認めない 傍観している
	12 問題行動	拒食 過食 異食 自傷 多動 かみつく 弄便 遺糞 夜遺尿 盗み 徘徊 虚言 抜毛 性的言動	家庭・環境	25 夫婦・家族関係	断絶 混乱・対立 不和 暴力 家族の変化
				26 経済状況	生活が経済的に苦しい 経済基盤が不安定
				27 居住状況	不衛生，不適切な居住状況 転居を繰り返す
				28 相談できる人・機関	地域で孤立 親族と対立
				29 援助協力度	援助の拒否 家の中に入れない 問題意識がない

表5 虐待のリスク因子（対象：就学前乳幼児）
（佐藤拓代：保健分野の乳幼児虐待リスクアセスメント指標．平成12年度厚生科学研究より改変）

> - 虐待の確証を得ることを考える前にまず子どもの安全を守る行動を起こす
> - 一人で抱え込まない
> - あきらめない
> - 記録をとる

表6 初期対応の4大原則[7]

初期対応の4大原則を表6に示しました.

(1) 入院

医師は入院,という子どもを守る手段をもっています.

特に2歳以下の子どもであれば,医学的には必ずしも入院が必要ではない場合でも,児の安全が確認できないとき,詳細な状況確認が外来では難しいときは,保護者の同意を得て入院させることが望ましいです.同意がどうしても得られないときはその旨を院内の虐待防止チーム(child protection team：CPT)や地域の関係機関,児童相談所などへ報告します.また,入院を勧める際,安易に"虐待"という言葉を用いることは避けるべきです.それにより,虐待者が自己を守るために態度が頑なになったり,医療者の前から消えてしまったりする可能性があり,結果的に子どもを救うことができなくなる可能性があるからです.子どもの安全が確保されるまでは,あくまで器質疾患の検査・治療・経過観察のために入院を勧める方向が望ましいです.診察医のみの意見ではなく,"病院としてのルールです"といった方便も時には必要かもしれません.保護者(虐待者かもしれない)に嘘をつかない,ということよりも虐待であった場合の児の安全確保やその後に受けられるであろう支援のほうが重要なのです[7].

(2) 面接

急性期の面接は,安全が確保されるまでは最低限の情報だけでもかまいません.もし可能であれば,親子別々に面接し,受け答えのできる児には,児が安全な状況と感じられるような場で,誘導的な("叩かれたの？"など)質問はせず,本人の言葉を引き出します.保護者に対しても尋問ではないので,"虐待をしたのか"という問いかけや,不自然な状況説明を問いただすようなことはせず,いったんそのままの言葉で受け入れます.

カルテにも,できるかぎり相手が話した言葉をそのまま記載し,診察時の状況も主観的ではなく客観的に記載するようにします.また,特に診察日時(時間も)や病院に誰が来たのかは必ず記録するようにします.

皮膚	全身くまなく観察.
頭皮	抜毛部位の検索. 後頭部の診察を忘れずに.
眼	頭部外傷の可能性があれば, 必ず眼底鏡で網膜出血やその他の出血につき診察. 結膜下出血など, 眼球外の外傷にも注意.
耳	耳介だけでなく, 耳の後ろ側や外耳道と鼓膜も観察. 不慮の事故で耳に外傷を負うことは滅多にない.
口	口蓋をよく観察する. 舌そのものだけでなく, その裏側や舌小帯, 上唇小帯, 下唇小帯も調べる. う歯等の, 硬組織の状況についても観察する.
頸部	点状出血, 挫傷(打撲傷), 絞扼による索条痕を見逃さない.
胸部	挫傷(打撲傷), 咬創, 爪痕, 吸引創がないか観察.
背部	きちんと服を脱がせて背部や殿部を観察する.
腹部	挫傷(打撲傷)等の外傷を視診だけでなく, 触診もする. 常に, 腹腔内損傷の可能性を念頭に置く. (腹腔内損傷は致死率がきわめて高い).
性器	性虐待以外の虐待が疑われる子どもであっても, 可能な限り必ず全員に全身の診察を施し, その一環として性器と肛門を診察する. 逆に性虐待疑い児の診察時にも, 性器診察はあくまで全身診察の一環として行うべきである. 性虐待被害児の性器に関する精査は, 専門性が高く, 要すれば対応可能な医師に連絡する.
四肢	外傷の有無, 機能障害, 関節の可動域をチェック.

表7 虐待疑い症例への身体診察上の留意点[7]

(3) 身体診察

　虐待が疑われる児の診察は, 可能な限り全身を行います. 特に身体的虐待を受けやすい部分については注意して診察します(表7). カルテには, 今治療が必要なものだけでなく, 治癒過程にあるものなども記載します. できれば同意を得たうえでの写真撮影が望ましく, 写真を撮影する際の注意点としては「日時を入れる」「大きさを示すスケールを一緒に写す」「外傷の位置を示す遠接と近接をセットで撮影する」「皮膚の撮影はフラッシュを消す」などが挙げられます. 写真撮影ができない場合, スケッチだけでも記載します.

　所見は, 図示したうえで, ①外傷の場所・部位(例：右上腕屈側中央部), ②形・大きさ・色調(例：8×8 mm, 円形, 暗紫色), ③推定される受傷機転(例：熱傷の可能性), ④推定される受傷時期, を記載します.

4. 疑った後の対応

　救急外来で虐待を発見, または疑った場合, 院内の虐待防止チーム, 小児科医などへ報

告し，そのチームがその後の詳細な聞き取り，虐待可能性の医学的判断，通告のサポートを行うことが理想的です．

ですが，現実的にはそのように対応できる病院は限られており，診察医のみが対応することもあるかもしれません．

虐待や不適切な養育行為を疑った場合の行動・手段として，児童相談所への通告しかないと思っている医師も多いのではないでしょうか．虐待かどうかの判断ができないため児童相談所に通告するか迷ったり，虐待とは思わないが，養育者が支援を必要としていると感じたりすることもあると思います．

そのような際には児童相談所以外にも，区市町村の機関（子ども家庭センター等）に要支援家庭として相談や通告をすることもできます（原則として同意が必要）．特に社会的，経済的，精神的に育児をしていくことが困難と感じているという家庭は積極的に紹介してもよいと思いますし，児童相談所より敷居が低いと感じる医療者，そして保護者も多いはずです．また虐待かどうかわからないが，という情報も，次回の同様の通告時に役立つかもしれません．

院内にリソースが整っていなかったり，十分に機能できるだけの人員が不足している場合は，前述のような地域の関係機関と早めに連携することが重要です．

虐待の通告に気が重くなるのは誰しも当然です．救急外来を担当した医師や主治医のみがその重さを背負い，そのために無意識に疑うべき虐待を否定したり，通告を躊躇したりすることはあってはなりません．すべての病院，地域で子どもを守る連携が図れる取り組みをするべきです．

虐待は医学的にのみ診断するものではなく，さまざまな局面から診断したものを総合して判断し，子どもを守る，家庭を支援する地域の役割につなげます．今日の救急外来の受診がそして診察医の気づきが，その児を救う初めの一歩になるかもしれません．

引用文献

1) 子どもの虹情報研修センター（日本虐待・思春期問題情報研修センター）紀要 No.6（2008）
2) 桃井真里子：小児虐待 医学的対応マニュアル―医療現場で子どもを守るために―．真興交易（株）医書出版部，東京，2006
3) 厚生労働省HP：児童虐待の現状
http://www.mhlw.go.jp/seisakunitsuite/bunya/kodomo/kodomo_kosodate/dv/dl/about-01.pdf
4) 市川光太郎：児童虐待へのアプローチ．中外医学社，東京，2007
5) Keshavarz R, Kawashima R, Low C：Child abuse and neglect presentations to a pediatric emergency department. J Emerg Med 2002；**23**：341-345
6) Doriane Lambelet Coleman, Kenneth A. Dodge, Sarah Keeton Campbell：Where and How to Draw the Line Between Reasonable Corporal Punishment and Abuse, 73 Law and Contemporary Problems 107-166（Spring 2010）
7) 奥山眞紀子：子ども虐待対応医師のための子ども虐待対応・医学診断ガイド．厚生労働科学研究費補助金子ども家庭総合研究事業

Index

欧文索引

A Arts の基準　146
　　AVPU 小児反応スケール　23
　　A 群 β 溶連菌　195
C Crohn 病　86
　　crying infant　34
D DKA：diabetic ketoacidosis　44
　　Double tract sign　206
E EUS：emergency ultrasound　204
H HAT：hair apposition technique　270
　　Hair tourniquet　33, 213
　　hCG　200
　　Henoch–Schönlein 紫斑病　64, 68, 85
　　HUS：hemolytic–uremic syndrome　43
I ITP：idiopathic thrombocytopenic purpura　64
　　IVC/Ao 比　211
L LR：likelihood ratio　194
　　LR＋　41
　　LR−　41
　　Lund & Browder の法則　146
　　Lung sliding sign　207
M Meckel 憩室　85
　　Metabolic Autopsy　28
O ONSD：optic nerve sheath diameter　212, 213
　　OpWT　144
P PALS アプローチ　15
　　Parent's kiss　95
　　POCT　192
　　pseudo–kidney sign　215
R remodeling　129
　　RS ウイルス　196
S Salter–Harris 分類　127
　　SIRS：systemic inflammatory response syndrome　5, 238
　　SSSS：staphylococcal scalded skin syndrome　64, 65
　　ST：sinus tachycardia　75
　　Stevens–Johnson 症候群　64, 65, 66
　　Stratosphere sign　207
　　SVT：supraventricular tachycardia　75
T target sign　215
　　TEN：toxic epidermal necrolysis　65, 66
　　TSS：toxic shock syndrome　64, 65, 66
U UTI：urinary tract infection　45

和文索引

あ アシクロビル　171
　　アセトアミノフェン　160
　　アデノウイルス　198
　　アナフィラキシー　18, 63, 64, 66
　　アメリカ麻酔学会（ASA）の分類　245
　　アモキシシリン　164
　　アモキシシリン・クラブラン酸　167
　　アレルギー性紫斑病　45, 85
い 胃十二指腸潰瘍　83
　　1 錠で致命的になる薬剤　158
　　胃腸炎関連けいれん　59
　　異物　93
　　異物誤飲　97
　　異物誤嚥　97
　　陰性尤度比　41, 194
　　インフルエンザ　170, 197
え 永久歯の完全脱臼　119, 121
お オセルタミビル　170
か 外耳道異物　96
　　咳嗽のホームケア　185
　　開放性湿潤療法　144, 147
　　潰瘍性大腸炎　86
　　下顎骨折　114
　　風邪薬　174
　　風邪薬のエビデンス　177
　　風邪診療のあり方　179
　　活性炭に吸着されない物質　159
　　眼窩下壁骨折　111, 112
　　眼窩上壁骨折　111
　　眼窩上縁骨折　112
　　眼窩内側壁骨折　111
　　感染性胃腸炎　85
　　感度　194
き 気管支喘息　16
　　気管支喘息発作　18
　　虐待　282
　　虐待を疑う状況　286
　　虐待を疑わせる徴候　287
　　（身体的）虐待を疑わせる主な症状　285
　　虐待を疑ったときの注意点　287
　　虐待のリスク因子　288
　　虐待疑い症例への身体診察上の留意点　290
　　虐待を疑った後の対応　290
　　急性心不全　18
　　急性胃粘膜病変　83

急性精巣痛　44
急性中耳炎　166
頬骨骨折　113
胸部単純X線検査　223
去痰薬　177
け　経口エアウェイ　253
軽症頭部外傷　100
経鼻エアウェイ　254
頸部リンパ節炎　167
けいれん　50
けいれん重積　51, 57
けいれんの原因　54
下血　82
下血のフローチャート　87
血便　82
血便の原因　84
血便のフローチャート　87
解熱鎮痛薬　175
検査前確率　194
こ　高エネルギー頭部外傷　102
口腔外傷　116
口腔粘膜の損傷　119
紅斑　63
抗ヒスタミン剤　176
鼓室内血腫　103
骨髄路確保　258
骨性癒着　119
骨端線（成長板）損傷　127
5の法則　146
5 breaths-10 beats 法　230, 235
さ　3カ月未満の発熱　6, 8
し　歯牙損傷　116
自家矯正　129
歯冠破折　122
子宮外妊娠　43
視神経鞘径　212
歯性感染症　116, 123
歯槽骨骨折　118, 121
湿潤療法　147
歯肉裂傷　120
紫斑　68
重症薬疹　64
手掌法　146
上顎骨折　114
上室性頻脈　75
小児の腹痛で除外すべき原因　46
小児の腹痛のアルゴリズム　47
静脈路確保　256
食物アレルギー　86
心外膜炎　45

心筋炎　45
新生児メレナ　84
迅速検査　192
心拍数の呼吸性変動　237
真皮縫合　268
す　垂直マットレス　268
水痘　73, 171
髄膜炎の症状と身体所見の特性　56
頭蓋内圧亢進　27
スニッフィングポジション　251
スルファメトキサゾール・トリメトプリム　168
せ　セファレキシン　168
全身性炎症反応症候群　5, 238
喘鳴　12
喘鳴へのアプローチ　16
そ　鼠径ヘルニア嵌頓　44, 275
た　大腿骨頭すべり症　131
大腸ポリープ　86
単結節縫合　266
単純型熱性けいれん　59
ち　虫垂炎　43
中枢神経感染症　27
中毒性表皮壊死症　65
中毒と拮抗薬　160
肘内障　274
腸回転異常症（中腸軸捻転）　86
腸軸捻転　42
腸重積　43, 84
腸閉塞　42
鎮咳薬　175
鎮静　242
鎮静プラン　246
鎮静前の患者評価　245
鎮痛　242
て　低容量性ショック　75
伝染性膿痂疹　169
と　瞳孔対光反射　23
洞性頻脈　75
糖尿病性ケトアシドーシス　44
頭部外傷　26
頭部単純X線検査　226
頭部打撲のホームケア　188
トキシドローム　158
特異度　194
毒素性ショック症候群　64, 65, 66
特発性血小板減少性紫斑病　64
とびひ　169
鈍的腹部外傷　136
な　内眼角靭帯　109
泣きやまない乳児　32

	軟部組織損傷の治療 110		副鼻腔単純X線検査 227
に	乳歯の完全脱臼 116		腹部単純X線検査 225
	乳児疝痛 36		不顕性骨折 134
	乳幼児用JCS 21		ブドウ球菌性熱傷様皮膚症候群 64, 65
	乳幼児用GCS 22	ほ	包茎嵌頓 277
	尿路感染症 45		ホームケア 182
ね	熱性けいれん 58	ま	麻疹 73
の	ノロウイルス 199	む	無熱性けいれん 59
は	ハチミツ 178	や	薬物誤用 156
	発熱のホームケア 186		薬物中毒検出用キット 199
	バトル徴候 103	ゆ	尤度比 194
	歯の陥入 118	よ	溶血性尿毒症症候群 43, 85
	歯の保存液 121		用手的気道確保 250
ひ	鼻腔異物 94		陽性尤度比 41, 194
	非けいれん性てんかん重積状態 27		溶連菌感染 165
	鼻骨骨折 114	り	リモデリング 129
	鼻汁の薬 176	る	涙小管 109
	皮膚表面接着剤 269	れ	裂肛 86
ふ	風疹 73	ろ	ロタウイルス 197
	腹痛 40	わ	若木骨折 128

[編者略歴]

井上信明

1996年奈良県立医科大学卒業．天理よろづ相談所病院，茅ヶ崎徳洲会病院(現・湘南藤沢徳洲会病院)にて初期研修，小児科，および救急科研修を行った後，2002年より米国ハワイ大学にて小児科研修，2005年よりカリフォルニア州ロマリンダ大学にて小児救急研修，2009年は豪州クイーンズランド州マーター小児病院救急室勤務．2010年に帰国，以後現職．米国小児科専門医，米国小児救急専門医，公衆衛生学修士(国際保健)．

[改訂] ER 的小児救急

2015年7月15日　第1版第1刷©

編　　　者	井上信明
発　行　人	三輪　敏
発　行　所	株式会社シービーアール
	東京都文京区本郷　2-3-15　〒113-0033
	☎(03)5840-7561（代）Fax(03)3816-5630
	E-mail／info@cbr-pub.com
	Home-page：http://www.cbr-pub.com
	ISBN 978-4-908083-06-8　C3047
	定価は裏表紙に表示
装　　　幀	ダイアローグ
イラスト	中野朋彦
印 刷 製 本	三報社印刷株式会社
	©Nobuaki Inoue

本書の無断複写・複製・転載は，著作権・出版権の侵害となることがありますのでご注意ください．

JCOPY ＜(社)出版者著作権管理機構　委託出版物＞

本書の無断複製は著作権法上での例外を除き禁じられています．複製される場合は，そのつど事前に，(社)出版者著作権管理機構(電話 03-3513-6969, FAX 03-3513-6979, e-mail: info@jcopy.or.jp)の許諾を得てください．